グレートクリニックを創ろう！

ドラッカー理論を経営に活用する本

医療法人る・ぷてぃ・らぱん理事長兼CEO　柊みみはなのどクリニック院長
内藤孝司 KOJI NAITO

梅華会耳鼻咽喉科グループ理事長兼CEO
梅岡比俊 HITOSHI UMEOKA

中外医学社

推薦文

　かつて私は耳鼻咽喉科クリニックで勤務をしておりました。平成元年の開業時にはサクラを入れて外来数十名ほどでスタートしたテナントクリニックでした。5年後、待合室に入り切れない患者様が、らせん状になった外階段に座りこんで待って下さったこともありました。7年後、手狭になったクリニックから新メディカルビルに移転開業し15年間、地域医療を担うクリニックとして、当時の院長は「治す医療」に徹してきました。開業医の忙しさを目の当たりしていた私は事務長として人材育成、継続受診、広報活動、行政機関対策に務めました。平成21年11月閉院。その後、内藤理事長からスタッフ教育のお話を頂き、訪問しました。クリニックを拝見し脱帽しました。院内のシステムや機敏なスタッフの対応力、そして企業的発想をお持ちの内藤理事長に耳鼻咽喉科開業の新しい風を感じました。

　さて、本書は柊みみはなのどクリニックの内藤孝司医師と梅岡耳鼻咽喉科クリニックの梅岡医師がクリニックの理事長として、患者様の傍らに自らを置かれ、病気以外の話にも耳を傾け、限られた診療時間の中で、常に患者様が納得し、満足する取り組みを実践し、まとめられたものです。日頃から多忙な開業医に常にぶつかるのが「保険診療」の壁です。やればやるほど、自らの首を絞めるような苛酷な労働になります。やればやっただけ、それに見合った経営状況が好転するかというとそうでない状況があります。病気を治すことにはエネルギーがいるのですが、スタッフ教育や増収増患対策など頭の痛い問題で日々悩まされ、ストレスは溜まる一方です。そのような折、本書はとりわけ開業医の方々に一筋の光がさし込む、1冊としてお勧めします。

　　　2013年9月

　　　　　　　　　　　　医療法人寿人会　木村病院　鯖江リハビリテーション病院事務長

　　　　　　　　　　　　　　　　　　　　　　　　　　　　木村結花

目　次

はじめに ………………………………………………………………… 1

序　私たちはなぜこのような経営スタイルとなったのか？ …………… 3

第1章　他院との差別化──小児をメインとした耳鼻咽喉科経営スタイル

1-1.　なぜ小児をメインとしたのか？　～自分の価値観と使命と顧客が
　　　一致した結果に～ ……………………………………………… 22

1-2.　小児が喜んで通院する方法 ………………………………………… 36

1-3.　小児のお母さま、お父さまにも喜んでいただくことがとっても大事 … 49

1-4.　様々なイベントを行いましょう（医院と患者さんの永続的なつながりを）… 86

1-5.　小児に特化したことのメリット、デメリット ………………………… 106

第2章　当院のマネジメント

2-1.　はじめに～マネジメントについて～ ………………………………… 128

2-2.　われわれの使命は何か？　～医院の理念や文化を形成しましょう～ … 135

2-3.　経営向上にはまずスタッフの教育・育成が大事～経営に医師の経歴・
　　　腕自慢・カリスマ性は必要なし～ …………………………………… 147

2-4.　良き人材を採用することが必須。悪い人材はいくら教育してもダメ！… 177

2-5.　当院の育成や評価、階級制度（看護師や歯科衛生士を安易にリーダー
　　　とせず、職人として管理する） ………………………………………… 203

2-6.　ワン・オン・ワン・ミーティング＆バディ・システムでスタッフの
　　　離職を阻む ………………………………………………………… 222

2-7.　患者さんの投票で決まる1番人気の従業員！　クリニック版AKB
　　　総選挙～ホーソン効果の実施～ ……………………………………… 237

2-8.　最後に～常にクリニックの進化を続けましょう～あなたは何をもって
　　　憶えられたいか？～ ……………………………………………… 255

| おまけ① | マネジメント・ケーススタディ『四谷唯安の新規医療事業』………… 267 |
| おまけ② | 当院で使用しているオリジナル接遇マニュアル大公開！……………… 271 |

参考図書・文献……………………………………………………………… 279
謝　辞………………………………………………………………………… 285

グレートクリニックとは？

単に収益が大きい大規模のクリニックのことではない。崇高な理念のもと医師、その他医療従事者が自らの使命を理解し、自院に対して強い誇りを持ち、独自の文化を築き上げ、持続的な成長を続けることができるクリニックのことである。

はじめに

木こりの話

　あるところに木こりがいました。その木こりはすっかり刃こぼれして刃が丸くなってしまったノコギリを使って忙しそうに次から次へと木を切っていました。

　たまたま通りがかった旅人がそれを見て、
「のこぎりの刃を研いでからその作業を行った方がもっと作業が楽に早く済みますよ」
と親切に木こりに声をかけました。

　しかし木こりは「仕事が忙しくて、刃なんか研いでいるヒマはない！」
と旅人のアドバイスを全く聞こうともせず、せっせとその刃こぼれしたノコギリで木を切り続けました———

「刃を研いでから木を切った方がはるかに効率が良いのに！　おろかな木こりだ」
皆さん笑いながらそう思われますよね。
　でも私たちクリニック経営者は果たしてその木こりを笑うことができるのでしょうか？

「刃を研ぐ」とは経営において何を指しているでしょうか？

序

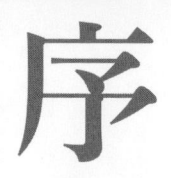

DRUCKER'S METHOD IN MANAGING A GREAT CLINIC

私たちはなぜこのような経営スタイルとなったのか？

　私は医療法人る・ぷてぃ・らぱん　柊みみはなのどクリニックの理事長兼CEOの内藤孝司と申します（※ドラッカーにおけるCEOとは、経営組織の中において権力を中心ではなく、責任を中心に考えるべき役職のことです。本書は経営に関する本のため、あえてCEOと言う呼称を自らに使用しています）。
　今回、開業医の経営に関するマニュアル本の作成に関わることができてうれしい限りです。前著「ぼくが一番電子カルテをうまく使えるんだ！」（中外医学社刊）に続き、またまたつたない文章で恥ずかしい限りではありますが、最後までお読み頂けるとうれしく思います。

　さて、私のクリニックは開業して今年（平成25年）で14年となります。地方にあるごくごく平凡なクリニックではありますが、クリニックの運営は今まで山あり谷ありで落ち着かず、未だ発展途上です。巷では開業に携わった様々な業者から「開業から最初の3年は金銭的にも精神的にも厳しいけれど、その後は軌道に乗るのでよほどのことがない限りは大丈夫です」と言われているケースが多いようですが、私に言わせればこれはとんでもない話です。財務的なことは確かに年数が経てばある程度落ち着くものの、クリニックの運営は未だに楽とはとても言いがたいですね。はっきり申し上げて、開業して楽になるなんてことは5年以上経過しても全く感じられませんでした。

　———何故なのか？

　それは患者数の増加、それに合わせて増員されたスタッフの管理育成が必要となったり、クリニックの運営をスムーズに行うための様々な新しい取り組みなど、経営における数多くの課題、責任、実践の出現———それらに対してマネジメントの基本と原則を知らなかったがために、しっかりとしたクリニックの経営ができていなかった

からです。

ここでいう「マネジメント」について、私の尊敬する経営学者ピーター・F・ドラッカー（以下ドラッカーと略します）は

「組織をして成果を上げさせるための道具、機能、機関がマネジメントである。」
（「明日を支配するもの」より———ダイヤモンド社刊）

と述べています。また

「マネジメントは、まさに伝統的な意味におけるリベラルアート、一般教養である。知識の基本、自己認識、英知、リーダーシップにかかわりをもつがゆえに、それはリベラル、教養と呼ばれるべきものであり、実践と実用にかかわりをもつがゆえに、アート、技術と呼ばれるべきものである。」
（「新しい現実」より———ダイヤモンド社刊）

「マネジメントは科学ではない。臨床的な体系である。マネジメントの値打ちは、医療と同じように、科学性によってではなく、患者の回復によって判断しなければならない。」
（「企業とは何か」より———ダイヤモンド社刊）

とも述べています。
大変難しいのですが、簡単に言えば

「組織に成果をあげさせる全てのこと」（目標達成のための様々な行動のこと）

もっと簡単に訳すと「経営」（経営管理）のことです。

開業したての頃は「いかに患者数を増加させるか？　いかにして経営を安定させ、借金を返すか？」に力を集中して、皆さんがんばられていると思います。私もそうでした。

皆さんはクリニック経営で大事なことは患者さんを集めること、増やすことだと思われているとと思います。いわゆる増患対策、集患対策ですね。もちろんそれはクリニッ

ク経営において大事なことではありますが、もっと大事なことが他にあります。
　それは単なる財務的なことだけではなく、経営そのものを体系的にしっかりと学び、使命感をもとにクリニックやそこで働くスタッフを育てていくこと、クリニックの経営チームを作ること、患者さんの価値観を常に考えることなど、こういったマネジメントをしっかりと行うことが実はもっとも大事なことなのです。

　以前の私はがんばればがんばるほど疲弊し、常連となる患者さんやスタッフ達に気を使うことが増えていき、クリニックはにぎわっていても、なんだか私自身が喜びから遠ざかっていく感じがしました。自分の価値感と何かがずれているような気がしていました。
　（若かりしドラッカーはロンドンの投資銀行で働いていた時代、強みを発揮し、仕事に大成功を収めていましたが、価値を見出せずに辞めてしまっています。ドラッカーにとって価値あるものはお金ではなく人だったからです）

　開業医の先生の中には患者数が増え、軌道に乗ってくると、逆にそれを働くパワーにされ、ますますエンジンの回転数を上げる方もいますが、私はそうではありませんでした（私の場合は逆に回転数がどんどん落ちていきました）。

　——何故そうなってしまったのか？

　それは、私には開業医としての「使命感」がなかったからです。
　使命感がない上、患者さんの診療やスタッフの管理・教育など、仕事はどんどんハードになってくる。しかもそれを全て1人でこなさなければならない。さらに私のクリニックでは開業2年後に同じ建物で歯科が開業しました。こちらは耳鼻咽喉科に比べ患者さんの数ははるかにに少ないのですが、日本でコンビニエンスストアは3万軒、歯科は6万軒と言われるほど歯科の過当競争は激しく、集患・増患対策や看護師より獲得困難な歯科衛生士の採用や育成は異分野の私にとって、輪をかけて過酷で、肉体的にも精神的にもすっかり参ってしまいました。

　当時の私には人を見る目がなかったため、過去に他のクリニックで働いた経験があったり（即戦力と勘違いしていました）、面接時に何となく感じが良い方ばかり雇用していました。
　しかし、そういった方々のほとんどは能力があまり高くないうえ、志も低いために些細な理由で辞めたり、権利ばかり主張してクリニックのことを全く考えないスタッ

序　私たちはなぜこのような経営スタイルとなったのか？

フでした。教育指導を苦労して行う割には空回りし、「報われない」と落ち込む日々が続きました。

　コマネズミのように朝から晩まで働くも診療以外でやることが多すぎました。開業して3年経過した頃、いつも帰宅は深夜で「どうして僕はこんなにも苦労してクリニックを経営しているのに誰もわかってくれないんだ？　もうやってられない！」と、私は経営に対するやる気をなくしかけていました。

　おまけに新規開業で数億の借金を抱えているので、生き残りをかけるために、不本意ながら医療情報誌などを参考に新しい取り組み（低価格の自費予防接種など）を行うも、横並びをこよなく愛する日本ではやはり出る杭は打たれます。某団体の幹部の方々の目の敵にされてすぐに呼びつけられ、「某団体を敵に回すつもりだな、除名にするぞ！」とスゴまれました。今思うとひどい話でして、公正取引委員会などに届け出ても良かったのですが、当時の私はあまりもめごとは起こしたくないと考え、あえて黙していました。
　しかし、やはり我慢は体によくありません。ついに精神的に追い込まれ、持病の喘息が悪化しました。毎晩発作が出ます。
　その上開業1年目で水害（東海豪雨で被害に遭い5000万円程の被害を出しました）に遭ってから安定剤や睡眠導入剤が手放せなくなり、その量は日に日に増えていきました（最後はSSRIを服用していました）。

　自分で築き上げたクリニックなのに、どうやったら借金を残さず、このクリニックの経営をただちにやめることができるか―――そんなネガティブ思考の日々が続きました。

　そんなある日、北海道で学会が開かれました。精神的にずいぶん参っていたので「何か気分転換にでもなれば」と、学会に参加することにしました。街をぶらぶら歩いていると、駅に置いてある網走のパンフレットが目に留まり、手に取りました。
　ここはまだ行ったことが無かったな―――と、結局学会は1日しか参加せず、ぷらっと網走に行ってしまいました。
　北海道の自然は雄大です。能取岬から見下ろす澄み切ったオホーツク海と知床連山が病んだ心にしみました。

　（このまま一生を終えるのか？　たった一度しか無い人生でこのまま嫌々仕事を続

けなくてはいけないのか？）

しかし、雄大な景色を見ながらふと思いついたのが、

（ああ、楽しくない経営を楽しい経営にすれば、問題ないのでは？）

———ここが転機になりました。自宅に戻り、

（もう自分の価値観とずれた意味の無い仕事は極力やめる。とりあえず目先の利益は考えず、自分にとって価値ある楽しい経営を目指してみよう）

当時の私にはまだ使命感はありませんでしたが、とりあえずそう結論を出しました。

患者さんやスタッフのためにクリニックを経営することはたいへん大事ではありますが、経営するトップの経営者がそれを追求するためにつぶれては本末転倒です。
私は割り切りました。覚悟に勝る決断はありません。私のモットーは
「まず考える。決断すればすぐ動く」です。方向性が決まれば後は簡単です。

「未来は明日つくるものではない。今日つくるものである。」
（「創造する経営者」より———ダイヤモンド社刊）

朝早くから夜遅くまで診療するのは身体的にも精神的にも一番苦痛なことでした。また、当時は日曜しか休みがありませんでした。私は生来体が弱く、疲れるとすぐに患者さんから風邪をもらいます（笑）。休みが少ないと風邪をひきやすいうえ、なかなか治りません。風邪をひくと必ず喘息症状が出るので、診療に支障をきたしていました。そのため週休を2日とし、診療が夜遅くまで長引く原因となっていた診療時間や受付方法も見直すこととしました。

なぜか当地域の多くの開業医は午後3時半〜4時に午後の診療を開始し、午後6時半〜7時まで受付を行うところがほとんどです。昔からその診療時間が標準で、他の開業医も同じ時間で診療を行っているから———と皆さん特に何の疑問も持たずにその診療時間にされていました（私もその時間で診療するのが常識だと思っていました）。

序　私たちはなぜこのような経営スタイルとなったのか？

序　私たちはなぜこのような経営スタイルとなったのか？

　午後5時～6時の間は閑散としているのに、7時ぎりぎりになってから急に患者さんが大勢押し寄せる傾向があり、繁忙期でもないのに午後9時ぐらいまで診療を行うことはザラでした。また午前は9時から12時までなので、午前と午後診の間の3、4時間は開業時から大変無駄に思っていました。なぜそんなに午前と午後の間に休憩を多く取る必要性があるのか？　大変疑問に感じました。内科開業医の先生方はその間に往診されたり、個別の予防接種を行ったりしているようですが、私は耳鼻咽喉科です。往診はしませんし、個別の予防接種もほとんどありません。予防接種を行う場合も通常の診療時間内で十分対応できる人数でした。某団体の入会時に午前と午後の間を開けて診療時間を設定しておかないと、様々な医療活動を行うことができないと言われていたのも周りに合わせた診療時間とした理由の1つでした。確かに地域医療のためには様々な医療活動は大事です。しかし様々な医療活動は1年を通して回数はあまりなく、そのために暇を持て余す時間が多くなり、貴重な時間が浪費されるのは果たしてどうなのか？　と大いに疑問をもちました。

　自宅と診療所が併設されているなら問題ないかもしれませんが、私は遠方から通勤していたのでこの間の時間はどう考えても無意味に思えました。
　他地域では午後は2時から開始し、午後6時には終了する医院は珍しくありません。そこで当地域では少数派ですが、他地域と同様に午後は2時30分から診療を開始し、6時には診療受付を終えることとしました。机上の計算では早く診療を開始することで診療も早く終えることが可能です。これを思いついた時は我ながら良い考えだと思いました。しかし診療時間をその時間に変更すると、義務づけられていた様々な医療活動は行うことができなくなります。そのためにその分収入が激減してしまいますが、長い目で見た場合に診療時間を変更することの方がはるかに意味あることだと思われましたので、それはもうやむを得ない、その分がんばって働けば良いと診療時間の変更を決断しました。

　週休は2日以上設定したので、昼の休憩は午前診療の延長を加味しても、1時間30分あれば充分だと判断し、昼の休憩時間は2時間減らしました。

　もちろん患者さんの中で午後7時ぎりぎりにしか来ることができない方もいましたが、そういった人の多くは会社勤務の方です。しかし当院はオフィス街や駅前立地ではないため、夜遅くまで診療をすることは小児がメイン層の当院の場合は非効率と考えました。早く診療を開始して、早く終わる。さらに来院する患者さんのターゲットを絞る――当時はまだ意識していませんでしたが、ドラッカーのいう「1つのことに集中せよ」の実践となりました。

「成果をもたらす秘訣を1つだけ挙げるならば、それは集中である。成果をあげる人は最も重要なことから始め、しかも1度に1つのことしかしない。」
（「経営者の条件」より―――ダイヤモンド社刊）

凡人が経営をする場合はあらゆる能力を1つの仕事に集中することが不可欠です。歯科部門もマネジメントしなければならないため、地域の様々な医療活動を続けることは断念し、自院の経営に徹することにしました。

「いくつもの球を操ることは曲芸である。10分間が限度である。」
（「経営者の条件」より―――ダイヤモンド社刊）

夜遅くまで診療を行うぶん、求人の際は不利となります。特に看護師や歯科衛生士からはかなり敬遠されます。医療事務員にしても優秀な人材が少なくなる可能性が高くなります。しかし、早く診療を開始することで早く終えることができ、結果として看護師や歯科衛生士などスタッフの応募は増加し、定着率も上昇しました。また、午後2時30分開始に変えると決めた時、他の医療関係者から「そんな時間から開始しても患者さんは来ないよ」とずいぶん言われましたが、実際には全く問題はなく、多くの患者さんが来院されます。当院以外は午後の早い時間帯から診療を行っていないから―――との理由で来院される患者さんも数多くいます。

他の地域のクリニックや歯科クリニックでは成功しているにもかかわらず、当地域の多くの医科系クリニックは他院に右へならえで、その時間帯に目もくれませんでした。油断というか、おごりがあったのです。当院はそこを突いたこととなります。これをドラッカーは「ゲリラ戦略」と呼びます。他人の成功を模倣し、利用することから「柔道戦略」とも呼ばれます。この柔道戦略の話としては、ソニーがアメリカで開発されたトランジスタのライセンスをいち早く取得し、小型で軽量、安価なトランジスタラジオを開発し、瞬く間にアメリカを始め、世界中の市場を独占した成功例が有名です（「イノベーションと企業家精神」より―――ダイヤモンド社刊）。
　また、他のクリニックが午後4時前はニーズが少ない、市場規模が小さいと敬遠し、参入しなかったところにあえて参入したと言う点においてはドラッカーの言う「ニッチ戦略」であったとも言えます。

他の診療所がやらないからその時間帯の診療は無意味―――と決めつけるのは経営

において大変危険なことです。私たちは顧客（患者さん）の行動をしっかりと観察するべきなのです。そもそもこの時間帯に患者さんが来ないのであれば、同じ時間帯のすべての開業医は経営が立ち行かなくなるはずです。

「ほとんどの人間が、昨日の事業とともに育っている。彼らの姿勢、期待、価値観は、昨日つくられた。したがって彼らは昨日の教訓を今日使おうとする。事実、あらゆる企業が昨日起こったことを正常と見なし、そのパターンに当てはまらないものは異常として退ける傾向をもつ。」
（『創造する経営者』より───ダイヤモンド社刊）

午後2時頃からの診療開始というのは計算していたわけではありませんが、実はその時間に診て欲しい患者さんのニーズが意外に多く、結果としてドラッカーの言うところの「予期せぬ成功」を見つけることができました。「予期せぬ成功」というのは経営において、まだ見つけることができなかった顧客（患者さん）の要望のことです。

「予期せぬ成功ほど、イノベーションの機会となるものはない。これほどリスクが小さく苦労の少ないイノベーションはない。しかるに予期せぬ成功はほとんど無視される。困ったことには存在さえ否定される。」
（『イノベーションと企業家精神』より───ダイヤモンド社刊）

クリニックの都合で患者さんの要望を無視していては、経営は成り立ちません。競争が激しい歯科業界では、極端な例では24時間営業の実施など、常に患者さんのニーズに応えようという意識付けがつねにされていて、「予期せぬ成功」が医科の世界より見つけやすくなっています。しかし医科の世界ではどうでしょうか？ 競争の激しい都市部のごく一部の医院を除きほとんど横並びの診療時間・診療スタイルでとても顧客（患者さん）の要望に応えているとは言いがたい。他業種ではあまり見かけない、差別化がほとんどできていないという異様な世界です。

医院の診療スタイルが良いかどうかを決めるのは院長ではなく顧客（患者さん）です。
皆さんも自分の趣味や思い込みでクリニックの外観や内装に多額のお金をかけて差別化を図るのはやめにして、真の患者さんのニーズを見つけ、差別化してみましょう。

「顧客は合理的である。不合理であると考えるのは危険である。それは、顧客の合理性がメーカーの合理性と同じであると考えたり、同じでなければならないと考えるのと同じように危険である。」

(「創造する経営者」より―――ダイヤモンド社刊)

　私はさらに紙カルテを廃止して電子カルテを導入し、事務部門の効率性を上げることでスタッフの労働時間を大幅に削減することに成功しました。これには大変な苦労を伴い、スタッフも一時、崩壊しかけましたが、最後には逆にスタッフの定着率を上げることにも成功しました（この壮絶な取り組みについては拙書「ぼくが一番電子カルテをうまく使えるんだ！」中外医学社刊をご参照ください）。

　スタッフの採用も「人がいないからとりあえず雇う」ことはやめ、適当な人材がいない場合は派遣スタッフで回し、その間に優秀な人材を選んで雇用することにしました。勤労意欲の低い人材、能力が低い人材を雇用すると私もスタッフも相当なストレスです。楽しい診療をするためには、人材を今まで以上に慎重に選び、また、在職スタッフでも志が低い方やクリニックの方針（理念）や価値観と合わない方には、厳しい対応ですが辞めていただくことにしました。

　新しい活動を行う前に自らの仕事を見直すことも重要です。新しい活動を行う前に古い仕事を廃棄する必要があります。私は「やめてしまっても良い仕事は何か？」を考えました。そしてクリニックの経営上、足かせとなるけどメリットは全くなく、自らの価値観とずれていると思われた某団体は退会することとしました。某団体は様々な内科的医療活動や年に何回か豪華な食事会や団体旅行などがありましたが、その活動が
　「本当に信念をもってやれるか？　自分の価値観に合っているか？」
と考えると答えは―――「NO」でした。

　それらの仕事は自分でなくとも、他の方でもやれる仕事だと思われました。様々な内科的医療活動ができなくなることは医師としては心残りですが、とりあえず自院の経営だけ考えれば良いことになるので、精神的にも肉体的にもずいぶん負担が減りました。

　私のクリニックは以前から一般的な耳鼻咽喉科・歯科医院より子供や若い世代からの支持が多く、逆に高齢の通院患者さんがずいぶん少なかったため、自院の強みを生かすために子供を中心としたクリニックに思い切って切り替えることにしました。
　―――高齢者が少ない理由は、私のクリニックは郊外型店舗のそばにありますが、周囲に住宅地がなく、歩いてくることが困難な場所だったということもあります。駅

序　私たちはなぜこのような経営スタイルとなったのか？

からもずいぶん離れているうえ（徒歩で40分以上）、バスも通りません―――

　もともと私の実家は個人店（薬局）を経営しており、店舗から離れた自宅に両親は常に不在のため、10歳程年が離れていた弟の面倒を私が小学校中学年の頃からみていました。そのためか、幼小児と接することに対して苦手意識はありません。
　私にとって小児はまるで別の生物のようで、可愛く、面白く感じます。
　核家族で育ったこともあり、逆に高齢者の方とコミュニケーションをとることはちょっと苦手です（母が祖母を大変嫌っていたことも少し影響しているかもしれません。笑）。
　接することが苦痛、嫌い、という訳ではないのですが、高齢者の方との会話が全くダメなのです。「今日はいい天気ですね」の次につなぐ会話がなかなかスムーズには出てきません。町医者にとって患者さんとの世間話は信頼関係の構築に重要だと思います。私は子供やその親御さんとの会話は私や私の子供と世代が近いということもあって、アニメや学校・幼稚園などの話題はすらすら出ます。しかし、高齢者の方との会話は「失礼があってはいけない」と逆に身構えてしまうため、会話はぎこちなく、成果があがりません。
　このような理由で、あの日（北海道で決意した日）から自分の力をうまく発揮できる小児をメインとした診療形態に変化していきました。これはドラッカーの言うところの「顧客は誰か」という問いに対しての回答となります。クリニック経営という事業を決定する時に顧客が決まっていないと事業は定義されません。なお、顧客が「病人」では日本中どこのクリニックも定義が一緒となり、抽象的すぎます。私たちの場合は「小児と小児の家族」でした。「我々の事業は何か」を知るためには「我々の顧客は誰か」と言うことを知っていなければクリニック経営を先に進められません。

　「『顧客は誰か』との問いこそ、事業の目的とミッションを定義するうえで、最初に考えるべき最も重要な問いである。易しい問いではない。まして、答えのわかりきった問いではない。だが、この問いに対する答えによって、企業が自らをどう定義するかが決まってくる。」
　　（「マネジメント―課題・責任・実践（上）」より―――ダイヤモンド社刊）

　ちなみに「我々の事業は何か」という問いに対しての答えが単に「地域医療に貢献する」では「顧客は誰か」の時の「病人」と一緒で、この場合も抽象すぎてやはり答えとはなりません。

これらに関しては後の章で詳しく述べます。

このような経営方針、診療形態に変えたことで、自分自身が診療や経営を行うことが苦痛に感じられなくなり、さらに「利益を考えない、追求しない」としたにもかかわらず来院される患者さんの増加にもつながり、結果的に事業成功となりました。使命感をはっきりさせたことと、顧客（患者さん）の定義がはっきりしたこと、自院の強みが活かせたことなどが成功の理由です。

単に「利益が増えるから」といった理由でクリニック経営をしてはいけませんし、新たな事業を興す時にもその理由で事業を拡げてはいけません。
　医者が開業した理由として「勤務医に比して金銭的に裕福になるから」というケースがよくありますが、これは最悪です。
　最近医療報酬点数が大幅にアップしたために、同じ医療系で業務形態が似ているうえ「儲かるから」「大きな利益が今後期待できるから」といった理由で新規に老人保健施設やサ高住（サービス付き高齢者向け住宅事業）、在宅医療などの事業を始めたり、拡大されるケースをよく聞きます。
　しかし、ドラッカーはこのような理由（利益目的）で事業を行うのは大変危険であると断言しています。

1970～1980年代にかけて欧米の多くの大手製薬メーカーが薬と販路が似ているとの理由で化粧品会社の買収を利益拡大を目的として積極的に行いました。しかし、製薬メーカーと化粧品会社では事業の使命も理念も全く異なるため、結果として大失敗に終わりました。
　Appleのカリスマ経営者だった故スティーブ・ジョブズも「利益目的で会社を興して成功した人間なんか見たことがない」と生前言っていたようですが、まさに至言です。
　FacebookのCEOマーク・ザッカーバーグも利益目的でなく世界最高に面白いSNS（ソーシャルネットワークサービス）を作りたいとの理由で会社を興し、結果成功しました。

さて、クリニックの経営でまず一番大事なことは何か？　それは冒頭の木こりの話に戻ります。それは木を切り続ける（＝経営を学ばずにクリニック経営を続けること）のではなく、ノコギリの刃を研ぐこと。ノコギリの刃を研ぐこととは開業前にしろ開業後にしろ、院長やクリニックの幹部たちが経営を体系的にしっかりと学び、クリニックとそこに働くスタッフたちに使命感をもたせること、そして崇高な理念を作り

上げることです。使命や理念は院長だけでなくスタッフ達にも仕事の価値とエネルギーを与えてくれます。

　はっきり言います。今までのように経験と勘でクリニックを経営する時代は終わりました。私たちは医師としてではなく経営者として経営を学ぶべきです。今の時代、「医は仁術だ、算術ではない！」とヒステリックに叫ぶのはナンセンスです。「経営」と「金儲け」は違います。分けて考えてください。

　クリニックのみならず全ての業種で経営を学んでいるところと学んでいないところとでは経営に大きな差が生じます。

　例えば、パンを作る時にパンの焼き方を知っている人と知っていない人とでは出来上がるパンに大きな差が出ます。パンの焼き方を学ばずに作ろうとすれば何度も失敗してしまい、ちゃんとしたパンを作り上げるのにずいぶん時間がかかってしまいます。

　経営を学ぶということは、30年以上かけて学ぶ経験的なことをたった3年で学ぶことができるということです。ずっと短期間で経営を習得できるのです。

　多くの開業医が医師としての役割以外に経済的な職務を全うするためによく働いています。働きすぎるぐらい働いています。彼らが経営を学べば、より少ない労力とより少ない時間で、より大きな力を振るう助けとなります。

　経営は才覚で行なうものではありません。運や環境に翻弄されるものでもありません。経営は使命からなされるべきものです。

　ただし、「使命」が経営者にとって真にものになっていなければ全く意味をなしません。

　企業活動にはマネジメント、その中でも特にマーケティングとイノベーションが大事です。一般的にマーケティングというと広告・宣伝、集客や販促活動のことだと思われていますが、ドラッカー的には「顧客の欲求を知り、消費、利用してもらえるような満足を与えること」です。イノベーションも技術革新のことだと思われていますが、ドラッカー的には「顧客の新しい欲求に答え、満足を与える製品やサービスを創造すること」です。経営革新と言っても良いかもしれません。経営というと、戦略（ポーター、マンチェスターなど）や財務（キャッシュ・フロー計算書など）的なことを挙げる人が多いのですが、それを学ぶだけでは経営は成り立ちません。マネジメントなど全てを体系的に学ぶべきです。マネジメントを学ばずして経営することには無理があります。

そして利益を目的とせずに、自らの使命をもとに自院の強みを生み出し実践することがクリニックの経営ではとても大事なことなのです。私は10年以上クリニックを経営し、様々な失敗を経験してようやくそのことに気付きました。

　私は以前ある会社の経営者の方に「内藤先生はドラッカーをもとに経営されていますね」と指摘されてから「え、ドラッカーって何？」と初めてドラッカーのことを知り、彼の本を読んで経営の勉強を始めました。もともとドラッカーを勉強して実践していたわけではありません。経験を重ねたことで自然とドラッカー理論を実践していたのです。そういったことを述べる経営者は他にも数多くいます。なぜなら、ドラッカー理論とはドラッカーが生涯をかけて数多くの様々な経営者や労働者を観察し、研究し、まとめたものだからです。逆に言うと最初からドラッカーを学んでおけば私のようにひどい苦労はしなくても良いわけです（笑）。
　私は「【エッセンシャル版】マネジメント―基本と原則―」（ダイヤモンド社刊）から読みはじめたのですが、大変な衝撃を受けました。いままで経営関係のビジネス本を数多く読んできましたが、これまで読んできたのは一体何だったのか？　と思うほど内容が素晴らしく、本物の経営の本でした。その中でも特に感銘を受けた文章が

> 「人を管理する能力、議長役や面接の能力を学ぶことはできる。管理体制、昇進制度、報奨制度を通じて人材開発に有効な方策を講ずることもできる。だがそれだけでは十分ではない。根本的な資質が必要である。その資質とは、真摯さである。最近は、愛想よくすること、人を助けること、人づきあいを良くすることが、マネージャーの資質として重視されている。そのようなことでは十分なはずがない。」

（「【エッセンシャル版】マネジメント―基本と原則―」より―――ダイヤモンド社刊）

　小さなクリニックの院長は看護師、歯科衛生士、医療事務員などスタッフたちを管理するマネージャー（経営管理者）です。この本を読む前まで、私は企業活動におけるマネジメントに必要な要素はカリスマ性だと思っていました。自分がうまく経営できないのは松下幸之助や本田宗一郎のようなカリスマ性や才能が無いからだと思っていました。だからスタッフは誰も私の言うことは聞いてくれないし、たとえ一生懸命経営を努力しても尊敬もされず、すぐに離職されてしまう―――そう自分を卑下していました。しかし、

序　私たちはなぜこのような経営スタイルとなったのか？

「マネージャーとして始めから身につけていなければならない資質が、1つだけある。才能ではない。真摯さである。」

（「【エッセンシャル版】マネジメント—基本と原則—」より―――ダイヤモンド社刊）

と、述べていて胸を衝かれました。また他の書ではリーダーについて述べてありました。当然のことですが、院長はリーダーでもあります。

「リーダーシップは重要である。だがそれは、いわゆるリーダー的資質とは関係ない。カリスマ性とはさらに関係ない。神秘的なものではない。平凡で退屈なものである。」

（「未来企業」より―――ダイヤモンド社刊）

「有能な経営者は今日最も一般的に使われている意味での『リーダー』である必要はない。たとえば、ハリー・トルーマンにはカリスマ性のかけらもなかった。しかし、アメリカの歴史上、屈指の最高責任者だった。」

（「P.F. ドラッカー経営論」より―――ダイヤモンド社刊）

「リーダーシップとは、人を惹きつける資質ではない。そのようなものは煽動的資質に過ぎない。リーダーシップとは、仲間をつくり人に影響を与えることでもない。そのようなものはセールスマンシップにすぎない。」

（「現代の経営」より―――ダイヤモンド社刊）

これらドラッカーの言葉を読んで初めて私は救われた―――と涙が出ました。私は経営者としてのカリスマ性も才能も無かった。しかしクリニックの経営（マネジメント）に関して、不器用ではあるけれど、自院の他の誰よりも真摯さがあった、仕事に対しての責任感はあった―――これで初めて経営に自信を持つことができたのです。ドラッカーはリーダーの資質として「信頼」も挙げています。残念ながら当時は信頼を得られていたと言いがたく、「これはさすがに自分には不適か」と一時悩みましたが、ドラッカー的には「信頼が得られる」＝「好かれる」ではないので、こちらも OK と勝手に解釈しました（笑）。

ドラッカーの経営に関する本は、上辺だけのスキルや処世術を書き綴っただけのビジネス本、よく本屋のビジネス書籍コーナーに平積みされている「○○すれば必ず儲かる！」「成功したければ○○はやめろ！」等といったタイトルのインパクトだけの

薄っぺらなビジネス本や自己啓発本とは全く違いました。
　しかし、いくら素晴らしい本とはいえ内容は難解で、さすがに独学で全てを理解するには限界があったため、その後、株式会社ポートエム代表取締役・国永秀男先生のドラッカー塾（ダイヤモンド社主催）に入門し、塾生として国永先生に師事しました。
　現在巷にクリニック向けの経営マニュアル本は数多くありますが、その多くは医師が執筆していないうえ、小手先のテクニックばかりです。
　肝心なものが抜けているように思えます。
　中には「儲かる！」とか「大繁盛！」とまで表題に記載されているものまであり、もはや医師としての使命も開業医としての理念も失われ、利潤追求が第 1 の拝金主義に落ちてしまったようなものまでさえあります。
　今後、日本のクリニックの経営状況を考えるとますますその傾向には拍車がかかりそうです。

（こんなクリニック経営本ばかりになっていいのか？）

　雌伏の時を経て（？）、「余計なお世話だ！」「ほっといてくれ」「またあの文体で書くのか！」との外野の声を振り切り、再び私は立ち上がりました（笑）。

　本書・内藤の章では私が講演したセミナーで質問が多かった私のクリニックの経営スタイルを主体とし、さらに経営の神様・ドラッカーを参考にして、自分の経験をもとに、よくある増患、集患対策マニュアルとは違った視点でクリニック経営の方法論を述べていきたいと思います。

序　私たちはなぜこのような経営スタイルとなったのか？

実践！ Dr. 梅岡の医院経営 pearls

　次世代型経営を目指す先生方
　はじめまして！
　兵庫県西宮市・芦屋市にて医療法人梅華会耳鼻咽喉科グループを運営しております理事長兼 CEO の梅岡比俊と申します。2008 年に開業して以降、耳鼻咽喉科クリニックとして現在 3 院を展開しております。私の開業してからのいくばくかの経験をお話しすることで、先生方の今後の"次世代型経営"を目指される参考となりましたら光栄至極でございます。どうぞよろしくお願い致します。

うめじひ pearls | 医院運営における共通の悩みってなんでしょうか？？

- 患者人数が多くなると（特にかぜが流行る冬〜春）、診療時間が長くなってしまい、院長もスタッフも疲弊してしまう。だからといって、患者の1人当たりの診療時間をこれ以上短くすることは患者離れを引き起こしそうで怖い。
- スタッフが殆ど女性で占められるため、またその人数も多くなるため組織のコントロールが難しい。教育にかける時間もなく、離職率も高くてスタッフがなかなか定着してくれない。
- 月初になるといつもレセプトの山でチェックして帰るといつも午後10時過ぎ。まだ若いからいいが（ご年配の先生失礼いたします）、これから数十年ずっと続けていけるのか不安。
- 能力の高いスタッフが入職してくれない。いつもスタッフに同じ指導（愚痴？？）を言ってばっかりで進歩がない。
- たくさんのスタッフを採用しているのにもかかわらず、院長が指示した仕事の進捗が遅々としてすすまず、効率化が果たせていない。

　私、梅岡のパートではこうしたクリニック内における諸問題をドクター目線でお話し、共に解決を目指したいと思います。クリニックの運営にたずさわる身として、一番クリニックのことを深く知悉しているのは院長ですよね。クリニックに携わる経営本は大手の本屋さんにも百花繚乱としているのにもかかわらず、これまで院長が自ら発する経営読本はあまりに少なかったように思います。院長としての現場の目線での諸問題の掘り下げが、みなさんの日々の医院運営の一助となれば幸いです。

　私は医師家系でもなんでもなくバックグラウンドがない状態からの手探り、落下傘開業です。プランがあったわけでも、秘策があったわけでもありません、ただすこしばかりの自信と、開業してからのそれなりの経験値は貯めこんできたつもりです。
　社会に出てから、医師がマネジメントを学ぶ機会は全くありません、またマーケティングなんて言葉自体が、患者を呼び込むような不純な言葉ととらえかねませんが、
　良い医療をしている自負があるからこそ、
　私のクリニックで治療を受けて頂きたいのでしっかり宣伝・広告する

というビジョンで仕事をしてきました。
　そしてしっかりした資金を得ることで、クリニックを人材教育研修所として、私のみならずスタッフ一同が学ぶ場として仕事から多くのものを引き出せるようになることを目指してきました。
　私と同じような立場の諸先生方に少しでもご参考になれば幸いです。

序　私たちはなぜこのような経営スタイルとなったのか？

第1章

他院との差別化
―― 小児をメインとした耳鼻咽喉科経営スタイル

『われわれの顧客は誰か』

顧客（＝患者さん）はどうやって決めたら良いのか？
それはその顧客のことを本当に好きになれるかどうかだ。
その顧客に対して真に貢献したいと思えるかどうかだ。
単に利益を与えてくれるからなどの理由で決めてはならない。

果たしてあなたの価値観と使命と顧客は一致しているか？

DRUCKER'S METHOD IN MANAGING A GREAT CLINIC

1-1 なぜ小児をメインとしたのか？
～自分の価値観と使命と顧客が一致した結果に～

1　他院との差別化──小児をメインとした耳鼻咽喉科経営スタイル

　私は意識して最初から小児をターゲットとした戦略を立てたわけではありません。開業当初は様々な年齢層の患者さんが来院されるように計画し、努力していました。
　しかしその後に色々と経営を考えたり開業後に様々な取り組みを行っているうちに自然と今の方向（小児中心）へ進むこととなりました。

　開業時は私自身も若く、子供もいませんでした。ですが前述した通り、年の離れた弟がいて、小学生〜高校生までよく面倒を見ていたこともあって、子供は嫌いではありませんでした。年の離れた弟は男の子の割におとなしいこともあって、当時はずいぶん可愛かった———今は真逆の存在ですが（笑）。
　またそのためか、勤務医時代から子供相手の診療は得意というほどでもありませんが、あまり苦にはならず、外来診療も病棟回診も年配の方に対してよりは精神的に気楽に接することができました。
　私はなぜか年配の方、特に男性の方に対して接することは非常に苦手です。
　中学から大学生の時まで部活をほとんどやらず（いわゆる帰宅部、ただし同級生同士でわいわいやることは好きだった）、世間の上下関係のしきたりが未だにしっかりと理解できていないことが原因かもしれません。
　フレンドリーに接するつもりで無意識のうちに同級生に接するようについついタメ口をきいてしまうせいなのか、ただ単に相手に生理的に受け入れられないことが原因なのか未だ良くわかりませんが、年上の方（特に男性）は私との会話中に不快に思われることが度々あるようでして、時々なぜかお怒りになられる患者さんがいらっしゃいます（苦笑）。勤務医時代も何度か当時の院長を怒らせていまして、「お前なんかクビにしてやる！　今から医局に電話してやる！！」とすごまれたことすらありました（開業してからも某団体の幹部を怒らせていました）。
　だからといってその欠点を改善することを当時はあまり意識しておらず、現在も「そんな不器用な自分が好き！」と改善に乗り気ではありません。ドラッカーも、

「今さら自分を変えようとしてはならない。うまくいくわけがない。自分の得意とする仕事のやり方を向上させることに、力を入れるべきである。」

(「明日を支配するもの」より───ダイヤモンド社刊)

と述べています。

　私の診療スタイルは子供相手の診療が比較的得意で、年配の方に対してはちょっと苦手でした。また耳鼻咽喉科は小さな子供が数多く通院するケースが多いうえ、当院の開業場所が駅前や住宅地、商店街にあるというわけでもないので、徒歩の方（主に年配者）はほとんど来院されないだろうと漠然と考え、自分が好きな明るいイメージで、子供たちが喜びそうな環境を作りあげようと開業時から思っていました。私はアニメが好き───いえ、単に子供の頃好きで今は子供がいるから一緒に観ているという中途半端な好き───ではなく、一般の方がアニメや漫画から卒業する中学生や高校生になっても地上放送どころかオリジナルビデオアニメまで見続け、コミケ（コミックマーケット）にも通い、アニメ雑誌の購入を続け、それが大学生、社会人になっても変わらず続いている自称「テレビ漫画歴史研究家」、通称「オタク」もしくは「アキバ系」のガチガチです。現在は少し落ち着いてガンダムバーやエヴァンゲリオンバーで癒される大人になりました（笑）。そこで自分のクリニックも趣味のアニメで飾ろう───と、ただし、ガンダムやエヴァンゲリオンではおそらく子供たちはわからないだろうし、付き添いの母親達もドン引きでしょうから、アンパンマンやドラえもん、キティちゃんなどをメインとして飾り付けを行おうと考え実行しました。

　小児向けの飾り付けの工夫は私が研修医の時の指導医だったH先生が勤務医時代から非常に上手でしたので、その手法をまねいたしました。H先生は医師としての医療技術も優れた方だったのですが、開業医の子弟だったということもあり、勤務医ながら常に患者さん側の気持ちに立ち、また患者さんへのサービス精神が非常に旺盛で、かと言ってへりくだるわけでもなく毅然としていて、私の今の診療スタイルの原型となりました。今の私があるのもH先生のおかげで本当に感謝しています。医師としての技術的なことだけでなく、開業のときに役立つ精神や診療スタイルも若いときに巡り会った先輩医師の影響が大きくあると思いますので、その点において私はとても幸運でした。

　開業前に先輩医師や同僚医師のクリニックをあわてて数軒見学し、ただ一部をまねるだけでは「グレートクリニック」を創り上げることにほとんど役立たないと私は思います。

　開業が決まったら、どこか素晴らしいクリニックで最低1年ぐらい働かれたほうが良いと思います（料理人の世界で成功する方は成功したお店でしばらく働き、味だけ

1-1 なぜ小児をメインとしたのか？〜自分の価値観と使命と顧客が一致した結果に〜

ではなく経営ノウハウを学んでから独立する方が多い———それと同じ理由です）。

　実際、歯科の世界ではすでにその仕組みが大きく働いていて、チェーン展開を図る大きな医療法人と、その他の二極化が進んでいます。まだ医科の世界では少数ですが、今後は内科系（特に在宅や老健など）を中心に歯科と同じ状況になっていくと思われます。

　こうして私の性格や診療スタイル、また当院の開業場所の特性を考えて、子供が退屈しないようにするために、当時、近隣どころか日本においても耳鼻咽喉科ではほとんど例がないと思われた大きなキッズスペースを作り、またそこに自宅には置けないような大きな遊具を多数設置し、子供と付き添いの母親が喜ぶ雑誌や絵本を多数並べ、巷によくあるNHKの総合チャンネルや教育番組（夏は甲子園、その他の季節は大相撲———場末の喫茶店みたいです）を流すのは止め、子供が喜ぶアニメ番組（お母様たち向けには音楽番組、主にJ-POP）を流し、子供や付き添いの母親に喜んでいただけるクリニック作りを目指しました。アニメ番組はスカパーのアニマックスやキッズステーション、ディズニーチャンネルなどです。一般のクリニックではアンパンマンや宮崎駿のジブリ作品（トトロなど）のDVDを流しているところが多いようですが、同じ番組を何度も流せば子供はすぐに飽きますし、いちいち取り替えるのも作業的に面倒な話です。おまけに多くの作品を取り揃えようとすれば、費用はかさみますし、かといって500円で売っている激安DVDのなかに子供が喜ぶ作品はかなり少ないです。そのうえ、最近では版元に許可を取らずに映画やテレビのDVDを流すことは法の違法性を問われる可能性もあります。

　ですので、一時的に費用がかかりますが、スカパーなどCS・BS放送と契約した方が手間もかからず、長い目で見れば総費用は安く済むと思われます。

　子供が大いに喜ぶクリニック作りとしたためか、開業当初から小児の割合は多く、「小児専門耳鼻科ですか？」と訊ねられることもたびたびでした。お母様達にも「他の病院は嫌がってなかなか行きたがらないのに、ここだけは喜んで来る」と笑顔で言われることもよくありました。そんなに喜んでいただけるなら！　とさらに後述するキッズクラブの創設やオリジナルキャラクターの制作、そしてオリジナルシールやマスクなども作り配布し、さらには「やり過ぎ！」と言われるホームページの動画アニメの制作などマニアックぶりに拍車をかけていきました。

　しかし、当初から高齢者を切り捨てるようなスタイルにしていたわけではありません。開院当初から電話予約制度を導入したのですが、時間予約制にするとトラブルが頻発することを勤務医時代に学んだので（患者さんの中には信じられないことに、重

症の急患があっても「その人より時間予約したんだから私を先に診てください！私は時間が無いんです！！」と言われる方がいます)、順番予約としました。当時は電話予約、ネット予約は珍しかったので、とても高齢者は対応できないと考え、65歳以上からは別枠で時間予約制度を取り入れました。開院当初は、若い家族の方が同居されている場合は家族の方が代理で電話予約してくれるのでは？と淡い期待も持ちましたが、残念なことに時間予約の方が便利でお金がかからないとの理由でなかなか電話予約していただけません。そのため時間予約の高齢者が多くなり、今度はまじめに電話予約された方から「なぜ長時間待っているのに、後から来た人の診療を先に行うのか？　しかも何人も何人も！」とのクレームが多くなりました。もっともなことです。ですので、段階的に年齢を引き上げ、現在では75歳以上に限定しています。

「私は年齢的に電話やネット予約操作が苦手だ」との74歳以下の方のクレームも時々頂くのですが、患者さん全員を満足させることは不可能ですので、当院のメイン患者である小児とその家族の方々の満足度を高めるために敢えてこの方式を途中からとることとしました。

なお開院当初から高齢者に多い疾患の当院オリジナルの解説書などは字が読みやすいように大きく印刷した物を手渡していますし、老眼鏡、杖の貸し出し、当院の車いすでの駐車場までの送迎などを今でも行っています。最近では待合室がうるさいと感じられる方にはポケットベルを貸し出し、駐車場で待機していただくといった高齢者の方にも気に入って継続して来院していただけるためのさまざまな新しい取り組みも行っています。

しかし、当院のメインは小児です。賛否両論あるとは思いますが、私は経営においては「全ての方に満足していただけるクリニック」作りを目指すと、実は「誰も満足しない中途半端なクリニック」になると考えています。たとえば百貨店なんかがそうですよね。全ての人に買ってもらおうとして、色々そろえ過ぎて肥大化し、昔の百貨店は文字通り「何でもある」ことが強みでしたが、中途半端な品揃えがかえって専門店や激安店との価格競争で不利となり、現在では家電製品や家具・本・CDなど売場縮小や廃止となったカテゴリーも多く、客層も富裕層や高齢者に偏りがちで、若者の百貨店離れが進んでしまい、結局苦戦しています。ファミリーレストランもそうですね。こちらも色々な方に来ていただこうと安くて様々なメニューを取り揃えていますが、夜中なんかヤ○キーばかりでファミリー層とは真逆の客層になっていて、何をやっているかさっぱりわかりません。やはり同様にこの不況下、どこも苦戦しています。小さなクリニックが成功するにはやはり「何かを切り捨て何かを残す」そして「何かに特化する」。これが大事と考えます。ドラッカー理論の「選択と集中」です。ドラッカーは、

「不得手なことの改善にあまり時間を使ってはならない。自らの強みに集中すべきである。無能を並の水準にするには、一流を超一流にするよりも、はるかに多くのエネルギーと努力を必要とする。」

（「明日を支配するもの」より―――ダイヤモンド社刊）

と述べています。

切り捨てるのであれば今後成長が望めないとか、投資している割に伸びないとか、まあ、敢えて私が言わなくとも誰もが知っていることです。

私の場合は、自分が得意でしかも当院の取り組みに対し支持していただける患者層（ファン）を増やす。そのために様々な取り組みを行う、ということでした。

わざわざ高齢者に合わせるために医院に畳スペースを設置したり、NHKの番組（高校野球とか大相撲とか暗いドキュメンタリー）を流したり健康（長生きの秘訣とか）関係の雑誌を置いたりはしませんでした。

自分に「高齢者向けサービス」という強みがあり、様々な実践ができるのであれば、高齢者の方にも喜ばれるようにハード作りを行うべきですが、自分にそのような強みはなく、院内スペースも流す番組も置く雑誌の費用も限られます。

ですので、一番多く来ていただける患者層にあった空間作りを追求しています。結果的にそれは成功でした。

ターゲット患者層を小児とその家族にハンドルを完全に切ってから5年、患者数は3割ほど増加し、今でも増加を続けています。

しかも、それらの取り組みを行ったことが奏功し、逆に高齢者の患者層も多く来院されることとなりました。

一見矛盾しているようにみえる成功の理由は、お子さん（お孫さん）をつれて来院するついでに、ご自分も受診される高齢者（祖父母）の方が増えたからなのでした。

もちろんお子さんが苦手な高齢者の方（「この病院はうるさい！」とクレームを言われる方）はなかなか当院の常連さんとなってはくれません。

でもそれで良いと割り切っています。

お子さんの好きな高齢者の方々は「多少うるさくとも、子供たちが元気なのは見ていて楽しい」「逆に元気がもらえる。癒される」と理解し、継続して来院していただけるからです。当院のことを理解してきていただける方々に集まっていただけると、

1 他院との差別化―――小児をメインとした耳鼻咽喉科経営スタイル

患者さん同士のトラブル（「なぜ子供達を静かに待たせないんだ！ あんたのしつけはなっておらん！」と母親にクレームを付けるなど、高齢者と若い母親の紛争。以前は時々生じていました）も少なくなり、小さな子供を連れた若いお母様に安心して通院していただけるだけでなく、当院のスタッフも患者同士のトラブルが少なくなるぶん心的負担がなくなり、業務に集中できます。

　現在、開業医に対し、家族全員や色々な客層を取り込むいわゆる「かかりつけ医」になることが推奨されています。でも私は反対です。たとえ内科であってもです。
　私は全ての方に愛されようとすればそこには無理が生じると思っています。全ての方に合わせることは時間的にも費用的にもオペレーション的にも大変ですし、医療スタッフの教育や採用にも負担が生じます。経営者（院長）が精神的に疲れることも必至です。

　ドラッカーは同時にいくつもの仕事を行うことを禁じています。経営において"八方美人"や"いいとこ取り"は禁物で、常に計画、活動、仕事を点検し、「どれに真の価値があるのか？」を決断しなければならないと言っています。

> 「市場のいいとこ取りは、経営学的にも経済学的にも、初歩的な間違いである。つねに市場の喪失という罰を受ける。」
> （『チェンジ・リーダーの条件』より———ダイヤモンド社刊）

　離島で医師1人で島民全員を診療しなければならない責務があるのであれば、全ての年齢層、疾患に対応することが必要です。しかし、全国にこれだけクリニックが増えてきているのであれば、その必要性は全くありません。皆横並びに同じ診療時間で同じ幅広い年齢層や疾患の患者さんを対象にすれば、多くの時間と労働と資源を投資することとなります。その割には成果は出にくいと言わざるをえません。
　私の住む東海地区から創業し、全国にチェーン展開しているコメダコーヒーは扱う食材を極端に絞ったことで、利益が出にくいと言われていた喫茶店経営を利益が出る仕組みに変えることができました。

　漠然と全体を対象にすることは危険です。患者さんの年齢にしろ、疾患にしろ、診療時間にしろ、何かに絞るべきです。
　ラーメンでも全ての人が美味しいと思う物はありませんよね。ですから、当院の場合は言うなれば富山のブラックラーメン（黒くて塩辛いスープとシナチクでご飯が無

1 他院との差別化──小児をメインとした耳鼻咽喉科経営スタイル

ければとても食べられません。しかし、なぜかハマる人はハマります）と一緒です。好き嫌いがはっきり分かれるけど、好きな患者さんにはとことん好きになってくれる───そんな小児とその若い家族に喜んでもらえて、しかもどこのクリニックでもあまりお目にかかれない、今までの既成概念にはとらわれない斬新な取り組みを挑戦的に行うクリニック創りを、私たちはスタッフ一同目指して努力し、実行しています。

無論、こういった取り組みは時に周りのクリニックから反感も買いますし、経営的に失敗することもあるでしょう。

ただ、それが異端であってもその活動がクリニックや自分の使命感と一致しているのであれば、「人は人、自分は自分！」と考えて何も問題ありません。

失敗のない経営など、この世には存在しません。「ユニクロ」を中心とした企業グループ持株会社であるファーストリテイリング代表取締役会長兼社長　柳井正氏も「成功の秘訣は、失敗を重ねることだ」と述べています（「一勝九敗」より───新潮社刊）。

また「全戦全勝の経営などあり得ない」とテレビで断言されていました。

なお、柳井氏もドラッカーを師と仰ぎ、ドラッカー理論を忠実に実践されている方です。

一流企業でカリスマ経営者と言われる方でも失敗されるわけですから、失敗を恐れて新しい取り組みを行わないなんて経営者としてはナンセンスです（そうは言っても、患者さんの生命を脅かすような新しい取り組みはダメです。あたりまえですが）。

たとえ失敗してもすぐに修正して、またやり直せば良いだけです。

ドラッカーはたとえ失敗を続けたとしても、目標とビジョンを持って常に完全を目指して前に進んで行くこと、それこそが大事だと述べています。

当院でも一時、午前10時からの診療に変えましたが、アンケートで患者さんからの批判が多く、確かによくよく考えてみれば何の使命感も理念もそこにはなかったため、その取り組みは廃止しました。

キッズルームも数年前にさらに遊具を増設し、開放的にしたら、あまりに過激な遊び（椅子から椅子へと飛び込むなどでケガ人が出そうであった）が増加し、「子供たちの未来のために」というクリニックの使命が真逆の「子供を危険にさらす」ことになりかかっていたので、こちらも追加工事で飛び込めないように作り替えました。

どうしても医師はその職業性格上、クリニック経営においても無難で横並びの安定・安全を望みます（まあ、「医師」と言う職業を選択した時点でもうすでに超・保守的ですが）。

　今まではそれでも経営できましたが今後は不透明です。超高齢化社会への突入、インターネットやSNSなどの登場で、医療経営の世界も近年変化が激しくなってきています。

　ドラッカーは、

「変化はコントロールできない。できることは、その先頭に立つことだけである。」

「急激な構造変化の時代にあっては、生き残れるのは、自ら変革の担い手、チェンジ・リーダーとなる者だけである。」

（「明日を支配するもの」より────ダイヤモンド社刊）

と述べています。

　チェンジ・リーダーとは変化に対して守りに入らず、変化を自分で呼び込む者のことです。

　私たちクリニック経営者は時代の変化を見極め、その変化に適応し、組織を生き残らせる必要性があります。

　過去にしがみつき、それを守ることを行ってはいけません。

「自ら未来をつくることにはリスクが伴う。しかしながら、自ら未来をつくろうとしないほうが、リスクは大きい。」

（「明日を支配するもの」より────ダイヤモンド社刊）

　皆さんもぜひ新しい潮流をいち早く捉え、「チェンジ・リーダー」を目指してください。

　当院はインフルエンザ菌b型（Hib＝ヒブ）、小児用肺炎球菌、子宮頸がん予防、水痘、おたふくかぜ、成人用肺炎球菌、B型肝炎、ロタウイルス─の8ワクチンのこれからの定期接種化に備え、小児科の先生方と協力してワクチン接種も重要な柱としたクリニック経営を行うことにしました。

　耳鼻咽喉科と小児科は開業医の場合、近隣に存在する場合は事実上の競合相手でした。しかし今後はお互いに協力関係が必須と考え、経営方法を変えつつあります。

1-1 なぜ小児をメインとしたのか？〜自分の価値観と使命と顧客が一致した結果に〜

これは当院の最新のイノベーションです。このイノベーションにはリスクが伴いますが、イノベーションを行わないことのほうが明日を作ることより大きなリスクを伴うとドラッカーも言っていますので、機会志向と捉えて実行しています。

もちろん単に利益が目的ではありません。

当院の顧客（患者さん）のメインは小児です。
当院の使命として、彼ら（小児）のために貢献したいと思ったからです。
当院には

"子供たちの未来のために世界で一番ハッピーなクリニックを創る！"

という使命があります。
先の取り組みはこういった私たちのクリニックの価値観と使命と顧客が一致したから行ったことなのです。
皆さんもその取り組みが本当にあなたのクリニックにとっての使命となるのかを判断し、常に深く考える習慣をつけてください。
自院の顧客、使命、価値観に一致しない、単なる利益目的で新しい取り組みを行うことはやめましょう。

「利益は結果としてもたらされるものであって最初に考えるべきものではない。」
（「イノベーションと企業家精神」より―――ダイヤモンド社刊）

実践！ Dr. 梅岡の医院経営 pearls

うめじびはじめて物語

私、梅岡のクリニックには院内に小さな名刺大のサイズの紙があり、私のクリニックに対する想いを書いています。
　私の幼少時のころの思い
　なぜ医師という道を選んだのか
　なぜ耳鼻咽喉科としてクリニックを開業したのか

そういったことを綴っています。

普段の私の"想い"に共鳴していただき、共感いただく患者さんがコアなファン患者さんになってくれると思っています。

人は人それぞれの様々な生い立ちがあり、無論今の自分を形づくるなんらかのきっかけがあったはずです。それが医療とは全く関係のないものであっても、梅岡比俊という1人の人間の生き様を感じていただき、親近感を持っていただくきっかけになるかと考えています。

いわば自分の自己紹介、自己開示をして、そして相手を理解するように努めたいと考えて、小冊子に以下のような文章を載せています。

初めての患者様へお伝えしたいこと
医師としての道は様々な素晴らしい出会いを私にくださり、ここまで来れました。
感謝・感謝・感謝・・

この道程は両親を始めとして周囲の協力なしには決して成し得なかったことでした。

私のこれまでの物語を紡ぎだすことが、当クリニックの理念・方針を理解していただける最上の方法と考え、これまでの経歴をお話しさせてください。

プロ野球選手になる！と信じて疑わなかった少年時代

今では耳鼻科医として日々診療を行っていますが、小さい頃の将来像の中には医者の「い」の字もありませんでした。つくし採りや缶けりで夢中でした。家族で週末は白浜や玉造によく温泉旅行にいきました。昆虫遊びや将棋が大好きで、また明けても暮れても野球ばかりしている毎日。勉強もそっちのけで、「将来自分はプロ野球選手になって阪神タイガースでプレイするんだ！」ということを真剣に考えていました。中学では4番でキャッチャー。もともと正義感が強く、人のためになることは性格的に好きだったので、とても充実していたことを覚えています。

貧乏旅行で決意を新たにした医学生時代

そんな少年時代はあっという間に過ぎ去り、気が付けば高校生。高校時

1-1 なぜ小児をメインとしたのか？ ～自分の価値観と使命と顧客が一致した結果に～

代はアメリカ、カナダといった海外に行く機会を得て、英語を話すことが楽しくなりました。英語が得意になりましたが、理系を選択。ラジコンカーから派生して機械工学が興味があり工学部を現役時に受験もみごとに失敗。現役で受かっていたらどんな人生になっていたことでしょう。ひとりひとりの人生には物語があります。

　プロ野球選手という夢はかなわなかったものの、その後いつしか何か人を助けるような仕事をしたいと思うようになり、将来は医者になろうと決心しました。猛勉強の末、奈良県立医科大学に入学。医学部時代はバックパック1つだけ背負っていろいろな国を回りました。旅行といっても貧乏旅行。1泊数十円というような超が付くほどの安宿にばかり泊まっていました。タイ・カンボジアなどの後進国にも行きましたが、医療制度も確立されていないその現状に、とてもショックを受けました。国は違えど、自分は「日本の病気で困っている人たちのためにがんばろう！」と決意を新たにしました。

日本全国　南へ北へ……いろいろな経験を積んだ研修医・勤務医時代

　大学卒業後は研修医として耳鼻科の他に麻酔科、救急科などで経験を積みました。

　救急科では事故にあった患者さん、急性アルコール中毒の患者さん、自殺を図った患者さん……。様々な理由で昼夜問わず患者さんが搬送されてきます。もちろん私が寝ていようがなんだろうが患者さんは待ってくれません。この頃は常に睡眠不足だったことを覚えています。

　研修医を終えてからは大分の甲状腺疾患専門病院の別府野口病院や北海道の耳鼻科専門病院である札幌麻生病院で様々な経験を積みました。北海道・大分と環境も風土も違う土地で過ごした数年間の経験は今でも私にとって大きな財産です。

　そして、今一度振り返ってみると……

　　小学生のときに昆虫遊びから将棋まで教えてくれた近くのお兄ちゃん"むねのり君"。
　　中学校と野球部での指導・厳しい練習
　　高校時代に英語で猛特訓していただいた千葉先生
　　予備校時代に一緒に医学部に行こうと誓った仲間たち
　　大学時代にテニス部で授かった友人関係

医局に入り、日々修練を頂く毎日。先生方から多大なるご協力をいただきました。

そして故郷・西宮にて開業する機会をいただいたこと

人と人は繋がり、コミュニケーションを通して心身共に安定して幸せな人生を歩めるものだと思います。その中で、しっかりと親身になれる医師になろうと決意しました。ただ医師としての私の最大の責務

共感。

あそこに行ってよかった、元気になれた、頼りになれると言っていただくような医院にしたいと思っております。

最初治療を嫌がっていた子供が帰り際に笑顔で「ありがとう！」といって帰っていく。そんなごくありふれたやり取りが私の今の元気の源であり、医療人としての喜びを感じる瞬間です。耳鼻咽喉科は1人当たりの患者さんにかけられる時間が少なく、だからといって患者さんを長くお待たせする訳にもゆかず、それが我々にとっても大きなジレンマになっています。しかし私はなるべくご自身の症状について深く知ってもらいたい、そのように思っています。病気をよく知ることと、病気が早く快方へと向かうことは大きな相関があります。多くお越しいただく患者さんに、なるべくお待たせすることなく、なおかつ患者さんにより多くの情報をお届けする。これが私の目指す理想のスタイルです。耳鼻咽喉科医院の常識を良い意味で覆せるよう、スタッフにも協力してもらいながら少しずつ理想のスタイルに近づけてゆきたいと思います。まだまだ発展途上ではありますが、今後の梅岡耳鼻咽喉科クリニックにどうかご期待ください。

今私が大切にしている3つの事

開業医として日々診療を続ける中で、私には大切にしている「3つの事」があります。

1. 患者さんにやさしい、丁寧な「診療」と「説明」

耳鼻咽喉科の診療ははな・みみ・のどといった患者様のデリケートな部分を扱う診療科目です。また、お子様の患者様も多く見えられます。だか

らこそ常に診療を丁寧に行うことを心がけています。
　また、耳鼻科に行って治療は受けたものの、「何をされたのか良くわからないまま帰ってきた――」というのでは患者様にも不安が残ります。そのような無用な不安を患者様に抱かせないよう、症状や治療内容についてしっかりと説明を行っております。

２．明るく丁寧な対応

　しっかりと病気を治すということは耳鼻科においては大前提ですが、患者様に対して丁寧に対応するということも非常に大切だと私は考えています。どれだけ診療が上手でも、乱雑に対応されたのでは患者様が元気に病院から帰ることができません。院長の私、そして当院で働くスタッフが丁寧な接遇で患者様に対応させていただいております。

３．患者さんをお待たせしないための取り組み

　「耳鼻科は待ち時間が長い所」というイメージをお持ちではないでしょうか？　当院では電子カルテや再診患者様の順番予約制を導入するなど、少しでも待ち時間を減らすための取り組みを行っております。
　また、待ち時間を無駄な時間にしないためにも、院内にてみみ・はな・のどの症状や治療方法に関する情報発信をするなどの工夫を行っております。

　開院前から当クリニックの理念を中待合室に掲示しております。
　私の初志がこの理念の中に芽吹き、クリニック内に広く浸透してきていることを実感するときが最高の気分です。

　思えば開業というのは確かに一大イベントでした。
　勤務医時代にはそれがファイナルイベントのように感じたこともありました。
　ただそれが人生の終着地ではなく、
　人生の次のステップの１つに過ぎなかったのです。

　日々更新される医療技術への対応・経営者としての修養・そして家庭では１児の父として。

次のステップに向けて当院がさらに地域の皆さまから信頼されるような体制を整えてまいりたいと思います。

　まだまだ若い医院ではありますが、幼少期を過ごしたここ西宮の地で、これまでの経験を活かし、暖かくて人間味のある、わかりやすい診療を行ってゆきたいと考えています。　スタッフ一同、皆様の安心と信頼を得られる医療を目指して努力してまいりますので、どうぞよろしくお願いいたします。

与えられた素晴らしい人生に感謝しつつ、
さあ目標に向かってたゆまず進もう。一歩一歩。

梅岡耳鼻咽喉科クリニック

　　　　　　　　　　　　　　　　　　　　　院長　梅岡　比俊

　こうした行動も自分のこれまでを見つめそしてこれからの遂げるべき目標が明確になり、自分の見つめ直し、棚卸ができる良いきっかけだと考えています。
　掲載媒体にとらわれる必要はありませんが、このような取り組みも患者さんとの接点を増やす良い機会ではないでしょうか。

1-1　なぜ小児をメインとしたのか？　〜自分の価値観と使命と顧客が一致した結果に〜

1-2 小児が喜んで通院する方法

DRUCKER'S METHOD IN MANAGING A GREAT CLINIC

顧客にとっての価値は何か？

100万円の時計を購入する客は時間の正確さや、単に時刻を知りたいだけの理由で購入しているわけではない。
ステイタス性などを求めているのである。

顧客にとっての価値を常に考えるべきである。それがわかっていないと競合がすぐに現れ、顧客はすぐに奪われる。

クリニックに通院する患者の価値観とは何か？
それが多くの場合、最高の医療を求めて通院しているわけではないことは明らかである。

それを患者が強く求めるのなら最初から近くのクリニックを受診しないであろう。

たとえ遠方でも、彼らは大病院へ有名医師を訪ねている筈である。

さて、あなたのクリニックに通院する患者はあなたのクリニックのどこに価値を見出しているのか？

一般的に言われている病院やクリニックの待合室での規則は「静かに待ちましょう」だと思います。
子供が騒いでいると母親が「ここは病院だから静かに待ちなさい！ 他の人に迷惑がかかるでしょ。じゃないとお医者さんに注射されますよ！」と子供を諭す光景がよく見られます。
確かに具合が悪く子供の叫ぶ声が気になる方は患者さんの中に多く見られますし、自分自身も体の調子が悪ければあまりにうるさい環境は敬遠したいものです。でも、

大人の都合で静かに待たされるのは子供にとっても苦痛なことではないでしょうか？

　来院する子供は体のどこかに病気を抱えています。さらに病院やクリニックでは痛い処置を受ける場合もあります。そんな恐怖感があるうえに静かに待たなければならない、少しでも大きな声を出したり、ふざけたりすると母親のみならず、周りの大人にも白い目で見られる———さて、あなただったらそんな所に何度も通いたいと思うでしょうか？　私は嫌です。苦痛な処置を受けさせられるうえに苦痛な待ち時間を長時間強要される！　これでは子供達が病院嫌いになるのは当然です（一部の大人もそんな理由で病院のことが嫌いになっていくのではないでしょうか？）。

　確かに、病院には老人や体の具合が悪い方が多くいるので静かに待つことはとても大事です。子供に静かに待つように教育することは社会勉強としてもとても大事なことです———でもそれは固定観念にかられた正論ともいえます。

　患者さんは最高の治療を求めて近場のクリニックへ通院するわけではありません。
　腕が極端に悪く、一般医師とはかけ離れた非常識な考えを持つ医師であれば論外ですが、専門医を取得し、10年以上経験を重ねているのであれば、ほとんどの医師は特殊な疾患でない限り、一般診療を行うに際し全く問題ないレベルなので、そのことは多くの患者さんにも理解されています。
　医療の素人である患者さんはあなたが「腕の良い医師」かどうかなんて自身の体験では判断できませんし、そんなことはクリニックの運営では大した問題ではありません。
　患者さんは自分の治療や健康維持に対する考えを尊重・共感してくれて、自分の通いやすいクリニックを求めているのです。
　毎回診療のたびに異常な緊張を強いられたり、異なった価値観を強要されるクリニックには、多くの場合その後は二度と来院されないでしょう。

　例えばあなたがあるラーメン屋に行ったとします。そこであなたはみそラーメンを注文しました。しかし店主が「うちは醤油ラーメンが最高なんだ。みそラーメンなんか注文しないで、醤油を食べてくれ！」と言って、無理に醤油ラーメンを食べさせられたとしたら、あなたはその店にまた行きたいと思うでしょうか？　勧められた醤油ラーメンがたとえ本当に美味しかったとしても、あなたは強要されたそのラーメンをあまり美味しくは感じないことでしょう。

1-2　小児が喜んで通院する方法

1 他院との差別化――小児をメインとした耳鼻咽喉科経営スタイル

治療に自信があり優秀な医師が経営するクリニックであるほど、プロであるが故に概して患者さんが求める治療よりも、専門的でもっと良い治療を患者さんに強く勧めがちです。

しかしそれが患者さんの価値観に合っていないと、例えその治療が本当に素晴らしいものであっても支持されません。患者の多くはその治療を押しつけられることに嫌気がさし、あなたのクリニックを離れていきます。たとえそれが正しいことであったとしても———です。

子供たちだって同じ思いです。

ドラッカーは「製品やサービスの目的は顧客の満足にある」と言い切っています。
その治療方法や患者さんへの対応がたとえ正しくとも、患者さんの満足を満たしていなければ、その方法・手段は誤りです。

原則として「患者さんはみな正しい」と考えるべきです。ほとんど例外なく、患者さんの行動は合理的なのです。

クリニック経営のためには、私たちは患者さんの声に真摯に耳を傾けなければなりません。

> 「組織の多くは、あまりに自信を持ち、あまりにミッションにコミットしているがゆえに、ややもすれば自らを目的視する。官僚的思考の極みと言うべきである。その結果、『顧客に価値を提供しているか』ではなく、『規則に合っているか』を考える。こうして成果をあげられないどころか、ビジョンも献身も雲散霧消させている。」
> （「経営者に贈る5つの質問」より———ダイヤモンド社刊）

一般的なクリニックは軽症の患者さんが大部分を占めています。本当に具合が悪く、今にも倒れそうな患者さんはほとんどみえません。そのような重症患者はクリニックではなく救急車で救急外来に運ばれています。

もちろん高熱やめまいがひどい方も時々みえますが、そういった患者さんの場合は当院では、コンシェルジュや受付事務員が来院時に早期に隔離された静かなベッドルームへ案内し、医師が優先的に診察を行いますので、待合室に長時間待つことはありません。

こういったことを考えあわせると、私は「待合室は多少うるさくても構わないのではないか？」と思うようになりました。

例えばクラシックが流れるようなフレンチのレストランですと、スプーン1つ落

としても周囲の目が気になります。

　そんな所へは子供を連れて食事に行きにくいものです．おいしい料理が出ても子供がぐずったりすれば気になってとても食事を楽しむことはできません．

　しかしよくある郊外型店舗のファミリーレストランの場合は，周囲は騒々しいので子供を連れて行っても気にならず，料理が多少満足いくものでなかったとしても，家族で食事という行為を楽しむことができます．

　私が目指したのは，そのようなちょっとやんちゃな小児がいても親御さんが「気兼ねしない」クリニックの雰囲気作りです．

　来院しても必要以上に静かに待つ必要は無く，多少騒いでも怒られない，また周囲からも白い目で見られることもない，親御さんたちも子供が騒いだとしてもひんしゅくを買わない雰囲気なので通院しやすい———こういった雰囲気を醸しだすことで，子供たちが気軽に受診しやすい環境を生み出すことができたと思います．もちろん目に余るような行為をされる方はさすがに困りますので，その際は「母親が子供に優しく諭す」ようにやんわりとコンシェルジュから注意をさせていただきます．

　子供たちが喜ぶ空間作りとして，前述の通り通常の待合室とほぼ同等のスペースを確保し，小児専用の大型のキッズルームを作りました．

　このコーナーは開院当初から設置してあるのですが，参考にしたのはショッピングモール内の子供専用の遊び場です．私が開院した当時からクリニックに「プレイコーナー」という子供専用の小さな待ち合いスペースを設置することが小児科や歯科で流行しつつありましたが，とって付けたような小さく狭いものばかりで私にはそれが子供たちを充分に満足させるものには思えませんでした．

　そこで私は，設計段階からショッピングモール内で見たような，子供たちがのびのびと過ごせる空間を作ることにしました．

　ショッピングモールの施設にはボールプールも設置してあり，これはすごく導入したかったのですが，メンテナンスなどを考えると実現不可能（おしっこだらけになり糞尿臭くなるとの指摘も専門業者からありました）なので，代わりに他の大型遊具を設置することとしました．

　クッション素材のライオンやキリン，シマウマなどを多数置いたうえ，それだけではインパクトがないので，子供が乗ることができる大型の海外製小児用自動車を1台導入しました（取り合いで喧嘩になるため，後に2台としました）．

　滑り台やジャングルジムなどは怪我をする可能性が高いため導入しませんでした．室内は全てクッションでできていますので，多少暴れたとしても怪我をしないように

配慮されています。中にはおとなしく待ちたいお子さんもいるので、小児用テレビを設置してスカパー専用チャンネルでキッズ向けのアニメを流します。スタッフの提案で絵本も常時 30 冊以上置くことにしました。

　子供達はなぜかエキサイトして絵本を破いてしまう傾向があります。愛するゆえに破壊するのか？　とも思いますが、あまり喜ばしいことではありません。かといって叱りつけたり、親御さんに弁償させたりすることは、病院嫌い、通院離れの原因となり、経営上もよろしくないので、設置する絵本は壊れにくい本にして自己防衛します。絵本は通常の読み聞かせ用のすばらしい絵本はすぐに破られてしまうので、アニメ・特撮などを題材にした 300 円程度の A4 サイズの固い絵本を選択し、さらに図書館専用のフィルムに包んで壊れにくくしました（「彩ふく」図書館用品専用サイト http://www.saifuku.com/ など）。

　本当は親御さんに注意していただきたいのですが、残念なことにそういった方はあまり多くはありません、子供が破っても知らん顔、そのまま帰宅されます。そういった親御さんにこちらから注意しても反感を持たれ逆効果なので、やむを得ず固い絵本となってしまいます。本当は「小さなお家」「ぐりとぐら」等の名作や海外製の立体絵本などが多数置いてあると、知的でハイソな素晴らしいクリニック環境になるのですが、理想と現実は違うのでここは潔く諦めます。絵本は定価で買うと高いので、ブックオフなどから中古本を多数購入しています。これなら 1 冊 100 円程度です。

　なお、当院では子供専用の待合室の名称を「プレイコーナー」ではなく「キッズルーム」にしています。「プレイコーナー」ですと、「何のプレイ？　SM か？」となんだか違和感があったためです（笑）。当時としては珍しい呼称でしたが、今は他の医院でも「キッズルーム」と呼ぶことが多くなってきていますので、やはり他の開業医の皆さんも同じ思いだったのでしょうか。プレイコーナーはあまり良い呼称ではないと個人的に思います。

　ただし、せっかく一生懸命作ったキッズルームがあまりに騒がしかったり、子供たちが暴れる環境ですと、一般の患者さん（特に高齢者）にも、逆に乳児をつれてきた患者さんにも敬遠されてしまうので、患者アンケートの結果を尊重し、数年後に防音効果のあるアクリル板で仕切りを作り、一般の待合室とは分離させました。ややオープンでなくなったことは景観上残念ですが、患者さんの要望で良い意見は常に取り入れ、全てのことに改善を行います。

　なお仕切りは透明なので親御さん達も一般の待合室から子供達が遊んでいるのを眺めることができるようにしてあります。また親御さんには必ず中に入って子供達を見守っていただくように初診受付時や院内のテレビ、ポスターなどで常時お伝えしています。さらに事故防止のために監視カメラを設置して常時監視しています。ちなみに

監視カメラは院内の主要な所に全部で8台設置しており、事故防止以外に置き引きなど、犯罪防止のための抑止力としています。

　またキッズルームには年齢制限、身長制限を設けて、6歳以上、110センチ以上の小児は入室できないようにしています。それでも時々入り込むので、その際は先ほどの監視カメラから確認後、スタッフが「大きなお兄ちゃん（お姉ちゃん）はダメよ」と語りかけながら、やさしく退去させています。ここまで取り組むとさすがにトラブルはほぼ無くなりました（強いて言えばおもちゃの取り合いで喧嘩するぐらいです）。

　小児やその他の患者さんたちに本当に納得していただける空間作りの完成には5年以上を要しました。クリニックで大きなスペースをもつというモデルケースがないため、患者アンケートや患者さんのご意見を直接コンシェルジュが聴取したりして、患者さんの要望をくみ上げたり、会議でのスタッフの意見を聞いたりしてここまできました。お金も時間もかかりましたが、常に改善を続けることはとても大事です。大きな小児スペースの設置には患者さんやスタッフ、身内からもずいぶん反対意見がありましたが、「小児の喜ぶ姿が見たい」、その一念でここまで成し遂げることができました。それは「小児のために役立ちたい」という使命を持つ私にとって十分満足できることでした。

　しかしながら、精神的に不安定な方や一部の高齢者の方（その多くは子供嫌いの方）で非常にうるさく感じる患者さんがいらっしゃるという現実もあります。当院のカルチャーには合っていませんが、だからといってむげにはできません。小児に固執することなく、医師としてなるべく多くの方に満足していただきたいので、当院で可能なことはなるべく実現します。そのため、こういった方々には前述のようにポケベルを渡して、屋外のベンチや車の中で待っていただくようにしています。

　多忙な耳鼻咽喉科の外来ではありますが、なるべく次回来院の日を専用の紙に記載して、患者さんに渡すようにしています。

　この作業は大変重要でして、次回はいつ来院すれば良いのか患者さんはわからないケースが多々あります。ですから、本日で通院は終わりなのかそれとも数日後にまた来た方が良いのか、きちんと書いて患者さんにお渡しすることで、通院の自己中断も極めて少なくなります。当院でこの試みを行うようになってからは、自己中断は少なくなり、通院日数も増加致しました。皆さんのクリニックでは最近は1カ月当りの患者さんの通院日数の減少に悩まされているのではないでしょうか？　この方法は小児のみならず大人の方でも有効です。通院日数の減少に歯止めをかけることができます。

　また次回通院日の紙を渡す際には、なるべくキャラクターシールなども添付することにしています。シールはよくMRさんからもらうメーカー制作のシールでも良い

のですが、当院の場合はそれだけではとても足りません。数日でなくなってしまいます。だからといって他院より多く分けてもらうためにそのメーカーの薬を多く使うのもなんだか変な気がしますので、自分たちで作ってしまうことにしました（写真①）。

これですとほぼ無限に配ることができますし、大量に制作すれば1枚当り数円のコストです。これぐらいの費用なら経営的にも負担になりません。おまけに自院のブランディングにも役立ちます。繰り返し渡すとあまり喜ばれなくなる場合もありますが、多くの子供たちはシールが大好きなので喜んで幼稚園や保育園の名札などに貼っています（たまにクリニックの壁に貼ってあったりしますが）。

また鼻咽頭ファイバーの検査や痛いインフルエンザの検査、採血検査などを受けた子供や鼓膜切開、咽頭異物の除去など小児にとって苦痛な検査や処置をがんばって受けた子供たちにはたとえ泣いてしまったとしても充分に褒めながら、ご褒美を渡すことにしています。

また脱落せずに完治するまできちんと通院した子供にもご褒美をお渡ししています。ご褒美は色々ありますが、「よくがんばったね！」と当院のキャラクターを印刷した紙（写真②）を渡したり、当院に設置してあるガチャガチャをさせたり、駄菓子屋で売っているような小さなおもちゃを卸問屋から大量に購入してお渡ししたりする場合もあります。

MRさんからいただいた定番のキャラクターシール以外に、MRさんから頂く小さなぬいぐるみや文具、カレンダーなどを渡す場合もあります。ボールペンなどは、当院は電子カルテのためほとんどは必要ありません。かといって、せっかく頂けるので

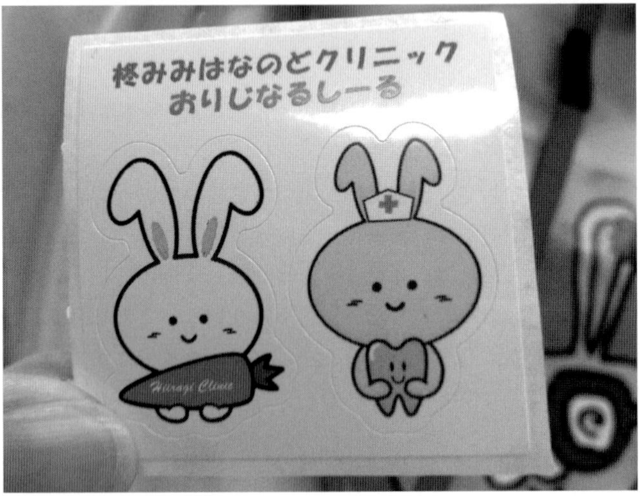

写真①■当クリニックのオリジナルシール

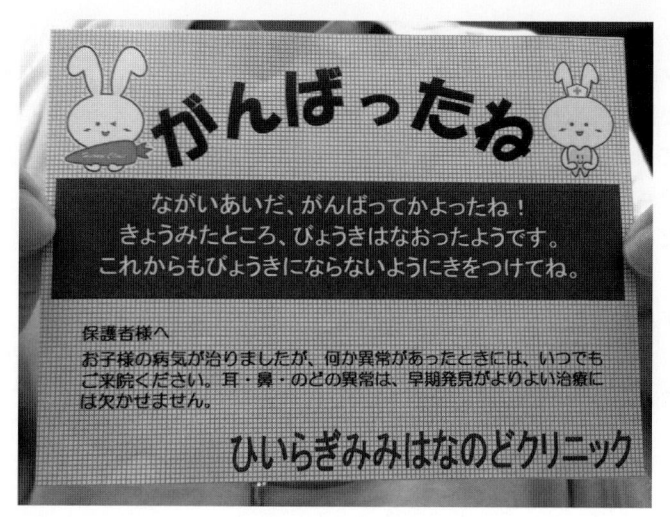

写真②■当クリニックのがんばったねシート

すから、特にキャラクター付きの可愛いものは患者さん用として転用してしまいます。
　さらに当院には子供向けの雑誌が多いので、それに付属する景品を渡す場合もあります。要はお金をかけずに子供たちが喜びそうなものを子供たちががんばったと思われたときに渡すようにしています。子供は大人から見てつまらないものでも意外に喜んでくれるものです。昔の小児科のクリニックなどでは上手に診察を受けることができた子供にご褒美として、あめ玉をあげたり、いらなくなった薬箱や薬ビンなどをよく渡していたところもあったそうです。ただ、薬箱や薬ビンを与えることは今では違法になってしまいますが（世知辛い世の中になったものです）。
　このように、なるべく子供目線に立って彼らとその家族を歓迎してあげる工夫が必要だと思います。また、当院では4年前から「柊キッズクラブ」を創設し（後述）、加入していただいた小児に最低年4回は案内状を出して、様々なイベントのお知らせを行っています。この取り組みはさらに若いお母さまたちの評判・口コミにもなります。
　上記のような子供向けの地道で小さな積み重ねの努力が「子供たちが恐怖を感じることなく、楽しく通院できる空間作り」へとつながります。正論を振りかざして「病院は静かにする所！　うるさい子供は出て行け！」と叫んでも実際には子供たち（親御さんにも）に敬遠されるばかりであまり得にはなりません。ある程度騒いでも楽しく通院できる、患者さんが満足できる医院を作り上げること———顧客の新しいニーズを読み取り、新しい価値を生み出し、提供する———が大事だと個人的には思います（もちろんトラブル防止のためのルール作りは重要です）。

1 他院との差別化——小児をメインとした耳鼻咽喉科経営スタイル

クリニックだから静かにしなくてはならない、なんて誰が決めたのでしょうか？ クリニックには入院施設がありません。重症の入院患者さんがいないのに極度に静かにする必要性があるのでしょうか？ 子供たちから楽しく過ごす待ち時間を奪うことがはたして良いことなのでしょうか？ それが彼らの満足を満たすのでしょうか？ 世間一般で言われていること、今までのクリニック経営で言われていたこと全てが正しいことだと私は思いません。私は常識を常に疑います。医療の世界で長く続いてきたことが、私たちにとって当たり前のこと———しかしそれは惰性になっていることがあります。自分が考えて、良いと信じたことを色々と試行錯誤してみて、固定観念にとらわれずに自院に合ったことを勇気を持って取り入れ、常に改善を続けていく姿勢を持つことこそが大事です。

デトロイトのシナイ病院の話　———惰性をただす
院長パトリシア・メーランドの言葉
「病院には暖かさや優しさが必要だった。患者さんが信頼感と安心感をもてなければならなかった。」
「自分のお母さんならどうするか、お父さんならどうするか？ どう話しかけるか？ あなた自身が病院に来たとき、物のように扱われたらどう感じるか？」

「**顧客にとっての価値は何か。**もちろん顧客は、彼らのニーズを満たし、彼らの問題を解決してくれる組織に価値を見出す。しかし、それ以上に彼らは、自分たちに耳を傾け、惰性を拒否する勇気をもつ組織に価値を見出す。」
（「経営者に贈る5つの質問」より———ダイヤモンド社刊）

実践！ Dr. 梅岡の医院経営 pearls

クリニックの想い

クリニックの"想い"ってなんでしょうか？ 私たちは開業を考えるときなにか理由があってその場所を選び、想いを持って行動するわけです。現状を変える勇気というものはものすごくパワーを要します。それは誰しも大なり小なり開業したあとの運営が軌道にのるのかどうか不安があると思います。そこには人間味あふれる物語が個々それぞれにあり、その時の他人からの協力や励まし、契約時の障害など様々な展開があったと思います。順風満帆な経過よりは、起承転結の物語を自分と重ね合わせ、そこに

強力に人を寄せ付ける磁力が働きます。いわゆる共感のパワーです。

　私、梅岡のクリニックでは初診時の患者さんに、医院案内としてA5の小冊子をお配りしています。最初は見開き4ページに医院紹介や、診療時間、診療内容、所在地、順番発券の予約用携帯の使用方法を載せた簡単なものだったのですが、もっと伝えたいことを書き足していって、今は私の強みとしてアピールしておきたい睡眠時無呼吸の治療法の詳細や、イラストレーターさんにお願いした院内MAP、専門HPの詳細とともに、梅岡耳鼻咽喉科開業ストーリーも添付しています。

梅華会耳鼻咽喉科グループ開業ストーリー

　振り返れば人生の大きな岐路でした。
　1998年、当時私は兵庫県立御影高校の3年生で、第1希望の京都大学工学部を受験。将来は父の後を継いで機械関係の仕事をしてみたいと漠然と思い描いていました。
　しかし、学力が及ばず、浪人生活へ。今にして思えば無謀な受験でしたが、両親は何も言わず、私を予備校へ送り出してくれました。
　たくさんの参考書を買い込み、その年だけは一途に勉強に明け暮れました。
　その浪人生活で大きな出会いがありました。
　私には長い間耳を患い、長期に渡って通院している叔父さんが居て、私に仕事に対する考え方、医療に対する考え方を会うたびに熱心に教えていただきました。

　私の本当にしたいことはなんだろう？　親の後を継ぐことがよいことだろうか？　正しいことだろうか？

　そこからしばらく自問自答が続きました。思えば両親は一言も私に自分の進路を指示したことはありませんでした。
　小学生から部活動として野球部を選んだこと。高校を選んだこと。
　全ては私の選択でしたが、自分の仕事と将来やりたいことがどうしても結びつけられませんでした。

　自分のやりたいことができる仕事が一番の人生。

1 他院との差別化──小児をメインとした耳鼻咽喉科経営スタイル

そう考え、熟慮の末、医学部に志望変更し、無事1浪の末奈良県立医科大学に進学。

確固たる信念を持って、耳鼻咽喉科医として医療の研鑽に励んできました。ただし、医療技術の習得だけでは医師として到底一人前とは言えません。現実の医療と、実際の日々の診療には大きな壁がありました。

いかに難解な医療を患者さんにわかりやすく伝えればよいのか？

もっと簡単な言葉で説明して、納得して満足してもらいたい。

コミュニケーション能力が問われ、そこでも多くの病院での実務で数多くの患者さんと接することでより深い見地にまで至ってきたと考えています。社会に出て、仕事をすることで、人として成長する機会が与えられ、私は飛躍できてきたと確信しています。

そして郷土愛を胸に秘め、2008年に地元西宮に開業して、数多くの方々から支援をいただき、ここまで達成するとこができました。まだまだ道半ばですが、私1人の力では到底なしえなかった頂への道に達することができ、両親・家族・先輩・同僚そしてチームスタッフからの愛に深く感謝すると同時に責任ある医院運営を続けていくことが社会に対する恩返しであると深く感じる次第です。

思えばここまで来るのに、親の身になって、子を想う親の気持ちが身に染みてわかるようになりました。

強く私を戒め、根気強く教育を施してくれた父。

いつもたくさんの愛情を注ぎ、慈しんでくれた母。

たくさんの教えをいただいた、恩師、先輩の方々。

そしてともに遊び、汗を流した仲間たち。

私には"感謝"の気持ちしかありません。全て感謝です。

過去において起こったすべての出来事が私に、今こうして地域に貢献させていただく職業に就く機会をいただくことができました。私の医療理念を具現化してくれる大好きなスタッフと一緒に一歩一歩成長していきたいと思っています。

私はこのクリニックを人材養成・修養の場ととらえ、新卒者を積極的に採用して、社会に貢献できる人材を育て、医療従事者というプロとしての誇りを持って羽ばたいていってもらうよう日々実践しています。

そして開業してから、人生の目的がさらに研ぎ澄まされてきたように思

います。

　それは医療業界全体のサービスレベルの向上です。そのためのモデルクリニックとなれるよう日々精進してまいりたいと思っています。

　医師の立場となって初めてわかったことですが、患者さんの待ち時間をできるだけ少なくしようとすると、つい患者さんとの話の時間を遮ったり、説明を簡略化したくなる気持ちがすごくわかります。ただそれでも私は当院に来院された患者さん1人1人が、持っている疑問点や症状に対して納得いただける環境を整備したい、スタッフとチーム一丸となって遂行していきたいと思っています。そのためには医療技術のさらなる研鑽はもちろんのこと、チーム一丸となってのサービス向上が欠かせないと思っています。考えるだけではなく日々実践あるのみです。一度きりの人生、悔いなく、新しいことにチャレンジし続けるクリニックであり続けたいと思っています。

　東日本大震災という未曾有の事態に直面し、社会の荒廃が日々報道され、経済の停滞が長らく指摘され、すでに人口が減少に転じているわが国日本。今後の活力ある日本を取り戻すためには、日本人としての誇りを持ち、子供たちを初め我々がもっと未来に希望が持てる社会が必要だと思います。そのためには、とっても小さなことですが、地域の健康を維持し、サポートすることが、1人の耳鼻咽喉科医としてできる、愛する母国日本への最大の貢献と考えています。

　私たちが今診察している子供たちが将来社会にでて立派に貢献することを夢見て。
　そして日本という国が再び輝きを取り戻す日が来ることを切に信じて。

医療法人梅華会耳鼻咽喉科グループ　理事長　梅岡　比俊

うめじび pearls
"想い"の明確化

　先生方でそれぞれクリニックへの想いは異なり、開業動機も様々だと思います。

　自らの土台となるビジョンを明確にして、それに沿って行動を起こすことでモチベーションが生まれ、より明確な目標に向かって突き進んでいけ

1 他院との差別化──小児をメインとした耳鼻咽喉科経営スタイル

るのではないでしょうか。

　私がガツンと刺激を受けたのが『7つの習慣』という本でした。フランクリン・R/コヴィー博士の世界的名著ですが、そのなかに自身のミッションステートメントを描くという課題があります。それはいわば自分にとって人生の目的を書き記すといった作業ですが、簡単なことではありません。

　大きな家に住む

　セミリタイアを成す

　時計をコレクトする

　そういったうわべだけの目的ではありません。

　人生における目的です。

　コヴィー博士によるとそこには社会への貢献の気持ちが入ることがよりモチベーションを高める要因になると語っています。

　自分が年老いて亡くなったときに一体どういった弔辞を子供から、親友から読んでほしいのか？

　そういった内容でした。当時の私には漠然と開業の目的はあったものの、コンパスも地図も持たず茫洋と大海原をさまよう難破船のようだったと思います。

　そこで自らの原点を振り返り、

　一体自分のしたいことはなんなのか

　それがかなったときの感情はどんなものだろうか

　といった、あいまいな目的をよりしっかりとイメージに焼き付けるようにしました。そうした"想い"はもちろん身近にいるスタッフには常に申し伝えています。

1-3 小児のお母さま、お父さまにも喜んでいただくことがとっても大事

われわれにとっての成果は何か？

成果を図る指標（数値）が無くなると自分たちのやり方を変えなくなってしまう。
自分たちのやり方を肯定してしまう。
売り上げなどの成果指標があるおかげで仕事の改善ができる。
仕事を評価する指標があるおかげで経営はうまくいく。
使命を実現することができる。
どこまでできていて、どこまで行えば良いのか？　がわかりやすくなる。

あなたのクリニックの成果は何か？

　たとえお子さんたちが満足していても親御さんたちが不満に思っていては本末転倒です。すぐに他院へ転院されてしまいます。お子さんの満足を高めるための努力を行うだけでは不十分です。お子さんの満足度を高めることはとても大事ではありますが、それと同時に非常に大事なことはご両親にも満足していただくことです。
　子供が1人で通院するわけではありませんから、そうでなければ成果があがりません。
ドラッカーも成果が上がらなければその活動は意味がないと言っています。

　「ドラッカーの『成果』は単に『成果＝売り上げ、利益』ではない『成果＝価値を生み出すこと』だ」と解釈しているビジネス本もありますが、半分正解で半分間違いです。

　やはり数値（報酬など）がないと本当にその活動がうまくいったのかどうかがわからず、その活動の成果を図ることができません。

1 他院との差別化──小児をメインとした耳鼻咽喉科経営スタイル

なお、ドラッカーは努力しただけでは単に賞賛の対象となるだけで、報酬とはなりえない、そのことを理解している経営者は少ないと語っています。

> 「人間は貢献によってのみ報酬をうる。たんなる努力そのものは賞賛の対象となるにすぎない。」
> （『明日を経営するもの』より───日本経営出版会刊）

成果には「定性的成果」（対象の質的な側面に注目した成果）と「定量的成果」（対象の量的な側面に注目した成果）の2つがあります。

この2つの成果を明確にしなくてはなりません。定量的成果については利益や売り上げなど、その達成度合いを数値で測定します。これは顧問の会計士さんや税理士さんが得意とするところです。定性的成果は質的成果なので、「患者さんの笑顔が増えた」「スタッフが生き生きと働きだした」など抽象的で利益、売り上げのように正確に数値化することがそのままでは困難です。そこで顧客満足度などの指標を用い、成果達成度合いをなるべく数値化して測定します。

ここでお勧めの本があります。

『顧客ロイヤルティを知る『究極の質問』」（フレッド・ライクヘルド著、堀新太郎訳、武田ランダムハウスジャパン刊）という本です。

この本で述べられている顧客満足度の指標の測定方法は、

顧客満足度を測定する際に0点～10点までの採点法を行う（当然0点が一番悪い）。
9、10点をつけた顧客を「推奨者」とする。
7、8点をつけた顧客を「中立者」とする。
0～6点をつけた顧客を「批判者」とする。
上記推奨者の割合（％）から批判者の割合（％）を差し引いた数字を「推奨者の正味比率（NPS ネット・プロモーター・スコア）」として指標とします。

ちなみにアメリカ企業の平均NPSは10%に満たないようです。

なおNPSの上位企業は1位がUSAAで82％、2位はホームバンクとハーレーダビッドソンで81％、4位はコストコ79％、5位はアマゾン・ドットコム73％（以下の順位は略）となっています。

（『顧客ロイヤルティを知る『究極の質問』」（フレッド・ライクヘルド著、堀新太郎訳、武田ランダムハウスジャパン刊、p.44 より）

顧客満足度が極めて高い企業は NPS が 50％を超えています。

逆にマイナスとなる場合もあります。

ただし、「顧客ロイヤルティを知る『究極の質問』」によると日本で NPS を測定した場合、日本人のあいまいな癖で平均点（5点）をつけたがる人が多いためか、それとも違う理由なのか現在のところ原因不明ですが、アメリカよりも大幅に悪い結果が出るようです。

この測定法は顧客が企業に対して、相当シビアに判断している現実を否応無しに企業側に突きつけます。表題の通り、まさに究極の質問です。

さらに詳しい分析などをお知りになりたい方は本書をぜひ購入して読んでみてください。

さて、診療においてすべての患者さんの満足度を高めるために大事なことは、当たり前なことではありますが、「診療時の患者さんとの十分な対話」です。当院でも開院当初からその部分には最大限の配慮と努力を行ってきました。

私は耳鼻咽喉科医師なので診察時に処置の時間が必要となります。ですが患者さんとの会話を優先するために、処置をしながら会話を行っています。いわば「ながら診療」です。スタッフに計測してもらったところ、私の場合は、患者さん1人に対してカルテ記入時間も入れた診察時間の平均で約7、8割の時間が患者さんとの会話にあてられていました。

それでも多忙な外来で1人1人に時間をかけて、患者さんがしっかりと理解・納得されるまでじっくり説明することはとても困難です。特に患者さんが多くなる繁忙期はなおさらです。患者さんにきちんと説明したい、しかし時間がない———そこで短時間で満足度を高めるツールとして、まずは自院で作成した病気の解説書を渡すようにしています（写真③）。

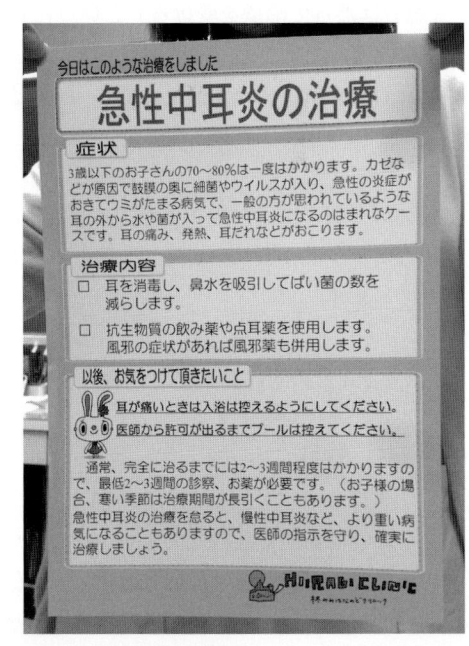

写真③■病気の解説書

1-3 小児のお母さま、お父さまにも喜んでいただくことがとっても大事

> 「仕事を生産的なものにする最後の段階が、ツールを使うことである。」
>
> (「マネジメント—課題・責任・実践（上）」より―――ダイヤモンド社刊)

また、ドラッカーは「仕事においては時間を大事にせよ」と各書で何度も述べています。

> 「**成果をあげる者は、時間が制約要因であることを知っている。あらゆるプロセスにおいて、成果の限界を規定するものは最も欠乏した資源である。それが時間である。**」
>
> (「経営者の条件」より―――ダイヤモンド社刊)

1つ1つの病気について医師自らが一から説明していてはとても診療が回りません。かといってこの部分をおろそかにしてしまうことはクリニック経営にとって致命的です。

しかし自分が診療中に病気について語る内容と同じ解説書を患者さんに渡すことで、診療時間を超過させることなく、他の仕事に労働の意識を高めることができます。

「患者は黙って治療を受けろ」という古式ゆかしいスタイルは今の時代ではいかに名医であろうとも、もはや通用致しません。

悪評は Twitter や mixi、Facebook など SNS を介してあっという間に伝播していくことになります。

前述の「顧客ロイヤルティを知る『究極の質問』」でも、クチコミにおいては、否定的なコメント1件について、3件から10件の肯定的コメントが相殺されると述べられています。

「患者さんとの対話」というこの重要な部分での手抜きはクリニック経営の未来を揺るがすことになります。

説明書はなるべく医師が自ら作り上げましょう。よく MR さんから配布される出来合いの物は綺麗で無料で大変助かるのですが、他院でも同じリーフレットを使用しているので、患者さんの反応も薄く、差別化とはなりません。もちろん各製薬会社さん制作のツールは、その道の権威ある方々が作り上げた物ですので、中身はとても立派で、完璧です。しかし権威ある先生方が監修されたためか、若干マニアックで、一

般の方向けにしては解説文が長すぎるリーフレットが多いうえ、治療方針や内容については医者によって考えが違うことも多々あるため、普段あなたが患者さんに話していることと微妙に違うことも、少なからずあります。これでは患者さんも戸惑います（多くの患者さんは権威ある先生が監修されたリーフレットの内容の方を信じます。苦笑）。

またどこの医院に行っても全く同じ説明書をもらうのでは、あなた自身やクリニックのオリジナリティはゼロということになり、インパクトは非常に弱くなってしまい、数あるクリニックの中に埋没してしまいます（ブランディングの失敗につながります）。

やはり自分の言葉で、あなたが診療時に語るような内容で、大きな文字の簡潔な解説書を作りあげましょう。「あの内容も入れなくては、この内容も入れなくては」と欲張って小さな字でだらだら書いたものを渡しても、あなたの自己満足にしかならず、患者さんには喜ばれません。権威ぶって難解な用語を入れてはいけません。漢字もなるべく少なく、英語はダメです。一般の方には短く簡潔に書いたものでない限り、なかなか読んでいただけません。

ここで手を抜いてはいけません。作業は大変ですが、暇な時期にコツコツ作るしか手はありません。しかし1度作り上げれば当分使用できるので、ここはがんばって作りあげましょう（ただし、医療の進歩に合わせ、数年に1度マイナーチェンジが必要です）。

また自院のコピー機でモノクロ印刷したものも、読み手の気をそぎます。印刷文字にもこだわり明朝体はやめましょう。丸文字タイプでやや太文字がお勧めです。

今はインターネットを通じて印刷会社に依頼すれば、上質紙に印刷されたカラーで綺麗な解説書が自院のコピー機とほとんど変わらない安価な費用で制作することができます（ただし一括である程度の量の注文が必要）。

外注にすればその分、事務スタッフの労働が他のことへ集約できます。一石二鳥です。

制作が面倒だからといって他院の制作した説明文をホームページなどから無断でコピーするのもやめましょう。大変遺憾ではありますが、当院でも先日、私が苦労して作り上げてホームページにアップした病気の説明文が、当院近くのとある新規開業クリニックのホームページに一字一句の違いもなく、丸ごと無断盗用される事件が起き

1-3 小児のお母さま、お父さまにも喜んでいただくことがとっても大事

ました。

　さすがにこれは犯罪行為ですし、苦労して制作された先生に大変失礼ですので、皆様も盗作はやめてあくまでオリジナルで作成しましょう。

　もちろんせっかく作り上げたオリジナルの説明書も患者さんにただ渡すだけでは意味がありません。苦労してわざわざ制作した解説書もちゃんと読まれる患者さんは実は半数にも届きません。これが現実です。

　当院でも「中耳炎は耳に水が入ることで発症する訳ではない」と書いてある解説書を前回渡したばかりなのに「昨日お風呂で水が耳に入ったけど、また中耳炎になりませんか？」と質問を受け「何だ、全然読んでないのか」と非常にがっかりさせられることがたびたびあります。

　そこで解説書をただ渡すだけではなく、きちんと看護師を含めたスタッフから数分時間をかけて、患者さんへ直接病気の説明をするようにしました。しかし繁忙時や急にスタッフが休んだ時は他の仕事に追われて肝心な説明がおろそかとなり、患者さんへの十分な説明を安定して行うことができません。そこで、クレドメディカル社代表の志賀嘉典氏がセミナーで提案されていたiPadを用いた病気の動画解説を自院の病気の解説書を参考に制作し、診療後の患者さんに供覧することとしました（写真④）。

　1つの疾患でおよそ5分程度の説明時間となります。それ以上長いと逆に患者さんの集中力がなくなり、真剣に観ていただけなくなる可能性が高くなります（特に小さなお子さんがいる母親など）。

　iPadを用いた病気の解説は患者さんにとってインパクトがあり、かなり真剣に動画解説を見ていただけるようになりました。

　またスタッフが忙しく、患者さんに十分説明を割く時間がなくとも、動画解説を観ていただくことで、患者さんへの十分な説明が済み、病気に対して理解していただけることとなりました。

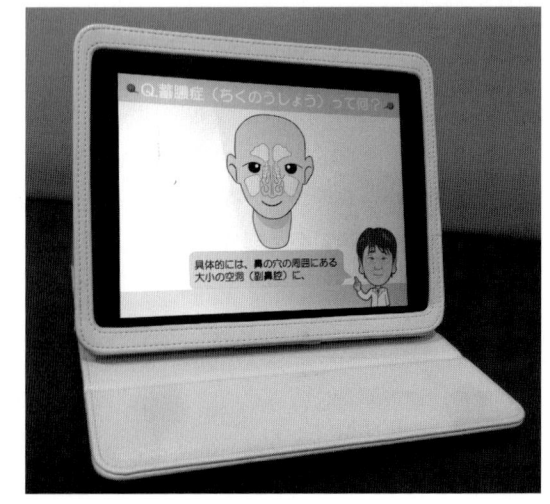

写真④ ■ iPadによる動画解説

難点としては、患者さんがボーッとして画面を観ていると、病気の説明を全く受けていないのと大差がなくなることです。防止策として iPad を流している時はなるべく看護師が側について時々口頭でも説明するようにしています。また動画が終わったときに「観ていただいた中で何かよくわからなかった点や質問等はありませんか？」と患者さんに必ず聞くようにしています。よくわからなかったのでもう１度観たいといわれた方には再度動画を観ていただきます。なお、同じ説明動画でも高齢者向けにはスローバージョンも制作してあります。

　iPad の動画は Microsoft の PowerPoint などを用いれば簡単に作成できますが、こちらもコツコツ作る必要性があります。これは PC が得意なスタッフと共に作れば医師の負担は軽減されます。
　最近では高校、大学、専門学校において Microsoft Office の操作法や動画制作などをしっかり学んだ IT リテラシー（IT［情報技術］を使いこなす能力）の高い新卒の方が増えてきました。
　こういった人材を積極的に採用することで、院内の IT に関する部分は院長自らがその作業を行わなくとも、スタッフが積極的に行ってくれます。当院では看護師を含めて常勤スタッフは皆 IT に強い方ばかりでずいぶん助かっています。

　PC が得意なスタッフがいないクリニックは残念ですが諦めて、あなた自身でがんばって作りましょう。今後はそうならないようにある程度 PC が扱える職員を雇用していきましょう。これからの時代、ただ愛想が良い、笑顔が可愛いだけの理由で IT リテラシーの低い人材をクリニックのスタッフとしては雇用することは NG であると私は考えます。
　なお、当院の場合医療事務員に関しては、自宅に PC が無い方や、スマートフォンを使用しない方、SNS やブログを書いた経験のない方などは基本的に採用しません。

> 「コンピューター・リテラシーをもたないならば、社員からの敬意を期待してはならない。彼らにとっては日常のことである。上司がコンピューター・リテラシーをもつことを当然とする。」
> （「ネクスト・ソサエティ」より―――ダイヤモンド社刊）

　しかし、上記の取り組みだけでは通院される患者さんの満足度はまだまだあがりません。解説書を作り上げて手渡すこと、さらにスタッフからの直接の説明、iPad での動画の説明だけでは患者さんも十分ご自分やご家族の病気を理解されるわけではあ

りません。

　そこで、さらに当院では待合室では電子ポスター（サムソン製）（写真⑤）、中待合室、ネブライザー室ではTVモニターを用いたパワーポイントでの病気の説明も常時行っています。開院後しばらくは病気の説明や医院の情報をPCで作成し、プリント後ラミネートして待合室のあちこちに貼っていたのですが、だんだんとその数が多くなり、貼る場所が無くなってきたうえ、どれが大事な情報かわからなくなってきて、さらに患者さんからも「張り紙が多くて医院の情報がわかりにくい」という指摘も受けるようになってきました。すっきりさせる手はないかと考えていたときに新聞の広告で知ったのが上記の手法です。金額的にPC 2台程度の費用とTVモニター代だけですので、トータルで20～30万円程度です（配線工事、設置費用代は除く）。

　病気に関する説明文を作る手間はかかりますが、当院の場合は、既に基本的な文章はすでに解説書作成の時に作り上げているので、一部の修正で済みます。ただし、サムソン製の電子ポスターはソフトの扱いが煩雑なので、近々Microsoft PowerPointでツール作成が簡単なシャープ製の電子看板システムに切り替える予定です。

　オリジナルの解説書作成と、その解説書を渡してさらに理解を深めてもらうためのスタッフからの丁寧な説明、iPadによる動画の説明、そして待合室の複数のモニターで流す病気の説明———と、さすがにここまで行えば、患者さんの病気に対する疑問点や心配な点はほぼ消失しますので、患者さんの満足度も高まります（院内の張り紙が激減し、すっきりするという効果もあります）。

　TVモニターに病院の情報を流すことを代行する業者さんもありますが、1カ月の費用がとても高い上、1つツールを作成してもらうだけでもいくらかの費用を請求されますのであまりお勧めできません。自分やスタッフが制作する方がは

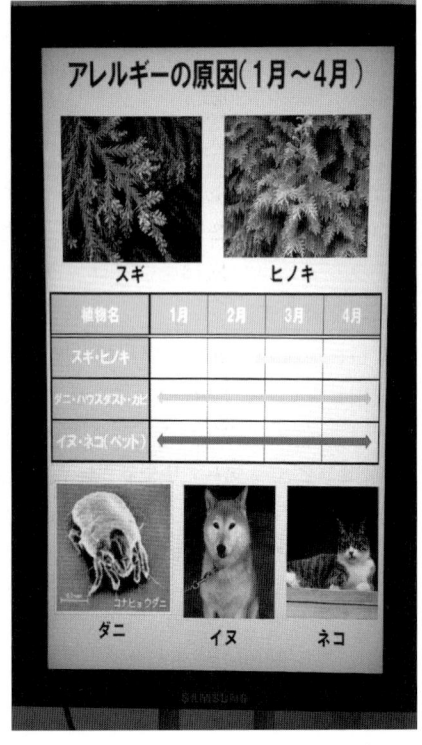

写真⑤ ■ 電子ポスター（サムソン製）

るかに安い上、スタッフのITリテラシーの強化にも役立ちます。

　病院に初めて来院した場合、患者さんは病気に対する不安だけでなく、その医院独自の決まりごとなどに対して大変不安に感じていることが多々あります。当院の場合は開院当初から電話予約システム（後にネット予約も導入）を導入しているので、ご年配の方をはじめとして、受診の際に戸惑いを感じる方が少なからずいらっしゃいました。
　また、待合室で待っている時、具合がひどく悪いのに周囲の患者さんに遠慮して、自分の番がくるまでじっと診察順を待つ方もいらっしゃいました。ほかにキッズルームで度を超して騒ぐお子さんがいても親御さんが注意しないというケースもありました。こういったケースの解決策をずっと考えていたのですが、ゆうちょ銀行に行った時、窓口の前に案内係がいることに気づきました。意識してみるようになると、他の銀行でもある程度大きな店舗では同じようにこちら側（カウンターの手前側）に数人の案内係役の人がいることに初めて気がつきました。

　当院でも同じように受付窓口、カウンターの内側だけにスタッフを配置するのではなく、患者さんのいらっしゃる待合室側（カウンターの向こう側）に1人スタッフを配置すれば、初診の患者さんを戸惑わせることなく、スムーズな初診時受付や問診表の記入のお手伝い、携帯電話への予約方法の登録を行ったり、さらには具合の悪い患者さんをこちらから事前に察して、お声がけをして、優先的に診察を行ったり、キッズルームのお子さんたちへの安全への気配りや散乱した雑誌の片付け、フロアの掃除、その他患者さんとのコミュニケーションetc……に役立つのでは？　と考えました。
　そこで、当院の中で気配りのできるスタッフを1、2名抜擢し、柊みみはなのどクリニックの「コンシェルジュ」として患者さんの待合室側（受付カウンターの向こう側）に常時配置することにしました（写真⑥）。
　コンシェルジュは医師、もしくは看護師と患者さんを直接結ぶクリニックにとっても患者さんにとっても重要な職種です。
　担当者にはある程度の経験とコミュニケーション力が問われます。
　なお、コンシェルジュ向きのスタッフは訓練よりもどちらかというと本人の資質です。向き不向きがあります。

　この取り組みは患者さんの満足度をさらに高めることとなり、大成功でした。
　1人分余分に人件費がかかるので、経費を気にされる院長先生には不向きですが、長い目で見るとクリニックにとってはプラスだと私は思います。患者さんの満足度を高めるためには、常に患者さんと接してクリニックや病気の情報を提供したり、患者

1-3　小児のお母さま、お父さまにも喜んでいただくことがとっても大事

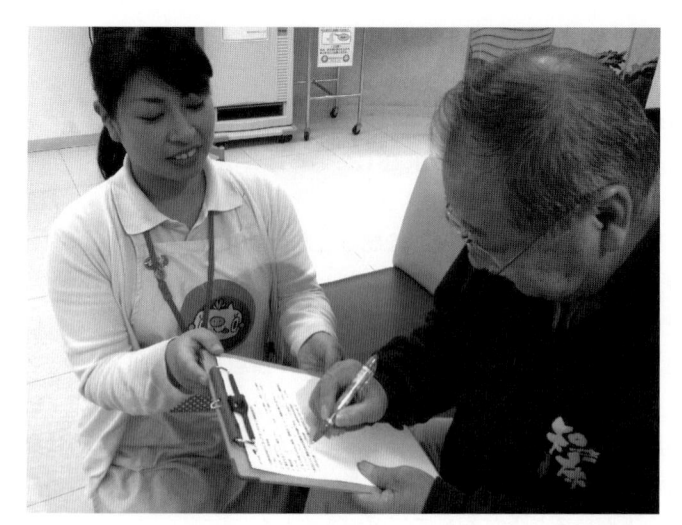

1 他院との差別化——小児をメインとした耳鼻咽喉科経営スタイル

写真⑥ ■ コンシェルジュの仕事風景

さんの話を聞いて現在の体調など顧客情報や当院への改善要望などあらたなる欲求を知ることが重要となります。ですので、このコンシェルジュ制度は顧客満足度を高める方法としてかなり有効だと思います。

> 「顧客と市場を知っているのはただ1人、顧客本人である。したがって顧客に聞き、顧客を見、顧客の行動を理解して初めて、顧客は誰であり、彼らが何を行い、いかに買い、いかに使い、何を期待し、何に価値を見出しているかを知ることができる。」
> (「創造する経営者」より———ダイヤモンド社刊)

少なくとも当院では成功しましたし、顧客満足度が高いと言われている亀田総合病院にも（当院とは役割が少し異なりますが）コンシェルジュがいます。また、同じく顧客満足度が高いと言われていた耳鼻咽喉科の藤原ENTクリニック（残念ながら2012年で閉院された）にもコンシェルジュが存在していました。
　ちなみにこのコンシェルジュを行っているスタッフは後述する患者さんからのスタッフへの投票の際に常に上位にランクされますので、やはり患者さんにとって親しみやすい存在となるようです。

　当院では患者さんに向けてなるべく多くの情報を発信することを心がけています。ホームページの新着情報を更新して、休診日などをお知らせすることはもちろんですが、その他、当院発信のメールの受診を希望設定されている方に年に最低4、5回様々

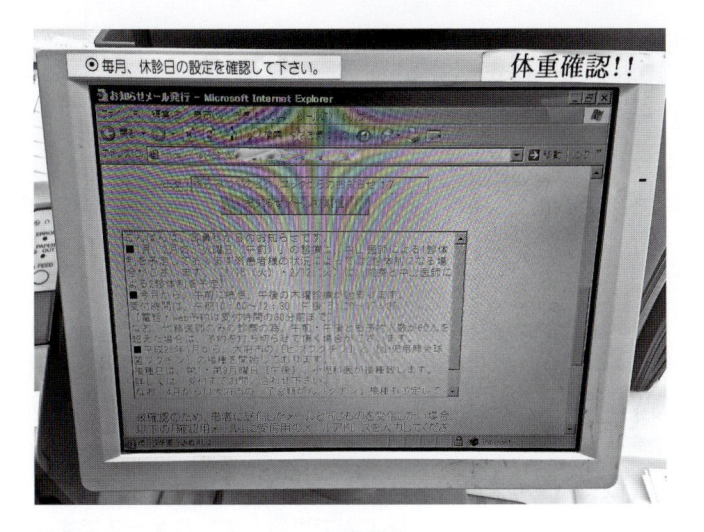

写真⑦ ■ アイアコスのメール配信機能

な情報を発信させていただいています（臨時休診やインフルエンザの予防接種の予約開始日など）（写真⑦）。

　予約システムの機種の中にはメール配信ができるものがいくつかありますが、当院で使用しているアイアコス社製の「受け付けテルミー」にはこの機能が付いており、大変重宝しています。他社製品の予約システムでもメール配信ができる物がありますが、予約登録した方全てへ一斉発信となるため、メール配信を望んでいない方にも配信されてしまい、逆にスパムメール扱いで嫌がられることになるため、ちょっと不都合です。
　「受け付けテルミー」は初診の方でも電話やネット予約ができることは大変便利でして、当院の患者さんの満足度を高める優れたツールとなっています。ただし、システム導入費用が150万円超と、値段が高いのが難点です（最近は安価なバージョンも発売されたようです）。

・

　最近の新規開業クリニックでホームページが無いところはさすがにほぼゼロだと思われますが、ブログを開設しているクリニックはまだまだ少数です。
　そんなの開設していったい何の役に立つの？　と否定的な方も多いのですが、ブログがないと様々な点で大きな損をしてしまいます。
　ブログを開設して様々な情報を書き込み、更新することによって、常に患者さんの注目を集めることができます。たとえ近くに新規競合医院ができたとしても、自院が

忘れ去られることはなく、継続して来院していただくことが可能です。
　アメブロ、FC2、BIGLOBEなど数多くのブログは開設が無料ですので、ぜひ積極的に開設していただきたいですね（当院はアメブロです）。

　近くに競合医院ができるとムキになって、あわてて野立て看板を多く設置するクリニックをしばしば見かけますが、まったくもって無駄な経費です（自分のテリトリーに入ってきたよそ犬に敵対して、自らの存在を誇示するために、電柱におしっこをかけまくる犬みたいです———失礼！）。広告業者と立て看板設置場所の地主が喜ぶだけで、高い経費の割に効果はほぼゼロです。新規開業の場合なら立て看板も有効ですが、既存の開業医にとって野立て看板の増設は無意味です。これは間違った対策方法ですね。

　ブログの運営でありがちなのは院長1人で更新しているケースです。これでは情報は偏ってしまい読者は限られます（内容が偏るだけならまだしも、ついつい過激に自らの変な思想を披露してしまって、ドン引きされるケースも珍しくありません。逆効果となってしまう危険性があります）。
　これでは注目度は下がる一方です。なるべく多くのスタッフに交代でこまめに書き込んでもらいましょう。その方が院長自身も楽ですし、読者（患者さん）も飽きません。
　更新は最低1週間に1、2回は行いましょう。可能であれば、毎日の更新が理想です。

　スタッフたちがクリニックの忘年会、社員旅行をブログに楽しそうに書き込むことで「このクリニックで働くと楽しそう」と好感度もアップするため、スタッフ募集の際にも応募は増え、良い人材が集まりやすくなります。患者さんからの注目を浴び、好感度が上がるばかりでなく、スタッフ募集の際にも有利に展開するのでブログ開設は決してクリニックにとって損にはなりません。
　ただし繰り返しますが、院長1人で書くことになると、日記を書くことが苦にならない方以外の方にとっては、とってもしんどい作業となる可能性が高いので、そこだけはご注意ください。

　さらにこれはまだ活用しているクリニックはかなり少ないと思われますが、当院ではFacebookとTwitterで常につぶやいています（本書で共著している梅岡先生も導入されています）（写真⑧）。
　最近ではLINE＠の使用も開始しています。

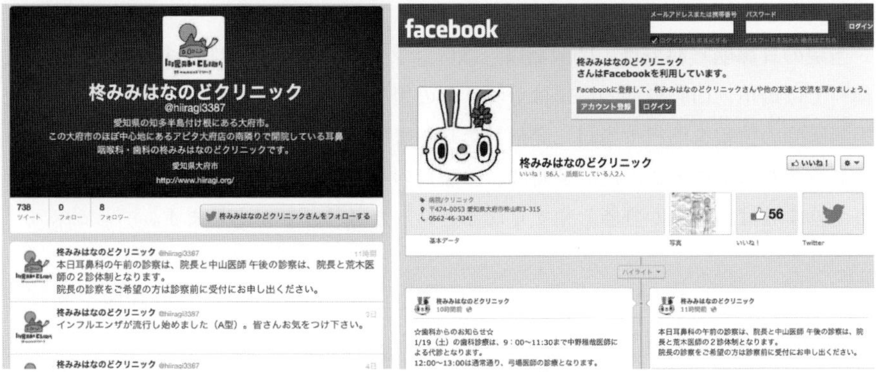

写真⑧ ■ 当クリニックのTwitter画面（左）, Facebook画面（右）

　ブログはまだしも、本当にそんなのが役に立つのか？　と疑問視される先生はかなり多いと思われます。
　しかし、20代の方でTwitterやmixiを使用していない人は少数派です。開業医は40代でもまだ若い部類でして、多くの開業医はさらにそれ以上の年齢でしょう。そういった方々にとってはSNSなどあまり利用されてないでしょうし、興味も無いでしょう。
　しかし若い世代では友達同士でコミュニケーションをとるために使用することが当たり前となっているのです（Facebookはmixiや Twitter利用者より10歳以上離れた年齢層の方々の間で急速に広がっているようですが）。

　先日、アメリカのsalesforce.com（クラウドコンピューティング大手）本社で聞いた話ですが、アメリカではネット検索に費やす時間はここ数年ではほとんど伸びておらず、逆にSNSに費やす時間が1人当たり平均2時間超となっていて、大幅に増えているそうです。もはやSNSを無視してはビジネスの世界では通用しなくなってきています。もちろんこれはクリニック経営にも当てはまります。

　今後はSNSを通した患者さんとのつながりが大事となってくると思われます。とは言っても、ただ院長が「暇だ～」とか「つまんね～」とつぶやくだけでは、人気芸能人ではないので誰もフォローしてくれません（笑）。
　具体的にどう活用すればよいかというと、当院の場合、急な担当医師の変更、診療時間の変更、休診日の発表……それ以外には例えば、台風が近づいている時など、そのまま診察を行うのか、それともすぐに診察時間を切り上げて終了するのかを台風の動きに合わせてこまめに更新しています。

1 他院との差別化──小児をメインとした耳鼻咽喉科経営スタイル

　当院の耳鼻咽喉科では、閑散期以外は医師2人による2診体制を行っていますし、歯科では矯正、口腔外科の日にはそれぞれの担当専門医が来ますので、その時の外来担当医師の情報を前日や当日に発信したりします。
　こうすれば、患者さんは診療時間、診療日の変更や担当医師の名前などを見て、どう受診すれば良いのか判断しやすくなるといったメリットがあります。

　さらにホームページではシステム上、頻回な更新を行いにくい画像や動画をFacebookに掲載したりしています。(写真⑨)
　お子さんが描いてきてくれた絵や当院オリジナルのキャラクターの塗り絵作品を掲載したり、キッズクラブ向けのイベントの様子（マジック、人形劇）、バルーンアートでの犬の作り方などの動画、こういったものを掲載して、ほぼ毎日更新しています。お子さんや親御さんはお子さんの作品がFacebookに掲載されるとすごく喜んで、「いいね」を押してくれます（笑）。
　※お子さんの名前を公開して欲しくない場合は名前を掲載せず、作品のみの公開としています。

　なるべくお子さん、親御さんに喜んでいただきたいので、お子さんの作品はすぐにデジカメで撮影したり、スキャナーで読み込んで可能な限り当日にアップできるようにしています（もちろん作品そのものは院内に掲示します）。
　Facebookで公開すれば、たとえ当院をしばらく受診しなくとも、自分の作品がちゃ

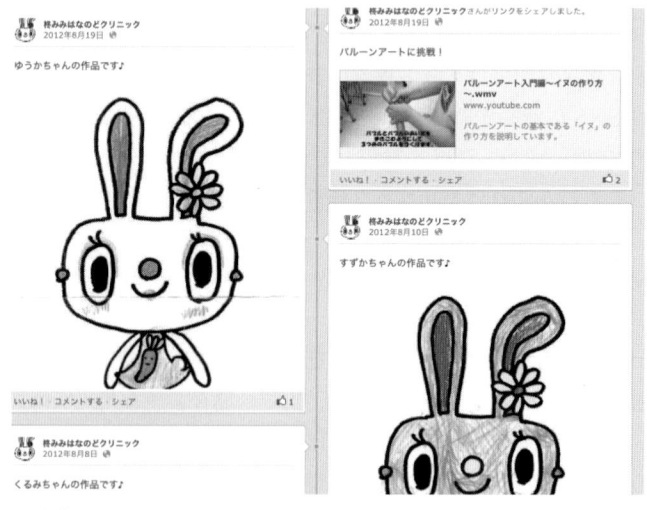

写真⑨ ■ Facebookに掲載したぬり絵や動画

んと掲示されたことが患者さんにわかりますし、クリニック内がお子さんのぬり絵作品であふれてやむを得ず撤去となっても、Facebook 内では常に消えることなく公開されているので、クリニック内はごちゃごちゃしません。

　ちなみに SNS はブログとも連動させています。ブログに書き込むと連動して Twitter に、さらに連動して Facebook にも書き込みが掲載される仕組みとなっています。当院のブログはアメブロですので、実は Facebook とは相性が良くありません。アメブロと相性が良いのは Twitter なので、アメブロの内容をまずは相性が良い Twitter に連動させ、その後に Twitter と相性が良い Facebook に連動させるという方法をとっています。
　この方法によって、患者さんは SNS を通してブログの情報もキャッチできます。

　ホームページの情報更新は患者さんにとっていちいちホームページにアクセスしないと最新の情報はつかめませんし RSS（「Rich Site Summary リッチ・サイト・サマリー」の略で、実際の Web サイトを見なくても RSS の情報を取得すれば、更新されたかどうかがわかるという仕組み）の登録をしていなければいつ更新したかはなかなかわかり難いものです。ただし、SNS は新たにつぶやくことで、すぐに携帯電話などに新しいつぶやきが受信され、クリニックの新規情報に気づきやすくなっていますので、先に述べたように、台風が近づいてきて刻々と状況が変化する時など、そのまま診察を行うのか、それともすぐに診察時間を切り上げて終了するのかを台風の動きに合わせてこまめに更新することができます。

　これによって患者さんも自らがいちいちクリニックに電話で問い合わせをするという煩雑さがなくなり、どう受診すれば良いのかを容易に判断しやすいといったメリットがあります。SNS はこのようにホームページに比べてこまめな情報発信・収集が可能なので、取り入れる価値は大きいと思われます。また万が一、阪神・淡路大震災、東日本大震災の時のような大規模な災害が起きた時には緊急連絡手段としてスタッフ同士で連絡をとるツールとしても使えます。

　なお、設定方法によってはブログも SNS も患者さんからのメッセージや要望、時に苦情を直接聞くことができる重要なツールにもなります。ドラッカーは常に顧客の声を聞きなさいと述べています。

「顧客が価値と考えるものはあまりに複雑であって、彼らだけがこたえられるもの

1-3 小児のお母さま、お父さまにも喜んでいただくことがとっても大事

である。マネジメントは、憶測しようとしてはならない。常に顧客のところへ行って、答えを求めるという作業を系統的に行わなければならない。」

（「現代の経営（上）」より―――ダイヤモンド社刊）

「上得意の顧客に対し、わが社は他社にできないどのようなよい仕事をしているかを聞かなければならない。顧客は常に答えを知っているわけではない。しかし、いかにとりとめのない答えであったとしても、どこに正しい答えを見つけるべきかは明らかになる。」

（「創造する経営者」より―――ダイヤモンド社刊）

これらはそのツールとして活用できます。ですから、企業は最近こぞってSNSを行っているのです。自院のマーケティング（顧客の欲求を知り、消費、利用してもらえるような満足を与えること）とイノベーション（顧客の新しい欲求に答え、満足を与える製品やサービスを創造すること）のためにぜひ活用してください。ただし、使用法を間違えると「ブログ炎上」にもなりかねませんので、取り扱いには十分ご注意ください（笑）。

「10年あるいは15年後には、コンピュータではなく情報を使うことが当たり前になっていなければならない。今日のところ、そこまでいっている者はごくわずかである。」

（「ネクスト・ソサエティ」より―――ダイヤモンド社刊）

当院ではこのように様々なハードやソフトを通じて患者さんの満足度を高める努力を常日頃行っています。

よく高級ホテルのような接遇を主として力を入れれば、満足度が上がると思われているクリニックやそれを推奨する医療関係向けのサービス業者がありますが、それは間違っていると私は思います。

そもそもクリニックと高級ホテルでは行う内容が違いすぎますし、客層も1人当たりの単価も違いすぎます。よく顧客満足度を高めるお手本にされるのが、「リッツ・カールトン」ホテルです。確かに理念は素晴らしいのですが、たった1泊で5万も6万も請求するのですから、それぐらいのサービスは当たり前では？　と私は思います。

1人当たりの単価が高い自費の美容外科クリニックやインプラントや矯正がメインの歯科クリニック、また六〇木ヒルズなどに住む富裕層の外人向けの専用クリニック

には高級ホテルのような接客・接遇が良いかもしれませんが、町医者にはミスマッチと私は考えました。

　そこで私が当院にふさわしい接遇は何かと考えました。そして行き着いたのが「スターバックス」の接客・接遇でした。美味しいコーヒーを提供するだけでなくフレンドリーな接客、多くの客が来てもあわてることなく、豊富なコーヒーなどの知識を貯え、客に正しい言葉使いで応対するスタッフ達、ある程度自由でありながら、それでいて整った服装や髪型。多くの店舗があるにもかかわらず、統一され、洗練されたコンセプト。長時間過ごしたくなるリラックスした空間。ハワード・シュルツCEOが生み出したこのコーヒーショップに世界中が熱狂したように私も強く惹かれました。そのためこのスターバックスの世界観を私のクリニックの目標としました。

　この世界観をうまく当院に入れることができれば、当院の満足度をさらに高めることができる———
　そこで始めたのが柊みみはなのどクリニックの

「スターバックス化計画」です。

　まずはその素晴らしい接遇を行うスタッフの育成法、昇格制度、賃金制度など色々と知りたいことが多いのですが、以前スターバックスで働いた経験のあるスタッフも当院スタッフおよびその周囲にはおらず、ノウハウを入手することは困難です。
　やむを得ないので、まずは見た目から入ります。
　今まで、当院の制服は他のクリニックと同様、医療事務員も歯科助手も歯科衛生士も看護師も皆同じナース服でした（※看護師と医療事務員、歯科助手のユニフォームの色分けは行っていました）。ですが、これを廃止して、看護師と歯科衛生士以外は私服プラス当院オリジナルのエプロンとしました（写真⑩）。

　一般的なクリニックで使用されているナース服は
1. 皆同じ制服のため、統一感がある。
2. 同じところに発注するので注文が楽。
3. 医療従事者らしい装いで清潔感がある。
　等のメリットはありますが、デメリットとして、
　1はスタッフの体に合わせてサイズがかなり異なり（少なくともS、M、Lのサイズは必要ですし、ときにLLの方もいます）、それぞれを複数用意しないといけません。当院ではさらに看護師と医療事務員用は制服の色が違いますので、さらに倍の制服を

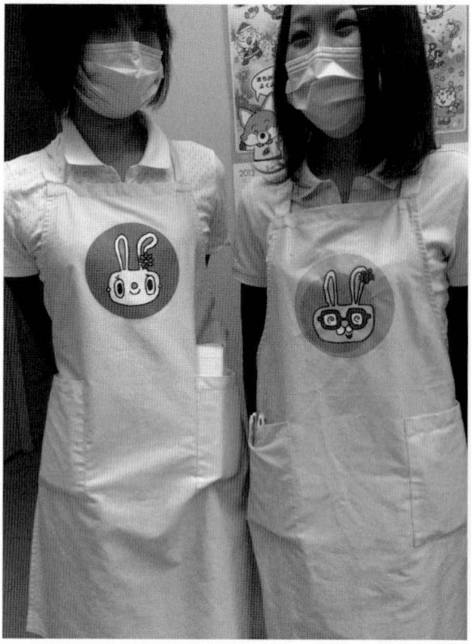

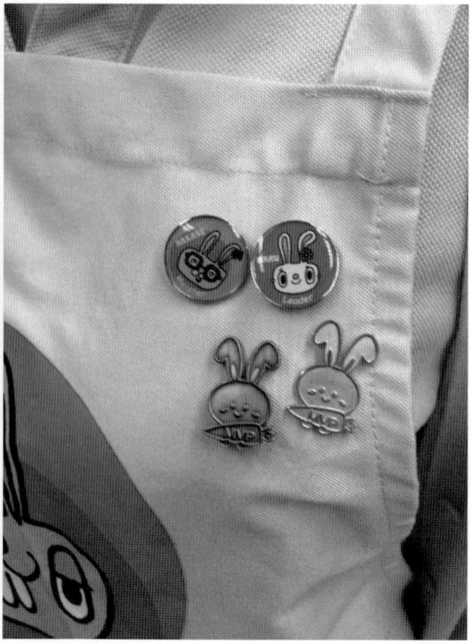

写真⑩ ■ 私服に装用したオリジナルエプロン（左），
　　　　オリジナルエプロンにつけた階級章（右）

ストックしておく必要がありました。過去、採用しても2、3日出勤後、突然無断欠勤となりそのまま連絡が取れなくなる方がいて、制服が2着回収不可能となることがありました。1着5千円前後するので、1万円の損害です。

　私服ではないため、制服を丁寧に扱ってくれないスタッフも中にはいて、破損の度に買い替えも必要となります。破損はしなくとも、経年劣化するので結局買い替えのユニフォームが多いと注文作業が頻回となります。私立病院のように入社したスタッフに制服購入を義務づけるという方法もありますが、クリニックの場合はその説明を入社時に行うと看護師や歯科衛生士など有資格者たちはいきなりモチベーションが下がる傾向がありますので、入社時の自腹での購入は当院では行っておりませんし、クリニックではそういったところがほとんどだと思います。
　院内シューズも同様です。クリニックでスタッフ用のものを抱えると、それだけのためにスペースが占拠され、購入費用の負担も強いられます。

　対策として考えたのが、「医療スタッフの私服化」です。
　スターバックスもエプロンは店舗専用のものですが、下の洋服や靴は自前です。こ

れならこちらで用意するのは、エプロンだけで良いので、ストック用のスペースも従来ほど取りませんし、相手の体型に合わせてのサイズも気にせずに済みます。新たな購入費用もかかりません。シューズもクリニック側ではなく、自分で気に入ったものをそろえてもらうことにしました。スタッフ側への配慮として、シューズは従来のナースシューズだけでなく、上履き用の綺麗な白いスニーカー、クロックス（コピー商品も含む）も OK としました。

　もともと女性スタッフは立ち仕事が多いため、足腰に負担がかからないようにシューズにこだわりがある方が多く、当院で用意したものは履かず、自分の足にあったナースシューズを自前でそろえている方が当院には比較的多かったので、シューズも自分で好きなものを用意してもらうことにしました。ただしカラーは白、ピンク系統のみとしていますし、素足で履くことは厳禁です。

　私服といってもあまり清潔感がなく、色調や素材感がバラバラでは見た目がよろしくないので、ある程度統一感を持たせることにしました。また従来より金髪に近い茶髪のスタッフもいて、かといって光の加減、顔の色でかなり左右され、見た目だけでは基準が不正確でした。ピアスやメイクも同様です（もちろんネイルは厳禁です）。これを機に、今まであまり統一されていなかった装いを統一するために基準を作ることにしました。
　そのためにスターバックスの基準を用い、当院用にごく一部変更するだけで、ほぼそのまま導入しました。
　表①が当院の「身だしなみマニュアル」です。

　また、スターバックスのエッセンスを少しでも注入するために、アルバイトではあるものの 4 年以上働いた経験のある方に実際に来ていただいて、接遇や昇進制度などについてクリニックで講演してもらいました。スターバックスにはマニュアルはないと言われていますが実際にはマニュアルは存在していました。またクレドをもとにしたスタッフへの教育法は目を見張るものでした。
　また、スターバックスが店内でコーヒーセミナーを行うのと同じように、院内でスタッフによる病気の説明ミニセミナーを不定期に開催することにしました。

　また、HP の新着情報やメール配信だけでは人工的で味気ないので、新たに購入した黒板に様々な情報を絵入りで描いて掲示したりして情報発信しました。絵は絵心のあるスタッフに書いてもらっています（女性はこういったことに才能がある方が時々

1-3 小児のお母さま、お父さまにも喜んでいただくことがとっても大事

いるので、そういった才能を見つけてなるべく活かす方法をとっています)。

なるべく外見だけではなく、クリニックの中身もスターバックスに近づくよう苦心しました。

その努力の甲斐もあってか、アンケートで特に接遇面や飾り付けに対してお褒めいただくケースが増え、ウイメンズパーク（ベネッセコーポレーションが運営する日本最大級の女性口コミサイト）などでもお母様方からの高評価の書き込みが増えました。結果、スタッフのモチベーションもずいぶんあがりました。患者さんからお褒めいただくことでスタッフも喜んで院内の飾り付けやイベントを自ら行うようになったのです。

表①■柊みみはなのどクリニック　身だしなみマニュアル

①髪について
【髪型】 ・なるべくお辞儀をした時に、前髪と横髪が顔に掛からないようにする ・なるべく起立時に、前髪で眼が隠れないようにする ・寝癖を絶対に残さない 【染色・脱色】 ・カラースケールの9番まで ・明るすぎないこと ・どの年代の方にも受け入れられる意識をもつこと 【整髪料】 ・なるべく無香料を使用。微香性であれば、なるべく人に不快な匂いを与えない物を使用すること
②顔
【眉毛】 ・細すぎないこと 【化粧】 ・ナチュラルにすること 【首】 ・ネックレスは禁止 ●過剰な付けまつげ・まつげエクステは不可
③手足
【爪】 ・マニキュアは禁止、ペディキュアは見えていなければ許可 ●アンクレットは禁止

④服装

- 決められた制エプロンを着用すること
- サイズは身体にあったものを着用
- いつも清潔にすること
- よれよれ、しわしわの服を着用しないこと
- 破れ・ほつれはきちんと縫うこと
- ボタンなどはきちんと留めること
- 汚れた時（血液、印象材など）にはすぐに取り替えること

【パンツ】
・色落ちしていない黒色、またはダークブラウン
・デニム、スポーツウェア、皮革、レース、透き通るもの、ストレッチ素材は不可

【スカート・半ズボン】
・色落ちしていない黒色、またはダークブラウン：膝上 10cm 以上は不可
・デニム、スポーツウェア、皮革、レース、透き通るもの、ストレッチ素材は不可

【シャツ・ブラウス】
・色落ちしていない薄ピンク、または白色
・襟付き(ボタンダウン)のオックスフォード、襟付きのポロ、タートルネック
・タートルネックは襟付き(ボタンダウン)のオックスフォードまたはポロシャツの下に着ても良いが同色にすること
・小さいロゴが付いていても良いが他のデザインや柄物は不可
・全てのシャツはパンツ、半ズボン、スカートの中にできるだけ入れること
　入れない場合はパンツとシャツの間に素肌がみえないようにすること
・デニム、スポーツウェア、皮革、レース、透き通るもの、ストレッチ素材は不可
　クルーネック、Vネックの T シャツは不可

【セーター】
・色落ちのない薄ピンク、または白色
・シャツやブラウスの上から着用可
・クルーネック、Vネック、カーディガン(ピンク)が可
・セーターはエプロンの下に着ること
・スウェットシャツは不可

【靴・ソックス】
・色落ちのない薄ピンク、または白色のナースシューズ、クロックス、スニーカー靴
・ソックス、ストッキングはダークカラー(黒・茶)、ナチュラルカラー(白)は可
・穴の開いた靴下や汚いものは履かないこと
・ワンポイントは許可

【アクセサリー】
・片耳 2 つまでは可
・小さいサイズで見ていて不快ではないもの、体、顔面のピアスは不可
・指輪、ブレスは不可(結婚指輪もダメ)

1-3 小児のお母さま、お父さまにも喜んでいただくことがとっても大事

⑤その他

【香水】つけないのが好ましい、匂いの強いもの、不快感を与えるものは禁止
【刺青】禁止
【カラーコンタクト】禁止

※当院で採用したカラースケールはこちらのサイトで販売しています。
日本ヘアカラー協会オフィシャルサイト
(http://jhca.ne.jp/2012/04/post-57.html)

～当院のようにカラースケールを採用している大企業の例～
日本航空……6レベルまで認可
ホテルオークラ（女性のみ）……7レベルまで認可
三越日本橋本店……7レベルまで認可
UFJ銀行……7レベルまで認可
コジマ（女性のみ）……8レベルまで認可
プランタン銀座……10レベルまで認可
スタジオココ様のホームページより
(http://coco39.com/blog-faq-4/)

　上記の様々な取り組みを行った結果、7年経過後、患者さんが増えるだけでなく、スタッフも生き生き楽しく働けるようになるという予期していなかった成果が出たのです。
　ちなみに患者さんは年度、月によって多少ばらつきはありますが、レセプトベースで約3割増となりました。

　ちなみにスターバックスのクレド（信条、理念）も掲載したいと思います。

■【スターバックス】（初期の「使命」と「クレド」）

使命
　最高級コーヒーの世界一の供給者になると同時に、我々の主義・信条において決して妥協することなく成長すること。

6つの信条
　働きやすい環境を提供し、社員が互いに尊敬と威厳とをもって接する。
　事業運営上の不可欠な要素として多様性を積極的に取り入れる。

コーヒーの調達、焙煎、流通において、常に最高級のレベルを目指す。
顧客が心から満足するサービスを提供する。
地域社会や環境保護に積極的に貢献する。
将来の繁栄には利益率の向上が不可欠であることを認識する。
(『スターバックス成功物語』ハワード・シュルツ、ドリー・ジョーンズ・ヤング著、日経BP社刊より)

■【スターバックス】(現在の「使命」と「クレド」)

Our Starbucks Mission
人々の心を豊かで活力あるものにするために——
1人のお客様、1杯のコーヒー、そして1つのコミュニティから

ここに書かれた原則を、ぜひ毎日に活かしてください。

Our coffee
私たちは常に最高級の品質を求めています。
最高のコーヒー豆を倫理的に仕入れ、心をこめて焙煎し、
そしてコーヒー生産者の生活をより良いものにすることに情熱を傾けています。
これらすべてにこだわりをもち、追求には終わりがありません。

Our Partners
情熱をもって仕事をする仲間を私たちは「パートナー」と呼んでいます。
多様性を受け入れることで、1人1人が輝き、働きやすい環境を創り出します。
常にお互いに尊敬と威厳をもって接します。
そして、この基準を守っていくことを約束します。

Our Customers
心から接すれば、ほんの一瞬であってもお客様とつながり、
笑顔を交わし、感動経験をもたらすことができます。
完璧なコーヒーの提供はもちろん、それ以上に人と人とのつながりを大切にします。

Our Stores
自分の居場所のように感じてもらえれば、そこはお客様にとって、くつろぎの空間

1-3 小児のお母さま、お父さまにも喜んでいただくことがとっても大事

になります。

　ゆったりと、時にはスピーディーに、思い思いの時間を楽しんでもらいましょう。人とのふれあいを通じて。

Our Neighborhood

　常に歓迎されるスターバックスであるために、
　すべての店舗がコミュニティの一員として責任を果たさなければなりません。
　そのために、パートナー、お客様、そしてコミュニティが1つになれるよう日々貢献していきます。

　私たちの責任と可能性はこれまでにもまして大きくなっています。
　私たちに期待されていることは、これらすべてをリードしていくことです。

Our Shareholders

　これらすべての事柄を実現することにより、共に成功を分かち合えるはずです。
　私たちは1つ1つを正しく行い、スターバックスとともに歩むすべての人々の繁栄を目指していきます。

　これからも、いつまでも。
　（スターバックスホームページより）

　当院もスターバックスのクレドを参考にして、クレドを大幅に修正しました。また、以前オリエンタルランドの「ディズニー・ゲストサービス・フィロソフィー」という研修を直接受けてスタッフから人気が高かったウォルト・ディズニーの"夢の王国を作る"という使命と"ディズニーランドが人々に幸福を与える場所、大人も子供も、共に生命の驚異や冒険を体験し、楽しい思い出を作ってもらえるような場所であって欲しい"とウォルト・ディズニーが直接語った、崇高な理念のエッセンスも取り入れて修正しています。

　なお、世間では素晴らしいと賞賛されているけど、私の経験上、その理念と実態がかけ離れているように思わされ、大変失望させられた、リッツ・カールトンのクレドはほとんど参考にしませんでした（超高級ホテルと町のクリニックでは客層が違いすぎて、ミスマッチと思ったこともあります）。

　同じく世間では評価が高い、ジョンソン＆ジョンソンもクレドが長文でとても覚え

1　他院との差別化——小児をメインとした耳鼻咽喉科経営スタイル

られないと思い、これも参考とはしませんでした。

　クレドの作成には、当初と違い、今回はスタッフの意見を交えながら、ボトムアップ的に作成しました。
　なお、私は「使命」はトップダウン型、「理念」はボトムアップ型を主として考え、作成した方が良いと思っています。
　ドラッカーは「使命」についてこう述べています。

　「ミッションとは人にかかわるものである。それは心底からのものである。正しいと信ずるものである。
　したがってリーダーたる者は、組織のメンバー全員がミッションを理解し、信条とすることを確実にしなければならない。」
（「経営者に贈る5つの質問」より───ダイヤモンド社刊）

　当初のクレドはスタッフになかなか覚えてもらえず、社長以外は誰も存在を知らない、忘れ去られた、よくある中小企業の社長室に掲示してある先代からの「社是社訓」みたいになっていましたので、おおいに反省させられました。クレド（信条、理念）はスタッフから支持されないようなものを作成してもそれは経営者の自己満足にしかなりません。

　また、ドラッカー塾で教わったことは「使命」と「理念」が同様に扱われる場合もあるが、分けて考えても良いということです。

　当院のクレドを掲載します。

■柊みみはなのどクリニックのクレド（初期）

~スタッフとして~
1. 柊みみはなのどクリニックの一員として、常に良質な医療を患者さんに提供します。
　私たちは耳鼻咽喉科クリニックのスペシャリストです。
　患者さんのことを第1に考え、最高の治療を提供することが使命です。ドクターだけでなく、看護師・スタッフも患者さんの治療につながる説明・アドバイスを行い、価値を提供します。そのために、知識の向上を常に考え、自己研鑽をして

ゆきます。
2. 患者さんが安心でき、スタッフにも居心地の良い職場であるために、すべての人に優しい対応をします。
忙しい中でも、出来うる限り患者さんの話に耳を傾け、親身に話をお聞きします。患者さんの要望には出来る限り誠実に対応します。また、患者さんに対してだけでなく院内のスタッフ同士もお互いをいたわりあい、いつまでもこのクリニックではたらきたいと思える環境を作ります。
3. 患者さんを家族と思い、不安を取り除きます。
すべての患者さんを自分の家族と思い、家族に接するように優しく、家族に接するように時には厳しく接します。患者さんが恐怖を感じることなく通院できるよう、思いやりを持った接遇を心がけます。
患者さんが当院を選んで頂いて、医院は成り立っています。患者さんの有り難さを決して忘れず、大切に接します。

～クリニック（チーム）として～

4. 常に医院の衛生状態を清潔に保ちます。
基本的なこと、だけど大変大切なこと、それが清潔・整理整頓です。
患者さんが安心して診療できるよう、心をこめて院内を清潔に保ちます。治療器具の減菌・殺菌を確実に行い、院内感染防止を常に考えて行動します。
5. 患者さんが安心できる場所作りを追求します。
当院には多くの患者さんがお越しになります。その1人1人が安心して診療を受けられるよう、待合室・受付・診療室を問わず、常に良いものを取り入れてゆきます。患者さんが安心し、笑顔で帰っていただく、それが私達にとっての大きな喜びです。
6. チームワークを発揮し、患者さんをお待たせしないよう心がけます。
当院の環境は現在大変忙しいといえます。特に患者さんが多くなる時期は患者さんが混み合います。
1人1人が効率良く行動し、協力し合って少しでも患者さんをお待たせしないよう努力します。柊みみはなのどクリニック全体の効率性を上げ、より患者さんに満足してもらえるよう、常に改善を続けます。また、そのために全員で意見を出し合い、「何が問題なのか？」「どうすれば改善できるのか？」を常に考え続けます。

■ 柊みみはなのどクリニックのクレド（現在）

新クレド（Our Credo）

「患者さんにスタッフにやさしいクリニック」

７つのコア・バリュー　──── 私たちに必要なもの ────
（使命感、やさしさ、真摯さ、感動、思いやり、成長、知性）

1. 私達、柊みみはなのどクリニックのスタッフは、市民の病気を治し、命を守る医療人です。
   私達は職業人である前に、医療人です。市民（患者さん）の命を守ることに対して全ての力を尽くします。

2. 患者さんだけでなく、スタッフ同士もいたわり合えるよう、全ての人に「やさしい」対応をします。
   どんなに忙しくても、患者さんにやさしく対応します。また、患者さんに対してだけでなく、スタッフ同士もお互いをいたわり合って、いつまでもこのクリニックで働きたいと思える環境にします。

3. 常に患者さんのことを真摯に考え、心をこめて接します。
   「真摯さ」とはひたむきさ。まじめに一生懸命、患者さんに思いやりを持った接遇を心がけます。

4. 患者さんを歓迎できる空間づくりを追求します。
   患者さんが「行きたくない場所」の病院を少しでもハッピーに通えるように、常に新しいものを取り入れ、素敵な空間を作り上げます。そして時には「わあ！」と驚嘆していただけるように、ちょっとした感動を届けましょう。

5. 患者さんを家族と思い、不安を取り除きます。
   患者さんが恐怖を感じることなく通院できるように、自分の家族に接するように、言葉にされない不安をも先読みして取り除き、思いやりを持って常に温かく接します。

1-3 小児のお母さま、お父さまにも喜んでいただくことがとっても大事

6. 現状に満足することなく、常にイノベーションを心がけます。
   現状に満足してしまった時点で、クリニックとしての成長は止まってしまいます。常にイノベーションを心がけ、クリニック全体の成長を続けることに邁進します。

7. 私達スタッフは豊富な最新の知識を蓄え、患者さんに貢献します。
   患者さんの未来のためにドクターだけでなく、看護師・衛生士・スタッフも治療につながる最新の医療をしっかり学び、患者さんにわかりやすく提供します。

そして最後に1番大事なクリニックのミッションとして
(Our Mission)
"子供たちの未来のために世界で一番ハッピーなクリニックを創る！"

を最近作りました。

ドラッカーは、使命は簡潔なものにしなければならないと言っています。

「ミッションは大きくしなければならない。無限大でさえなければならない。しかも、直ちに行動に結びつくものにしなければならない。したがって、明確でなければならない。

人を行動に駆り立てなければならない。全員が、『そうだ。これが私が憶えられたいことだ』と言えなければならない。」

（「経営者に贈る5つの質問」より―――ダイヤモンド社刊）

時代に合わせて使命（ミッション）も理念（クレド）も変更していく必要性があります。スターバックスがクレドを変更したように、当院でも6年後に時代やニーズに合わせ、またスタッフの意見も取り入れるために変更しました。わざわざ作ったものだからと言って変更をかたくなに拒む必要はありません。

ドラッカーは

「つねに、『われわれのミッションは何か？』を正面に据えなければならない。そのうえで、われわれの顧客は誰かを見極め、顧客にとっての価値、われわれにとっての成果を明らかにしていく。こうして、計画の段階にいたったとき、再びわれわ

れのミッションは何かを考える。」
　（「経営者に贈る5つの質問」より―――ダイヤモンド社刊）

とミッションについてつねに考えることを強く説いています。
　そのためには組織全体のミッションの定義を変えることは問題ではないと述べています。逆に陳腐化すると述べています。

「『われわれの事業（ミッション）は何か？』との問いに対する答えのうち、50年後どころか30年でさえ有効なものはない。せいぜい10年が限度である。」
　（「【エッセンシャル版】マネジメント―基本と原則―」より―――ダイヤモンド社刊）

一般医師はクリニックを非営利組織に近い感覚で経営してしまいますが、実際には企業です。企業の場合は、経済的成果（利益）をあげないと失敗を意味します。
　「なんだ、きれいごとを並べても結局は金儲けかぁ！」
　と眼球と歯茎をせり出しながら、吐き捨てる"赤ひげ"的発想の先生もいると思いますが、違います（笑）。

「利益」とは企業としての将来における成長のための投資資金、「未来へのコスト」のことです。
　また、何らかの事情で将来事業活動が行えなくなった時に銀行から融資を受けるまでの留保した企業存続のための活動資金であり、労働環境の形成や社会サービスや社会資本を充実させるための原資でもあります。
　ドラッカー塾講師・国永秀男先生が企業には資金的余裕はいくら必要なのかドラッカー本人に直接尋ねたところ、アメリカでは3カ月、日本では6カ月の企業活動が行える十分な資金が利益として必要だとドラッカーは答えたそうです。

ですから、利益が出たからといって、「節税対策」を都合の良い言い訳にして無駄遣いをしてはいけません。
　もし利益が出たならば、将来の活動資金として無駄使いせず、キャッシュとしてしっかり保有しておいてください。キャッシュはクリニックに何かあったときに備え、自院が活動可能な分（3～6カ月分）は必ず確保しましょう。

1-3　小児のお母さま、お父さまにも喜んでいただくことがとっても大事

―――ロスチャイルド家（ヨーロッパの金融界を支配した富豪中の富豪）のこぼれ話―――
　ロスチャイルド家の始祖、マイヤー・アムシェル・ロートシルト（ロスチャイルド）

はある時5人の子供たちに説教をした。
「何をおいても、お前達は、貯金をしなければならぬ。一にも貯金、二にも貯金、三にも貯金だ」
　すると次男のソロモンが「では、四番目には、何をしたらよいのですか？」とたずねたところ、父マイヤーはこう答えたという。
「ソロモンよ、良いことをたずねてくれた。子供たちよ、よく聞きなさい。四番目にやることは———貯金だ！」
　こんな言葉を聞いて育った子供たちはその後、ロスチャイルド家をさらに大きく発展させ、超巨大金融王国を築き上げた。
（「大金持の世界」田口憲一著より———コダマプレス刊 1967年）

　市場（地域）や消費者（患者）が要求するサービスや製品（医療）を、彼らが喜んで買う（受診する）価格で提供できない企業（クリニック・病院）は失格です。患者さんの声を常に聞いて、患者さんの行動を常に観察し、成果をあげる様々な努力が必要です。

　それらの重要な活動をぶれること無くしっかりと続けていくためには上記のような「使命」「理念」の定義が必要です。
　最近一般企業でもクレド作りが流行しています。クリニックでも歯科業界を中心にクレドが流行しています。ただし、ジョンソン＆ジョンソン、リッツ・カールトンのクレドをただ単にまねても、実行を伴わなければ、ただの飾りです。
　成果をあげるためには言葉だけではなく、「使命」「理念」をもとに、実際に様々な取り組みを行い、一歩ずつ積み重ねていかなければなりません。大きな一歩を考え、そのうえで「今日、何をするか」を問わなければなりません。

　ドラッカーは成果について、

「病院は靴をつくらない。授業をしない。病人の面倒を見る。しかし、力の入れ方は変わっていく。今重要なことも、間もなく重要でなくなる。問題でなくなることさえある。人と能力に限界があるなかで、どこに力を入れ、成果をあげるかが問題である。何を成果とし、何を活力の源とするか。」
（「経営者に贈る5つの質問」より———ダイヤモンド社刊）

　そして、

「重要なのは、言葉の美しさではない。あなたがあげる成果である。」
(「経営者に贈る5つの質問」より―――ダイヤモンド社刊)

こう述べています。
目標は時代やニーズに合わせて変えていって構いません。
あなたのクリニックでも明日の成果のために強みを基盤として、なるべく目標を設定し、早期に行動に移してください。

実践！ Dr. 梅岡の医院経営 pearls

梅岡のIT導入のススメ －Google Apps－

　昔は数百万円かかっていたインフラ構築が今では月々数百円程度でできるようになりました。手始めには院内連絡メールくらいから始めてみるとよいと思います。

　Googleはもちろんご存じかと思いますが、そのGoogleのサービスの中で企業向けに開発されたのがGoogle Appsです。無料版から使用できますのでお試しで使ってみるのもよいかと思います。

　Google Appsは独自ドメインで医院専用のメールアドレス（当院では○○ umeoka-cl.com）やグーグルカレンダーの共用が可能となり、またドキュメントを院内での共有事項とし、院内でも自宅でも自由に閲覧修正することが可能です。

　実例を紹介しましょう。

▌各スタッフにメールアドレスを渡して院内連絡項目を送付

　私のメールはinfo@umeoka-cl.comとなっています。また梅華会公式メールはumehanakai@umeoka-cl.comとなっており、独自ドメインでクリニックの信用度もアップするのではないでしょうか。
　また管理者が一元管理できるのでその点も利点になります。

▌カレンダーを共有してクリニックイベントや予定を管理

　院内のイベントで定期的に事前準備が必要だったり、スタッフに周知し

1-3 小児のお母さま、お父さまにも喜んでいただくことがとっても大事

ておきたいことは全てグーグルカレンダーにて管理しています。長期休暇前のカーテン交換から、ハロウィンイベントの事前準備期間、次回委員会の日程など、簡単に共有できますので、重宝しています。

▎ドキュメントの同時編集機能を活用

　当院では新人に対する習得状況をスプレッドシート（グーグル版エクセルとお考えください）に記載してもらいます。

　この各習得項目は同時で編集できますので、スタッフは自宅にいながらこの作業をすることができ、また指導者側もこのシートを確認することで未達成項目を確認して、しっかりと未達項目を重点的に指導ができるというわけです。

　その他各経営項目となる指標はデータ化して、本院分院ともに1枚のシートに書き込んでいけるため、いちいちメールで添付する手間が省けるわけです。

▎グーグルサイトでマニュアル管理

　グーグルサイトとはGoogle Appsを利用したWebページ作成ツールで、クリニック内専用のサイトが構築できます。この中に各種マニュアルを入れることができます。そこでの利便性の第1はグーグルのもつ検索機能をそのマニュアル内で活用することです。

　例えば、ある聴力検査について調べたいと思った場合、現在の当院のマニュアルは100ページを超える内容となっており、その膨大な資料の中から当該部分をさがすことは非常に困難です。そういった際に活用されるのがこのサイトです。検索窓に知りたい項目を入れることで瞬時にサイト内のデータを閲覧することができます。またサイトには修正履歴や、誰が修正したかの過去ログも残る機能もあり便利です。

　またサイトには動画もアップロードができ、当院における勉強会の内容もアップされるため、新人研修にも活用できる内容となっています。

　千里の道も一歩から。スタッフも、取り入れて便利になったと感じてくれたらしめたもの。すこしずつ情報共有していけばいいのではないでしょうか。ただ、院長1人が突っ走ってもスタッフがついていけないと運用は飛車角落ちになりますのでご注意ください。

ノートパソコンと自宅パソコンの連携

　皆さんがパソコンで作業する場所は院長室であったり、ご自宅であったりと様々ではないでしょうか。作業場所の移動に伴うデータ管理に、私はかつて先述の通り USB を持ち歩いていたのですが、なにかと面倒になり、いっそのことパソコンそのものが全く同じように同期できたらと考えていて、巡り合ったのがこのツール。

　昨今いろんなデータ同期ツールがありますが、私は SugarSync を 1 番気に入っており、その同期の速さと操作性の良さで汎用しています。

　また万が一のバックアップツールと考えてみてもいいかもしれませんね。

　いずれにせよ、新幹線の中、旅先などあらゆるところで使用が想定されパソコンを 2 台お持ちのかたはぜひ検討してみてください。

マルチディスプレイのススメ

　1 つのパソコンに複数のモニタを接続しておけば、ウィンドウを開いたり閉じたりする手間が省けるため効率がアップします。たとえるならばプロのトレーダーが多数の画面を見ながら取引している風景みたいなもんでしょうか？

　まずは 1 枚加えてデュアルモニタへと移行し、慣れればトリプルモニタを試されてみてはいかがでしょうか？

　左画面ではメールで送られてきた経営数値を見ながら、正面のパネルでその考察を Word で記載。気になったときは右側のパネルでネット検索、なんてことが同時にできてしまいます。こうした環境構築も家電価格の下落によってずいぶん容易になりました。私は導入時、その費用対効果にすごく感動しました。

院内無線 LAN 化

　患者さんにとってののクリニックにおける 1 番の不満点はなんでしょうか？

　医師の態度や診察内容？　受付スタッフのサービス？　待合室の狭さ？　いいえ、違います。それは待ち時間の長さです。

　そんなこと言ったってしょうがないやん、こっちだってトイレも我慢し

1 他院との差別化──小児をメインとした耳鼻咽喉科経営スタイル

て一生懸命診察してるんやから（関西弁）

という先生方のご意見、ごもっともです。

私も春のスギ花粉の時期はホント身を削る思いで診療してますから（涙）いつになったら終わるやら、カルテの山を見て溜息をついてみたり。

でも待っている患者さんも、じらされて診察室に入ってこられるので、「ハイ、花粉症ですね、薬だしときますから吸入行ってきてね♪」

だけではすみません。いろいろ質問したいこともあるでしょうし、待たされていると余計その診察時間に聞いておこうと思う気持ちが働くのか、患者数が多い日ほど、1人あたりの診察時間が長くとられているように感じてしまうのは私だけでしょうか？？

最近では待ち時間対策としての順番予約や時間予約システムが市場にたくさん出回っていますが、それでも院内待ち時間をゼロにすることはできません。

待ち時間を快適に過ごしていただくことで、患者さんも当院スタッフも気持ちよく仕事ができる環境を作りたいものですね。

院内には本や雑誌、子供用のおもちゃなども準備していますが、ネットをこよなく愛する私は院内無線LANを導入するに至りました。

最近ではスマートフォンやタブレット型端末で、サイトの閲覧をされる方々が増えてきました。駅や空港などの各種交通機関およびホテルやコンビニなどでも無線LANの提供サービスが始まっています。

当院においても、院内での待ち時間活用にFREESPOTという院内無線LANサービスを開始しました。簡単な設定でWi-Fiネットワークからワイヤレススポットを検知し登録すればすぐに始めることが可能です。

すでにインターネット環境があるのであればFREESPOT専用アクセスポイントを購入して（19,800円、2012年8月現在）、ルーターに接続することで即日利用可能となります。

これを導入することによって、3Gのように遅い回線を使わずともサクサクサイト閲覧が可能になり、院内にいる患者さんに有効利用してもらえるのではないかと思います。もちろん患者さんによっていろいろな時間の使い方があると思われますので、当方としては選択の種類を増やして、思い思いに利用していただけると嬉しく思います。

詳しい内容は http://www.freespot.com/ をご覧ください。

USB の使用禁止〜 Dropbox の活用

　当院では苦楽園と阪神西宮に 2 院がありますので、2 つの医院間でのデータのやり取り、またクリニックと自宅とでデータのやりとりをする必要があります。たとえばホームページに掲載したい写真や動画、経営数値を把握するための各種諸表、辞書登録データなどです。

　そうしたとき、以前は USB でデータのやりとりをしていましたが、当院がお世話になっている税理士より Dropbox の存在を教えてもらいました。これを使うことによってデータのやりとりがすごく簡単になりました！

　Dropbox をそれぞれのパソコンにダウンロードして紐付けるだけで簡単に大容量のデータを送受信することができ、あとはフォルダを開くだけの簡単操作。2 Gの容量までは無料で用意されていますので活用されてみてはいかがでしょうか。

　USB は非常に小さくて携帯性がよいのですが、紛失するリスクや、個人情報の問題も鑑みて、今は院外 USB 持ち出し禁止としています。

パソコンや iPad の導入および効率化を計る

　当院のポリシーに「仕事環境にこだわり、惜しみなく投資をする」という考え方があります。

　付加価値を生み出す妨げになるようなものは排除し、チームが仕事に集中できる環境を作る。

　そのため院内の業務連絡には IT インフラを構築し、勉強会には全員参加してもらっています。

　最近は紙ベースではなく、Google Apps を用いた院内マニュアルをデータベースとして構築しました。検索機能を用いてスムーズに知りたい知識にアクセスすることが可能になり、これによって業務効率が大幅に改善しました。

　絶え間なく新しいことに取り組み、改善を図るためには限られた資源をどこに配分するかが経営者としての重要な役目です。

患者さんにリアルタイムで実際の映像を見せる

　当院では、患者さんに検査結果の開示と説明をしっかり行うように心が

けています．耳や鼻，のどの中は目に直接見えない場所ですが，医療機器の発達で，ビデオ出力や，動画の録画，再生が簡単になりました．

医療機器は高価ではあるものの，家電製品は非常に安価であり，情報を提供するには費用対効果が高いと考えています．

具体的には
- 院内での動画で，医院情報や医療情報を発信するマーケティングの一環として
- 病状を直接見ていただき，時系列で経過が一目瞭然にわかるようなデータファイリングシステムを使用し，患者満足度の向上を目指す

といったことを行っています．

うめじび pearls 会員制サイト構築による病気別フィードバックでより病気を理解する

～診察室のおさらい～

診察室での会話の70%は，忘れられてしまうそうです．白衣の医師の前で緊張して話の内容を忘れてしまうのか……それでもこの数字は衝撃です．せっかく話をしても忘れてしまわれては治療の妨げになると言っても過言ではありません．

対策の一環として，私は各疾患に関しての症状を詳細に記載したリーフレットをお渡しして，自宅に帰ってから読んでいただくようお願いしています（写真A）．

これは復習の意味合いもありますし，より病気に対する理解が深まる良い機会とも考えています．

最近は動画での説明サイトを立ち上げました（写真B）．私の解説内容を動画として作り直し，治療方針や今後の対策なども盛り込み，多くの患者さんがより一層理解を深めてもらえる内容としています．

将来はコンテンツを順次増やしていき，イラストなどを取りそろえてよりわかりやすい内容を心掛けていきたいと思っています．

時代は静止画から動画の時代そして3D？　先行投資とチャレンジング精神で先駆けて挑戦できる姿勢を保ち続けていきたいと思っています．

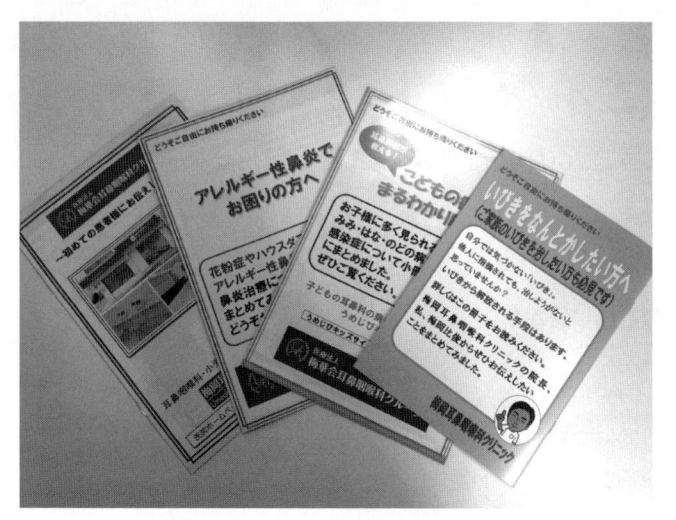

写真A ■ リーフレット

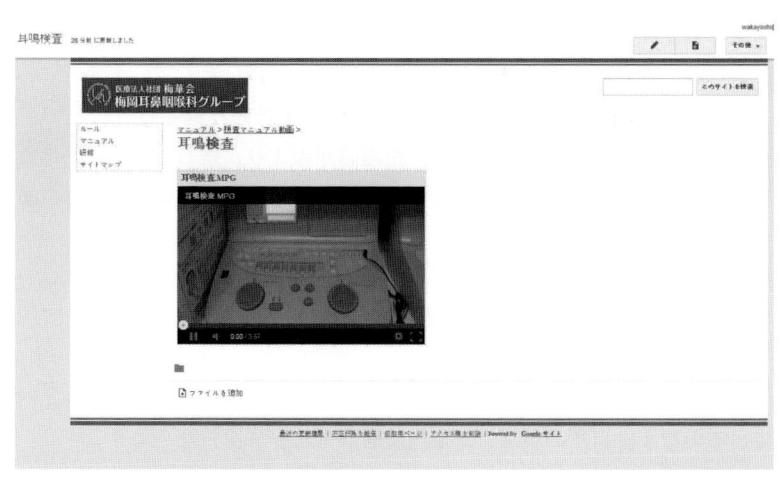

写真B ■ 動画マニュアルサイト

1-3 小児のお母さま、お父さまにも喜んでいただくことがとっても大事

1-4 様々なイベントを行いましょう

（医院と患者さんの永続的なつながりを）

われわれの計画は何か？

1. 目標は、「われわれの使命（事業）は何か」から導きださねばならない。
2. 目標は行動につながるものにせねばならない。
3. 目標は、資源と努力を「集中」できるものにせねばならない。
4. 単一の目標と言うよりは「複数の目標」にせねばならない。
5. 目標は企業の存続がかかっているあらゆる分野で必要になる。

（ドラッカー塾、国永秀男先生講義より）

現在、当院ではキッズクラブを創設し、キッズクラブメンバーを中心とした小児を対象に様々なイベントや取り組みを計画し、実行しています。そして多くの患者さんに喜ばれ、愛されるクリニックの実現を目標（計画）としています。

イベントを行うことは大変重要だと思います。繰り返し行うことで、患者さんと我々クリニックのスタッフ側の間の距離感が縮まり、親しみやすさが増え、結果として多くのファン（リピーター患者）を獲得できるという成果も達成されます。

私たちは特に
"子供たちの未来のために世界で一番ハッピーなクリニックを創る！"
といった目標と使命があります。
その目標を実現するために、柊キッズクラブの創設と同時に様々なイベントを行っているのです。目標の実現こそが当院の夢（ビジョン）なのです。

小児向けのイベントは営利目的ではなく、まずは日本の未来のため、そして自分の医師人生の過去の悔しさ（勤務医時代にある１人の小さな女児を救うことができなかった）を晴らすためにもなるべく小児を大事にしたい、そのためには小児たちが喜んで通えるクリニック作りをしたい、その使命を果たしたいと思い、スタッフと一緒

に活動しています。

　ただ、現実問題として少子高齢化の問題があって、国の医療政策や企業の経営姿勢は残念なことに高齢者向けが中心となっています。

　国や政府は支持者が多いからとの理由で、年金、医療など高齢者への優遇をやめません。ご存知の通り、高齢者優遇を支持する中高年以上の年齢層の人口が若者や小児より圧倒的に多いからです。

　企業も「シニアビジネス、高齢者ビジネスは儲かる」との理由でやはり中高年以上の年齢層に受けるビジネスばかりです。スペースをとる割には売り上げがないとのことで、多くのデパートから小児向けの屋上遊園地、おもちゃ売り場が無くなったことなどが一例です。

　現在も未来も子供たちが喜んだり、安心したりできる全てのことが少なくなってきました。特にここ数年は顕著です。

　しかし、国の未来を担うのは子供たちです。そういった高齢者重視の大きな流れに私は反発したい。今の子供たちが元気に生きていれば30年後、40年後に日本や世界の発展のために様々なことを成し遂げていると思います。

　私は政治家でもない平凡な人間なので、子供たちが安心できる社会作りそのものは実現できないにしても、その一役を担うために1人でも多くの子供たちを未来に健康に送り届けたい―――

　そのためにはたとえ小さなクリニックでも子供たちが喜んで通院できて、病院嫌いにならないように、お母様方にも安心してお任せいただけるような明るく、楽しいクリニックを作り上げる。どうせやるなら世界一ハッピーなクリニックだ！―――ややドン・キホーテ的な計画・目標ではありますが、ドラッカーも組織やそこで働く人を成長させるためには組織の目標や理想は高く設定した方が良いと言っているので、こう私は決意しました（もっとも、目標は実現可能なものでなければならないともドラッカーは言っていますが）。

　最近は小学生以下の診療医療費の自己負担分無料など地方自治体において小児医療費助成制度が広がりつつあります。

　その流れを受けて、単に「儲かるから」との理由で急に小児に特化をうたうクリニック（歯科業界も含めて）もあります。

　そこには使命も理念もありません。単に利益を追求しているだけです。

　小児に特化して儲からなくなったら、さっさとやめて今度は在宅などで儲かる高齢者に移行するのでしょうか？

　そんな使命も理念もない、ただ利益のみ追求するスタンスではそのクリニックで働

く良心をもつスタッフたちの多くは院長についてきてはくれません。優秀なスタッフは去っていきます。残るのは拝金主義の院長と同じようなスタッフになってしまいます。

「従業員の目に、企業の目的が利益の追求であると見えるかぎり、自らの利益と企業の利益の間に基本的な対立を確信せざるをえない。また、生産が利益を生む、すなわち自分が利益を生んでいるという大昔からの迷信を信じざるをえない。」

（「現代の経営（下）」より―――ダイヤモンド社刊）

　私は開業時から小児を大事にしてきました。結果としてその取り組みが支持されたので、その強みを生かすため、また自らの価値基準にそれが合致するため、さらに小児に対する貢献部分の比率を他の年齢層より大きくしました。
　「小児医療費自己負担分無料」の流れに乗っただけの他のクリニックとは根本的に違うと自分では思っています。

　当院では様々なイベントを行っていますが、もちろん赤字です。小児に貢献したいという使命や理念がなければやめた方が良いです（笑）。中にはイベントを行うと、地元マスメディアに取り上げられるから後で赤字は回収できる、との不健全な思想でイベントを行っているクリニックもあるようです。でも私のクリニックはキッズクラブイベントでマスメディアに取り上げられたことは過去に一度もありません（別にひがんでいるわけではないですよ。笑）。しかしマスメディアに取り上げられようと取り上げられなかろうと、私にとってそんなことはどうでもよいことです。なぜなら、イベントを行うことで子供たちが喜ぶ姿を見ることができる、それで私たちの使命「ハッピーなクリニックを創る」が達成されるからです。

　私はイベントで子供たちが喜ぶ姿を見ると、クリニックであげた利益で接待や交際費を理由にゴルフコースを巡ったり、ミシュランの星付きレストランで美食に舌鼓を打つ―――そんなことよりはるかに嬉しく、充実感に包まれます。また当院スタッフたちも気持ちは同様です。みな同じ使命の下で働いているからです。

　当院の具体的なイベントとして、まずはクリスマスイベントを挙げたいと思います。
　ただ、当院にとってかなりの繁忙期となる12月24、25日にイベントを行い人材を割くことは困難で、おまけにそのイベントのために、肝心要の医療がおろそかになっては本末転倒です。よって、クリスマス当日にはイベントを行わず、クリスマス

の1週間ぐらい前の土曜日午後に行っています。午前は診療があるので、診療が終わった1時間後の午後3時を目安にイベントを開始します。診療が長引くことも考慮して、案内状やお知らせメールには「午後3時ぐらいから開始の予定です。ただし、診療状況によっては多少開始時間が遅延となることもございます」との一文を必ず入れています。イベントにはプロマジシャンを呼んでいます（費用は1時間2〜5万円ぐらい。マジシャンの格で金額は異なります。当院ではかなり有名な方をお呼びしていますので、費用は結構かかっています）。

駆けつけてくれた子供やその親御さんを交えてマジックを30分〜1時間行います。

子供たちはマジックショーを大変喜びます。もちろんプロマジシャンなので付き添いの大人もかなりびっくりされていて、ずいぶん盛り上がります。イベント費用を削減するために町内会で呼ばれるような素人マジシャンを呼んでも、そのメインとなるべきマジックショーが稚拙だったり、ハンカチ、ロープ程度のスケールの小さなマジックでは「忙しい中、せっかく駆けつけてきたのに……」とかなりのがっかり感がクリニック内に漂ってしまいます。結果として来年以降は参加者が激減してしまう可能性もあります。年に1回のことですので、ここはケチケチせずにどかんと費用を出してプロを呼びましょう（写真⑪）。

マジックの後にはスタンプラリーやビンゴゲームを行ったりしてさらにワクワク感を盛り上げ、最後にポラロイド写真（「チェキ」など）で来てくれた子供たちや親御さんたちをクリスマスツリーの前で撮影します。当院のスタッフが手作りしたクリス

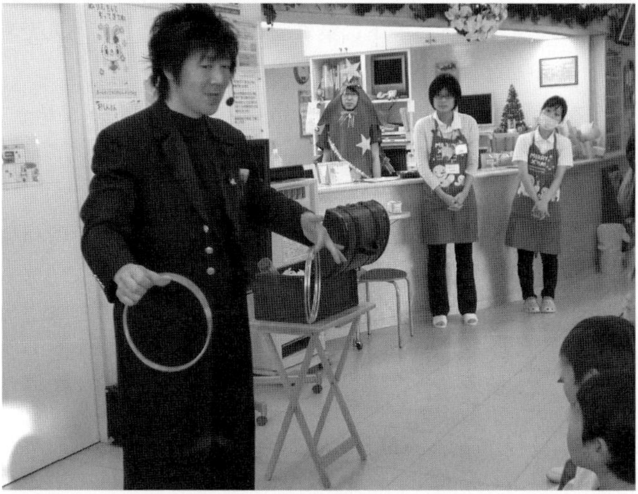

写真⑪ ■ クリスマスのマジックショー

マスカードに撮った写真をつけてお渡しして、スタッフ皆で参加してくださった方々の帰りを見送ります。一番最近行ったクリスマスイベントでは、スタッフが手作りした当院のキャラクターのキーホルダーを参加したお子さんのお名前を記入して渡していました。手作りのためコストは安価で、1個あたり50円ぐらいで制作できます。

　このクリスマスイベントはかなり人気があります。毎年秋頃になると、「今年はいつクリスマスイベントを行うのですか？」と聞かれるようになりました。
　秋になり患者さんからこの問い合わせがあると、「ああ、今年ももう終わりが近いのか……」と私自ら年の瀬を感じるようになりました。なお、クリスマスのイベント総費用は当院ではおよそ7、8万円です。
　クリスマス前の11月初めには院内にクリスマスの飾り付けも盛大に行います。当院スタッフ手作りの装飾類は少しやり過ぎ？　といわんばかりに天井まで飾り付けて最大の飾り付けイベントとしています。
　当院のスタッフは基本、カルチャーフィットした人材を採用としている（詳細は後述）ので、スタッフたちは診察終了後に「キャーキャー」と皆喜んで、飾り付けやクリスマスカード作りを楽しんで行っています。「診療後で疲れているのにさらに残業なんて……」という方は1人もいません。スタッフたちは自主参加で行っています。
　院長からのトップダウンで無理矢理この業務を命令されるとイベントや飾り付けはうまくいかないと思います。スタッフ皆が楽しくイベントが行えるように、当院は運営のすべてをスタッフたちに任せています。私はイベント運営を全く行っていません。
　強いて言えば、「今年はこの企画で、これだけの予算で行います」という企画書に了承のサインをすることと、イベントに集まっていただいた患者さんたちにイベント開始の挨拶とイベント終了時に謝辞を述べるくらいです。
　まあ、クリスマスイベントなので、へんな格好（トナカイとかツリーマンetc）はさせられますが。

　当院にこういったイベントや飾り付けを行うことが大変好きで得意なスタッフが入ったことで、キッズクラブのイベントを次々成功させることができました。それまでは私や歯科部門の責任者である妹が行っていましたが、無理矢理押しつけていたためか、毎年同じクリスマスの装飾で、しかもそれは経費がかかる割には効果が少ないものでした。
　スタッフたちを信じてすべてを任せて、イベントや飾り付けに強みを発揮するスタッフの力を活かしきったことが「柊キッズクラブ」の成功でした。ドラッカーは

「人こそ最大の資源である。」

(「【エッセンシャル版】マネジメント―基本と原則―」より―――ダイヤモンド社刊)

「人に成果を上げさせるためには、彼らを問題、費用、敵としてではなく、資源として見なければならない。」

(「マネジメント―課題・責任・実践（上）」より―――ダイヤモンド社刊)

と述べています。クリニックが業績を上げるためには人材を資源として活用しなければなりません。

命令と服従で無理矢理おしつけていては生産的な仕事はできません。

命令と服従で効率の良い仕事ができる時代は過ぎ去りました。スタッフたちが自ら考え、行動を起こせるような組織を作ることが重要です。

「仕事を仕事の論理に従って編成することは、第1の段階にすぎない。第2のはるかに難しい段階が、仕事を人に合わせることである。人の力学は仕事の論理とは著しく異なる。」

(「チェンジ・リーダーの条件」より―――ダイヤモンド社刊)

イベント1つとっても、スタッフのモチベーションを高めなくてはなりません。

今まで行っていた業務命令はスタッフの自主性を潰していたのではないか？ と私は強く反省しました。

様々なイベントを行う前に、スタッフ達はイベントの企画書とその予算を私に提出します。その書類には飾り付け用の装飾品代やクリスマスカード、ビンゴに使う景品など諸々の明細が記載してあり、予算内であれば基本 OK を出しています。

装飾品などはネットで1番安価なものを探して購入したり、近くのショッピングセンター、ホームセンターなどで購入しているようです。

当院のイベントでは、クリスマスイベント以外にも3月はひな祭りイベント、5月は「子供の日」に合わせたイベント、7月は七夕イベント、10月はハロウィンを行っています。

七夕イベントでは6月頃から来院した子供たちに色画用紙を切って制作した短冊を渡し、願いごとを書いて持ってきてもらいます。それをただ笹につけるのでは面白くないので、笹の葉を模した大きなポスター用紙に短冊をつけて院内の入り口に貼り

出します。そのほうが笹につけるよりは子供たち全員の短冊が見えやすいですし、笹の葉につけた場合はせっかくつけた短冊が落ちてしまいますので、少しナチュラル感は落ちますが、この方法の方がすっきりして良いと思います。

これも当院スタッフが自ら考えたことです。子供たちが持ってきた短冊には「仮面ライダー○○になりたい」とか「おかしやさんになっておかしをいっぱいたべたい」とか書いてあって、とっても癒されます。間違っても「ロトシックスで1億円当てて家のローンを完済したい」などと世俗的なことは書いてありません（笑）。

また、ハロウィンの飾り付けはクリスマスに次いで盛大に行っています。9月に入るとクリニック内は天井からコウモリやお化けを吊るし、あちこちにカボチャ（本物も含む）を置いたりします。クリニックの窓やトイレの鏡などにお化けや魔女、カボチャなどの落書きを「消せるクレヨン」で行い、ハロウィン当日の10月31日は来院された子供たちにお菓子を配ったり、バルーンアートを配ったりと子供たちが楽しめるように年によって色々と変化を付けるようにしています。

歯科部門では簡単なイベントを年中行っています。
　処置台にクリニックに関するクイズ（当院オリジナルキャラクターの名前や歯にとって良い食べ物を質問したりする）を貼り付けて歯の処置を受けながら、クイズが行えるようになっています。
　これもスタッフの手作りで、毎月内容を変えています。
　子供たちが喜ぶのはもちろんですが、正解すると虫歯にならないチョコレートなどがもらえるので、年配の方にもずいぶん好評です。中には正解から外れたのに「も、もう1回！」と再度チャレンジしようとする方もいて（もちろんお断りしますが）、かなりヒートアップして、歯科部門のクリニック内は大変盛り上がります。

耳鼻咽喉科部門は患者さん（特に小児）の来院患者数が落ち込む8、9月はひまなので、前述のようにスターバックスのミニセミナーをまねて、待合室でコンシェルジュが2人でバルーンアートの作り方や病気のわかりやすい説明などを行ったりしています。また、アマチュアの人形劇を依頼することもあります。ひまな時期なので、これらイベントは複数回行ってもスタッフに負担が生じません。診療の合間に行うのですが、人形劇は特に女の子のお子さんに喜んでいただけます。

　これらの活動すべてが子供たちやその親御さんとのふれあいの場が多くなり、患者さんがリピーターへとつながります。成果が出ます。

このようなイベントを定期的に行って患者さん、特に子供たちに喜んで来ていただいたり、クリニックに親しみやすさを感じてもらうことを目的として創設したのが「柊キッズクラブ」なのです。

　当院に一度でも来院された10歳以下のお子さんたちに希望があれば加入してもらい、会員になったお子さんがいるご家庭にはイベントを行う前に手作りのイベント開催のお知らせはがきを1年に4、5回程送っています。
　年会費は当然ですが無料です。特に会員カードがあるわけではなく、新規加入の条件として、たとえ年齢が11歳以上でも、希望があれば加入が可能です。
　新規加入や退会の際に何の制限も無い、かなり緩い会員システムです。
　会員様にははがきだけではなく、先に述べたTwitterやFacebook、LINE@などのSNSでつぶやいたりしてなるべくイベントの開催情報をお伝えできるようにしています。また会員以外の一般の患者さんにも、アイアコスの受付予約システムの配信メールシステムで情報配信希望者全員に一斉送信したり、アメブロやホームページのトップページの新着情報などにもアップして、なるべく多くの患者さんに新規イベントなど様々なお知らせをするよう心がけています。

　前述のように、「柊キッズクラブ」に加入しても会員証の発行はありませんが、代わりに中待合室やネブライザーの前に設置してあるPCモニターにデジカメで撮った子供たちの顔写真がアップされ、定期的に流れるようになっています（写真⑫）。

　自分の顔がテレビモニターに流れることは、お子さんたちにとって大変嬉しいことで、自分の顔写真が流れるのを待合室やネブライザー室で見つけるたびに「ぼ、僕が（私が）映ってる！」とかなり興奮して喜んでいます。

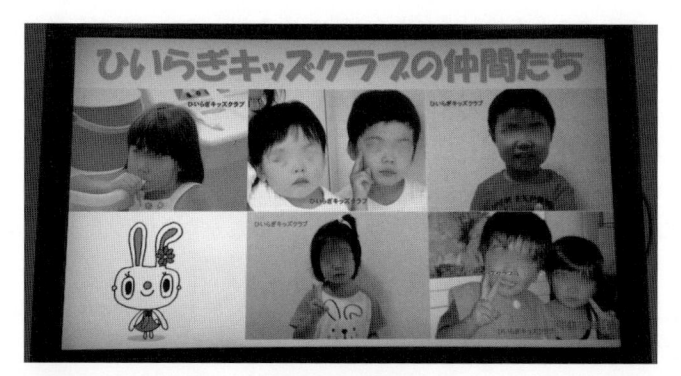

写真⑫ ■ ひいらぎキッズのモニター画像

また自分以外にも同じ幼稚園や保育園に通うお友達の顔写真が流れることで「〇〇ちゃんも柊キッズクラブの会員なんだあ！」と仲間意識も出て、さらに喜ばれることとなります。これにより口コミで幼稚園や保育園、小学校、習い事教室などで「柊キッズクラブ」の情報が広がっていき、さらに加入希望者が増えたり、小児の新規患者さんが増えたりします。

「柊キッズクラブ」では、様々なイベントを行うことで、会場で直接患者さんの声を聞くことができるので、患者さんからの思わぬニーズが判明したりして、結果としてクリニック経営に役立つ場合もあります。診察中の会話やアンケートだけではわからない患者さんたちの欲求がわかります。

特に大きな費用をかけずに新規患者さん、およびファン（リピーター）の獲得につながるシステムとなりました。

実はこの方法は、知り合いの奈良市の鶴原敬三院長が経営されているつるはら耳鼻科様（オリコンメディカル社発行「患者が決めた！いい病院」のランキングで近畿2位）を見学した際に、同院で治療を受けられた患者さんの笑顔の顔写真が数多く壁一面に貼り出している取り組みを見たことが原案となりました。

当院では壁一面に貼ることはスペース的に困難だったことと、顔写真をプリントして掲示する作業が意外と大変だということ、写真はプリントせずにPCモニターで流す方が待合室などの患者さんにインパクトがあると思い、現在の方式に自分なりに考え、小児に喜びを与えるようにアレンジしました。

鶴原先生の所では小児のみならず、ご年配の方の写真も掲示してありましたので、高齢者が多いクリニック様ではご年配の方の顔写真を掲示したり、当院と同じようにPCモニターで流すことも検討された方が良いかと思います（ただ年齢的に希望される方は少ないでしょうが）。

当院では現在数百名の小児の会員様がいます。

この方々は大事な常連様（ファン）ですので、定期的、継続的にはがきを送ったりして、当院から積極的にご連絡させていただき、つながりを持つように心がけています。

この方法は単に患者離れを防ぐ目的だけではなく、患者さんとの信頼関係を築く重要な作業にもなります。

歯科業界では以前から定期健康診断などで患者さんに定期的にはがきを送る慣習があります。医科の世界でも内科を中心にそのような取り組みが増えてきています。しかし当院のような耳鼻咽喉科をはじめ、皮膚科、眼科、整形外科などではまだまだ少数派です。なぜでしょう？　それは、そんな面倒な作業をしなくとも、患者さんが数多く来院してくれるからです。残念ながら「あぐらをかいた経営姿勢」と言わざるをえません。

　10年以上前から患者さんに頻回にはがきを送ったり、電話連絡を行うなど当時の医科系クリニックの世界ではあまり行われていなかった様々な顧客サービスの取り組みを行うことで、患者さんに支持されるクリニック作りに成功された藤原ENTクリニック事務長（当時）の木村結花氏が執筆されたマニュアル「クリニックの増患・増収実践ガイド ― お金をかけずにできることから始めてみませんか」「こうすれば患者さまは増えます― クリニック経営必勝作戦お金をかけずにできることから」（アーバンプロデュース刊）を初めて読んだとき、「ここまでするのか！」と大変衝撃を受けました。
　この本は現在絶版となってしまいましたが、当院では数少ない実践的なクリニック経営マニュアルとして、他に発売されていた「藤原ENTクリニック感動のCS実践集　患者さまが集まる本物のホスピタリティとは」（PHP研究所―――現在絶版）のビデオとともに、今でも大事に保存し、スタッフ教育用として活用しています。

　当院はよく代務の先生方に「このクリニックは患者さんの層が非常に良いね。」と言われます。これは単に地域性が良いからというわけではありません。前述のように当院では「柊キッズクラブ」等を通して患者さんとなるべくつながりを持つようにしているからだと自負しています。定期的につながりを持ち信頼関係を築いた患者さんとの間にトラブルは発生しにくくなります。

　これまで記したように、地道に患者さんと信頼のあるつながりを続けることで、いつまでも通院される患者さんの数を減らすことなく、また新規の患者さんを増やしていくことができます。
　他にも色々と常連患者さん（ファン）の方々への顧客サービスの方法があります。増患を意識されているクリニックさんではこのような取り組みも1つの手ですのでご参考になさってください。
　ただし、それが単に利益目的となっているのであれば全く意味をなしません。
　院長とスタッフの使命と理念、価値観をもとにして計画を実行してください。
　われわれの使命は"子供たちの未来のために世界で一番ハッピーなクリニックを創

る！"です。そのビジョンを抱えて、目標（理想）追求し、実行している最中です。

　当面の目標は市場（医療）においてのリーダーです。
　ドラッカーは市場においてリーダーになれと語っています。
　それは単に大規模な企業になれと言っているわけではありません。
　顧客に一番選ばれるかどうかが市場のリーダー要件です。
　例えば、経営破綻する前のJALは大変規模が大きかったのですが、顧客に選ばれているわけではありませんでした。

　「市場において目指すべき地位は、最大ではなく最適である。市場シェアとして狙うべきは、上限ではなく最適である。」
　（「マネジメント―課題、責任、実践（上）」より―――ダイヤモンド社刊）

　小さなクリニックなので、この計画実現には大変な苦労を伴います。世界とか、日本国内ということを考えるとほぼ無理です（笑）。
　ですから、まずは自院の診療圏内でのリーダーという到達目標の実現を目指します。

　「イノベーションに成功するには、最初からトップの座をねらわなければならない。（略）最初からトップの座をねらわない限り、イノベーションとはなりえず自立した事業ともなりえない。」
　（「イノベーションと企業家精神」より―――ダイヤモンド社刊）

　様々なイベントを行うことで当院が地域の皆様に支持され、愛されるようになりたいと思います。
　特に将来小児たちに、当院が笑顔で思い出されるようになりたい、当院のことを思い出すと「にやり」としてもらえるようになりたい。
　「あんなこと（クリスマスイベントなど）をやっていた、面白いクリニックがあった」と憶えていてもらいたい―――
　そのビジョンの達成として様々な計画を立てて、今後も小さなことからコツコツと様々な取り組みを行っていきたいと思っています。

　「われわれが成果を求めて働くことができるのは、計画によってである。意図を行動に変えるのも計画によってである。」
　（「経営者に贈る5つの質問」より―――ダイヤモンド社刊）

「計画の立案だけをすることはできない。仕事には実行の要素がなければならない。さもなければ、成果をあげることはない。夢を見ているだけである。」
（『現代の経営（下）』より———ダイヤモンド社刊）

実践！ Dr. 梅岡の医院経営 pearls

地域活性化および貢献のために我々ができること

　私が学生の時にはよく赤い羽根募金活動や、グリーンマークを集めた活動に積極的に参加していました。社会にでて働きだすと、専ら仕事中心になり、地域への感謝や想いというものを取り残しがちになるように思います。

　朝、ランニングをしていると、公共の道で黙々と落ち葉やたばこの吸い殻を清掃している方の姿を見ることがありますが、ほっとこころが和み、その社会性の高い活動に共感を覚えます。

　私の方でも今回の東日本大震災を契機になんとか遠く東北の地で歯をくいしばっているわが同胞に対して少しでも協力できることがあればと思い、患者さんに絵本や自宅で余っている乾電池の支援を求める掲示を行ったり、募金活動を行ったりしました。結果、日本赤十字社に100万円以上の募金を送付することができ、患者さんやスタッフとともにささやかながら協力できたことを喜びました。

　今後の計画としては広告協賛のみならず、何らかの形で地域の催しに積極的に出店などできればと考えています。

　また地域の皆様への院内解放を通して、クリニックの仕事をもっと知ってもらい、1人でも多くのお子さんが夢をもつきっかけとなれば望外の幸せですね。

院外にパンフレットボックスを設置

　1週間のうちで診療をしている時間って意外と少ないものなんです。いわゆるシャッターを開けて、患者さんを受け入れている時間ですね。

　1週間を時間で計算すると7日間×24時間＝168時間となります。

　当院の診療時間は6時間半×5＋3時間半（土曜日）＝36時間であり全体の21.4％しか診療していないことになります。皆さんのクリニッ

クもそう大きな差がないのではと推察します。

　24時間営業のコンビニと比較するとその稼働率の低さを感じますが、シフト制で回せる業態とは異なりますので単純に当てはめることはできません。ただ、休診のときに前を通りかかる方は潜在的顧客と言ってよいと思います。

　普段その場を通るということは診療時間内にもその付近にいらっしゃる方たちであり、そうした人たちにクリニックの存在をアピールする上で欠かせないのが、パンフレットボックスです。

　クリニックの目指す医療であったり、診療内容をコンパクトにまとめたパンフレットを手に取ってご覧になっていただくことで、24時間の宣伝マンとなってくれます。

　しかも場所代もかかりませんし、設置費用もアクリルケース代の1万円ほどでOKです。既製品がありますので、開院時お世話になる看板業者さんに相談されるとよいかと思います。

　費用対効果ははかりしれません。作成するときは看板のデザインとともに、一貫性の意志が感じられるとなおスマートかと思います。

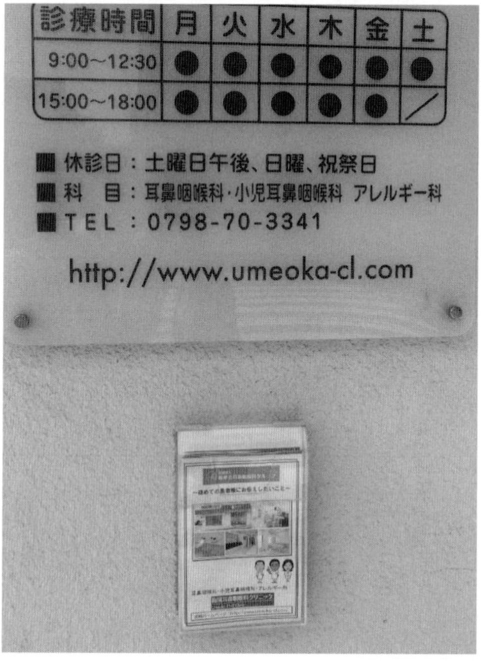

写真C ■ パンフレットボックス

当院のパンフレットは開院時見開き4ページのものでしたが、随時コンテンツを拡大して現在院長メッセージの他、院内MAP、治療内容、専門外来、順番発券システム、診療時間、アクセス、その他写真やイラストを添付して16ページの内容となりました。
　あまり多すぎると患者さんが手に取っても読んでもらえないかなと思いつつ、つい力がはいり、現在も随時刷新を図っています。

うめじび pearls ニュースレター（院内広報）を発行しよう

　普段、院内で我々が行っている業務も患者さんにとっては意外とミステリアスであったり、興味津々だったりするものです。
　例えば、
「先生って診療のお昼休みになにしてるんですか？」
「自分のお子さんも自分で診てるんですか？」（よく聞かれる鉄板質問）
「受付スタッフのAさんはすごい笑顔が素敵な方ですね。前職はなにをされてたんですか？」
　などなど……。
　そういったローカルネタを回答したり、院内でのイベント告知や、近隣のお薦めの店のコラムを提供することによって患者さんの親近感がわき、また口コミ媒体となりうるツールの1つだと思います。
　お薦めの店の紹介1つにしても写真を撮影して、メニューを確認し、記事にするために文章にする、といった一連の作業が必要となり、日常業務とは違った作業が要求されますが、地元のお店同士で親しくなる機会にもなるのではないでしょうか。
　院長は全体を俯瞰するのみにしてスタッフにどんどん委譲し、責任を持って作成にあたってもらうことで、なによりもスタッフが飛躍的に成長してくれます。これホント。
　最初はなかなか進捗が思わしくなかったニュースレターも回を重ねるごとに洗練され、2012年は季刊発行ができました。2013年は隔月発行、そして2014年は月間発行媒体として口コミツールの1つとして活躍してくれています。
　患者さんから見ると、
　院長やスタッフの顔が見える記事や写真が記載
　ちょっとした医療の疑問点に回答

1-4 様々なイベントを行いましょう（医院と患者さんの永続的なつながりを）

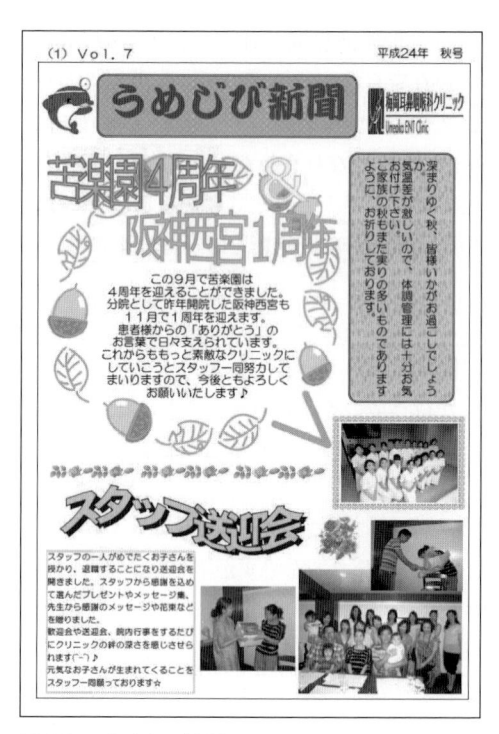

写真D ■ うめじび新聞

豊富なローカルネタを物語調で語る内容
といったことに喜んで反応していただけるようなのでおススメです。

推薦図書
口コミ伝染病（神田昌典）
作成ツール
パーソナル編集長（ver8　定価 17,640 円）

集患効果が高い広告媒体ってなに？

　私が開院した 2008 年にはすでにインターネットで検索をかけて調べることは一般化しており、新規開業医のはほとんどは HP の効果について異論がないかと思います。我々も新しいお店に行くのに評判はどうか、立地はどこか、駐車場はどこか、どういったサービス内容なのかなどをインターネットで調べますよね??

問題はそこにどれくらいの時間とコストをかけるかです．myclinic さんなどのようにテンプレートがほぼ同じの，とにかくここにクリニックがありますよと最低限アピールするものでよいのか．あるいはクリニックの治療方針から，院長の経歴まで詳しく掲載するのか．
　いざ掲載するとなるとコンテンツを充足させるために，文章構成であったり，院内の写真を準備したりする必要が生じてきます．
　自分が開院したときは自分の写真掲載を敬遠気味に考えていましたが，今はその重要性を痛感しています．現在の私のHPには院長である私を含めて，多くのスタッフの写真・イラストを掲載しています．
　人が写っていない写真はリアリティがなく，そこで診察を受けようとする方のイメージを喚起するには不十分だと思います（1階がクリニックで2階が住居となっている先生方は，日常の生活でも顔を合わせることが多く，プライバシーとの兼ね合いがでてきそうですが）．

　全ての患者さんに好かれようと思うとターゲッティングが不明確な何でもクリニックになってしまい，焦点がぼやけてしまいます．特に都市部の場合はすでに医療機関が飽和状態にあり，診療圏内に競合クリニックがあっても何ら不思議ではありません．
　なにかを捨てるというのは勿体ない感じもしますが，それよりも何をウリにするのかという強みを明確に打ち出す努力が必要だと思います．
　先生方も問診票に
「当院をどのようにしてお知りになりましたか？」
といった質問項目を設置しておられるかと思います．が実際それをどこまで活用しておられるでしょうか？　私もマーケティングのことを勉強するまでは漫然とこの数値を集計して眺めて
「おっ！　今月はHPからの来院が前月より増えているなあ，ただ昨年同時期と比べてみるとそんなに変わりがないなあ」
といった感想くらいしか持ち合わせていなかったのですが，しっかりと投資したコストに対してどれだけの集患ができているかを把握する必要があります．
　すなわち同じHPでも月に10人の患者さんが来院していただいたとします．
　すなわち駅看板による費用対効果は適正でしょうか？
　答え

これだけの情報では判定できません。月にどれくらいの駅看板維持料がかかっているか（あるいは初期費用がかかっているか）で計算されるということです。

例えば月 2 万円の駅看板維持料（ないしは年間で 24 万円の駅看板投資を行った）としたときに

患者さんのレセプト単価を 5,000 円と仮定すると 5,000 円 × 10 人＝50,000 円となり

50,000 円（効果）＞ 20,000 円（費用）となり費用対効果が高くでていると評価できます。

これがいわゆるコストパフォーマンスです。

しかし仮にこの駅看板が初期投資として 120 万円かけているとなると月 10 万円の負担になりますので

50,000 円（効果）＜ 100,000 円（費用）となり費用対効果が落ちるということになり、今回の広告の契約が仮に 1 年と仮定すると次月以降をどのように考えるかという対処が必要となります。同じ手法が電話帳広告・電柱看板・野立看板・HP にも該当しますので、計測結果をしっかり活用してこそ次年度の広告戦略が出てくるかと思います。

特にこれから開業を志向される先生方には当初よりしっかり計測することで漫然とした広告掲載から脱却できますし、根拠があることで自信を持って決定することができます。

そして費用と効果が同じくらいであれば、その患者さんは一度でもクリニックに来てくれたわけですから、ある一定の割合の患者さんが継続して来院いただくことを考えればよしとして広告継続と判断されるべきだと思います。

現在の市場環境でもっとも費用対効果が高いのは

口コミ＞ HP ＞駅・野立看板＞電話帳

といったところでしょうか。

広告は他人のメディアを使ってコストを払って人の信用を得るものですので、口コミに勝る宣伝はないでしょう。

昔から診療をして地域の評価の高い診療所が HP もないのに続々と患者さんが来院されているのは口コミによるものです。口コミ発生を喚起すれば理論上宣伝広告費がゼロに収束していきますが、この情報過多のご時世、そこまでにはならないと思います。

ちなみに一般の企業における広告費は業種にもよりますが、売り上げの

3％くらいだそうです。

問診票で来院経路を聞いてみましょう。この際、広告媒体として使用しているすべての項目を記載しておくことです（意外になんの広告だしてたっけ？　というケースになる場合が多い）。
記載していただけない場合は
「もしよろしければどのようにして当院をお知りになりましたか？」
と一言お伺いすれば快くお答えいただけると思いますので、そのあたりスタッフにしっかり周知する必要があります。
こうしたときもドクターが
「次から未記入患者さんに来院理由きいといてくれる？」
と告げるだけではなく、なぜそのような行動が必要なのかをスタッフにしっかり説明する必要があります。納得したスタッフはきっちりと仕事をしてくれるに違いありません。そうなんですよ川崎さん（古いですね……）。人は理由があると記憶が粘り忘れにくくなり、意識をもって行動を起こします（why から始めよ　サイモンシネック　TEDURL）。
そして患者さんの来院経路をエクセルシートに毎月集積していきましょう。

うめじび pearls　メディアからの取材

個人としてのブランディングが広まる、あるいはご縁があると、メディアとの接点が増えてくることが考えられます。メディアとはテレビ・新聞・雑誌・インターネットなど多岐にわたります。
メディアは無料の広告媒体でしかも信頼度は強力。

あふれる情報に対していかにコミットメントして、自身のクリニックに取り入れ、活用できるか。
私のクリニックも当初は無名で PR を打ち出しても反響がなかったのですが、最近少しずつメールをいただいたり、意見伺いの機会を得たりすることで、従来は届かなかった方たちへのブランディングの機会を得ることができるようになりました。
クリニックを知って頂ける媒体を多様化することでより一層新しいことにチャレンジするきっかけになるのではないでしょうか。

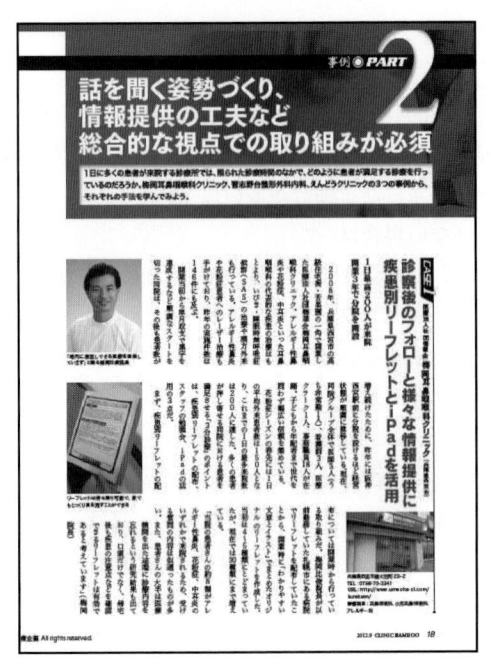

1 他院との差別化――小児をメインとした耳鼻咽喉科経営スタイル

写真E ■ 取材記事

うめじび pearls

口コミはコントロールできるのか？

　新規顧客を獲得するために一番コストが低い方法である「口コミ」というものをどのように伸ばしていくのかが、宣伝広告費抑制のためにも必要です。

　ありがたいことに、口コミで紹介を受けた患者さんは来院される前から当院への信頼度が高いことが特徴です。そうすると信頼関係構築の時間が短縮され、スムーズに診察に入ることができます。口コミを科学的に増幅させる良書2冊をご紹介しましょう。

　『口コミ伝染病―お客がお客を連れてくる実践プログラム』　神田昌典

　神田さんの著書には項目を絞り、宣伝して口コミを増やすノウハウや、様々な仕掛けが紹介されています。

　『急に売れ始めるにはワケがある』　マルコム・グラッドウェル

　この本には流行を広げる少数者（コネクターとメイブン）の話が載っており興味深いです。

コネクターには多くの知り合いがいて、その商品を伝えます。
先生方のクリニックにとってのコネクターはだれでしょうか？
受付スタッフが結構知っているかと思います。
「この前ここのクリニック◯◯さんに紹介しておいたわよ」
なんて言ってくれる方はコネクターですね。
また
「鼻炎で困っているなら◯◯クリニックを教えてあげよう。ここのレーザー技術はここがすごくて……」
と言ってくれる方はメイブンでしょう。メイブンとは他人の問題を解決することにより自分の存在意義を見出す、とっても手助けが大好きな人です。
少数者であるメイブンとコネクターを活用するためのヒントが、紹介状お礼ハガキではないでしょうか。

1-5 小児に特化したことのメリット、デメリット

DRUCKER'S METHOD IN MANAGING A GREAT CLINIC

1 他院との差別化──小児をメインとした耳鼻咽喉科経営スタイル

　すべての組織にとって、生き残りと継続的な成功のためには、新しい製品やサービスが不可欠である。しかし、残念なことにそれはしばしば失敗に終わる。ドラッカーが「失敗のほとんどは、新規事業のための戦略を知らないことが原因」であると説明しているように、新製品やサービスの高い失敗率は不可避なものではない───

市場リーダーをめざすための4つの起業・新事業戦略：
1. 先制総力戦略
2. 弱点攻略戦略
3. 柔道戦略
4. 経済価値創造戦略

高収益ニッチの確保をめざす3つの戦略：
1. 料金所戦略
2. 専門技術戦略
3. 専門市場戦略

　「起業や新事業というと、独創性が何よりも大事と思いがちですが、実際にそれが問題であることはめったにありません。どんなに面白みのない企業にも、すぐれたアイディアはたくさんあります。本当の問題は、有望な新製品や新サービスの失敗率があまりにも高いことです。（略）失敗のほとんどは、新規事業のための戦略を知らないことが原因です。限られた新規事業戦略の中からどれを選ぶかは、リスクを伴う決断ですが、その新製品や新サービスが正しいものでありさえすれば、適切な戦略によってかなりの確率で成功させることができます。」

　　　　──ピーター・F・ドラッカー

さて、ここで問題です。市場リーダーをめざす4つの戦略のうち、最もリスクが低いのはどれですか？
逆にリスクも報酬も最大となるものはどれですか？
（答えは最後）
そしてあなたの目指す戦略は？
　　　――上記は全てドラッカー塾eラーニングより抜粋、再編したものです。

　得意分野にしぼってクリニックを運営することでクリニックの方向性がぶれることなく、院長以下スタッフたちの使命感や理念（価値観）を一本化することが可能です。よってクリニックの経営ということを考えれば、これほど大きなメリットをもたらすことは他には無いように思われます。
　当院の場合は小児に特化したことで、大きなメリットがありました（なお、誤解がないようにお話ししますと、小児が中心ということであって、16歳以上は診察しないということではありません。例えるならば、多くの美容院が女性をメインとした営業スタイルをしていても実際には男性の入店を拒否しないのと同じことです）。

　その理由は、小児科は例外として現在、数多くのクリニックや病院が高齢者をターゲットとしているためです。
　少子化に伴い、ビジネスとしてクリニック経営を考えた場合、内科を中心とした多くのクリニックは高齢者をターゲットにおいています。
　クリニックのみならず、病院など多くの医療施設が数年前から大きく高齢者向けに舵を切っています。語弊がありますが、いわゆるシニア・高齢者ビジネスです。
　ドラッカーの分類する戦略としては、医療業界なので一部該当しませんが、大まかに言えば「先制総力戦略」と言えるかもしれません。

「先制総力戦略」の特徴は

　市場リーダーあるいは市場支配をめざす。
　リスク、報酬とも最大である。
　再挑戦はあり得ない。市場でのリーダーシップを握るか、まったくの失敗かのいずれか。
　製品やサービスは既存のものの単なる改良ではなく、はっきりと新しいものでなければならない。
　この戦略で成功する多くの企業は、戦略開始時には小規模だが、成功によって規模

を大きく拡大する。
　（ドラッカー塾eラーニングコース解説文より）

　というものです。

　医療系のみならずご存知の通り様々な業界が高齢者を中心としたビジネスを展開しています。例えば、身近な例ですと、大手スーパーが高齢者に合わせて開店時間を早めたり、長引く不景気でスーパー減少が進んだために発生した高齢者買い物難民を救うために、最近は都市の中心にあるコンビニまで高齢者向け店舗が増えつつあります。

　高齢者をターゲットにして老健、在宅、サ高住などで先行したクリニック、病院、企業はずいぶん大きな利益を上げたようです。そのためさらに大きな投資をして、規模を拡大させている法人や企業が多いですね。

　特に平成24年度からは在宅に大きな比重が置かれたため、診療点数も何と前年の2倍！　というあり得ない配点がなされました。

　そのため、一部の在宅医療が得意な内科系病院、クリニックはここがチャンスとばかり3人以上の常勤医師の確保などを行い、さらなる経営基盤の確立、規模の拡大を行っている最中です。

　また、現在は在宅をほとんど行っていなくとも、「ビッグウェーブが来た！」とばかりに急に在宅を始めようと考える開業医も数多くいます。

　もともと内科系のクリニックなどは高齢者が得意分野なので、長所進展という経営にとって大事な点を考えるとこれで良いと思います。点数配分も大きくなり、今しばらくは在宅をメインにしても経営上、損は無いと思われます（ただし、交替要員が不足の場合は非常にキツい仕事になると思いますが）。

　でも、本当にこのままうまく行くのでしょうか？　中・長期的に見た場合、私は大きな不安を持ちます。

　在宅分野の医療報酬も高くなり、まるで国や政府は「こっちに来ると美味しいよ〜」と大きく手を振って誘っています（なんだか怪しいです）。

　「昔から、ただほど高いものはないという。（略）いかに魅力的であっても誘惑に負けてはならない。結局は高い代償を払わされる。たとえ経営上の判断がイエスであっても、賄賂のごときインセンティブに対しては、ノーというべきである。これまでの経験によるならば、そのようなインセンティブを享受しても、結局は大きな

1　他院との差別化──小児をメインとした耳鼻咽喉科経営スタイル

損失を被る。」

（「明日を支配するもの」より―――ダイヤモンド社刊）

　世の中、美味しい話ほど怖いものはありません。誰もがわかっていることです。皆が高齢者向けに殺到した場合、いくら今後高齢者が増えるといっても、過当競争になることは目に見えています。最初は美味しい設定にしておいて、参入する病院やクリニックを多くさせる、やがて高齢者の取り合いで過剰なサービス競争が始まり、過当競争となる。ここでしめしめとばかりに国はじりじりと真綿で首を絞めるように診療報酬を下げていく。やがて体力が無いところから脱落していく。

　最後はチェーン展開に成功した一部の大手が独占禁止法に触れない程度に少数残るだけになるのではと危惧しています（その時に医師以外でもクリニックや病院が経営できるように法改正され、TPP も導入されていれば、残るのは外資系大手企業のみの可能性すらあります）。

　高齢者向けにシフトしたすべての医療機関、企業は今後の需要増大を予測して設備を拡張し、規模を拡大させていますが、需要増加分のすべてが自らの機関、会社でまかなえると想定されているようにみえます。やがて稼働率 50％を切るような設備過剰と価格破壊がもたらされるかもしれません。

　上記のように規模を拡大させ、市場支配をめざし、リスク・報酬とも最大という点において「先制総力戦略」と考えられます（ただ、他業種分野と比較し、医療分野のリスクはそれほど高いとは言えないので、その点では違うかもしれませんが）。

　また、多くの企業や医療法人がマネをして後から後から参入しているので、「創造的模倣戦略」（ゲリラ戦略の 1 つで先行するライバル商品に足りない部分を補ったり、一工夫加えた類似商品で追い抜こうとする戦略）とも言えます。

　医療系ではかつて株式会社コムスンが「先制総力戦略」を行いました。しかし、介護報酬不正請求が数多く発覚し、戦略は失敗、市場からあっという間に消滅しました。最初から大規模で活動を始めたことが失敗の原因でした（端から見るとまるで、「介護は儲かる」と言わんばかりの利益追求の姿勢で市場に参入したことも失敗原因の 1 つかもしれません）。ドラッカーは初めて企業活動を行うときはまずは小さく活動を始めることが大事だと言っています。ドラッカーの教えを忠実に実践していれば失敗はなかったかもしれません。

> 「大がかりな構想、産業に革命を起こそうとする計画はうまくいかない。限定された市場を対象とする小さな事業としてスタートしなければならない。さもなければ、調整や変更のための時間的な余裕がなくなる。」
>
> （『イノベーションと企業家精神』より―――ダイヤモンド社刊）

「先制総力戦略」が現在進行中のものとしては薬局チェーンが当てはまります。特にネット系の薬局はその傾向が顕著です。市場はいくつかの大手企業で完全に支配されています。個人店は病院やクリニックの門前薬局としてしか生き残る道は無いような状態になってしまいました。店舗型の大手チェーンは食品まで扱い、薬局というよりほぼスーパーです（実際に競合相手はコンビニやスーパーだそうです）。ネット販売やポイント制まで始まってしまい、チェーン店以外の個人経営店は価格的にも圧倒的に不利で、すでに薬やティッシュ・トイレットペーパーなど生活雑貨の販売業務・調剤だけでは経営は成り立ちません。普通の薬剤師が昔のように小さな町の個人店舗を経営していくことはほぼ不可能な時代となってしまいました。

薬剤師は大病院に勤務しない場合、病院やクリニックの門前薬局の経営者となって生き残るか、チェーン店の店長として働くしか道がなくなってしまいそうです。

私事ではありますが、私の実家は父が薬剤師で薬局の個人店主でした。30年ほど前まではなんとか経営できたのですが、20年ほど前から徐々に大手薬局のチェーン展開が始まり、個人店の淘汰が始まりました。父も1年365日ほとんど休みなく働き、近所にできた2店のチェーン店に必死で対抗しましたが、資本主義社会の悲しさで根性と努力だけでは価格的に歯が立たず、ご多分に漏れず急激に業績が悪化し、あっという間に廃業に追い込まれました。

もちろん、個人店の互助会となる日本薬剤師会も手をこまねいていた訳ではありません。政治家を立てて、必死に献金し、国の政策に反対し、対抗しましたが、最後はこれです。結局のところ、世の中の流れ、国の政策には敵わなかったということです。

> 「変化はコントロールできない。できるのは、変化の先頭に立つことだけである。今日のような乱気流の時代にあっては、変化が常態である。変化はリスクに満ち、楽ではない。悪戦苦闘を強いられる。だが、変化の先頭に立たないかぎり、生き残ることはできない。急激な構造変化の時代を生き残れるのは、チェンジ・リーダーとなる者だけである。」
>
> （『明日を支配するもの』より―――ダイヤモンド社刊）

1 他院との差別化――小児をメインとした耳鼻咽喉科経営スタイル

現在の大手薬局チェーン、特にネット系薬局は時代の流れと変化の先頭に立ったチェンジ・リーダーと言えるかもしれません。もっとも、今後コンビニや大手スーパーと全面戦争になれば、いずれは家電量販店のように合併・吸収で再び淘汰が始まるのでしょうが。

次に歯科業界が厳しい変化の流れの中に入ってきています。歯科業界は経営努力をしなくともある程度経営可能な医科の世界からは考えられないぐらい過酷で、一部チェーン展開に成功した医療法人以外、個人経営の歯科クリニックは地域にもよりますが、自費診療を行わず、保険診療のみでは経営的にギリギリの所に立たされています。

保険診療のみの経営では患者来院数がよほど多くない限り、苦しいものです。そのためリスクが高くともインプラントなどを行って経営を成り立たせようとするクリニックは少なくありません。

歯科クリニックのなかにはそれらの仕事内容に対して使命も理念もなく、自分や自院との価値観も一致せず、単に利潤追求になっていて、そのためインプラントなど難度の高い分野に手を出してもうまくいくはずもなく、不毛な低価格競争を行い、最後は医療事故を起こして廃院となるケースも散見されます。悲しいことです。

開業後の経営努力も大変で、診療報酬に比して明らかに過剰な設備投資をし、診療点数アップのために今や歯科医師より給与が高くなった歯科衛生士（歯科衛生士は医科系クリニック勤務の一般の正規看護師より給与が高い）を雇用し、自費率を高めるために開業後も何回も何十回も多額のセミナー（30〜50万円程度）に通い、継続して勉強も続けねばなりません。接遇力や経営能力を高める努力も、もはや飲食店並みです。ここまでしても借金を返済していくのが精一杯で年収は低く、多くの新規開業の歯科クリニックはほぼワーキングプアに近い状態です。

現在、歯科医師国家試験の難易度は相当高く、年間数百万の学費（私立の歯学部を卒業した場合）も考えると全く割が合いません。当然の結果ですが、私立の歯学部は現在定員割れが当たり前で、100人の募集で50人来ない所も珍しくありません。そりゃそうです、現状のままでは卒業しても夢がありません。現在歯科クリニックはコンビニより多く、美容師業界と何も変わりがありません。医療技術やリスクは医科系とほぼ同等のものが求められるのに、その報酬がこれでは努力が報われにくい、夢の無い職業の1つだと言っても過言では無いと個人的には思っています。

たとえ立派な使命があっても、ビジョンがなければ若者はその分野に進出していこうとは考えないでしょう。残念ながらこの状態はまだまだ続きそうです。

看護師も不景気が続く割にはなり手が一向に増えません。この職業も歯科と同様に

仕事のリスクや過酷さの割に報酬が少ないことが原因なのは皆さんご存知の通りです。国は否定していますが事実上、慢性的な人手不足のため、海外から看護師を導入することが試験的に行われつつあり、逆に嫌気がさして国内のなり手がさらに減りそうな予感がします。言葉や生活習慣・宗教観の違いなどの問題があり、海外の看護師は国が画策した程は定着しないと思われます。それをバックアップするためにまた多額の国費を費やすことになれば、本末転倒です。

　個人的には逆に外国人看護師への投資分を看護師への報酬に回し、資格を取ったものの就業していない潜在看護師の掘り起こしを行った方が、なり手が増えて良いと思うのですが……。

　では我々医科（医師）はどうでしょうか？　今は医師不足と言われていますが、厚労省のデータを見るかぎり、ここ10年で1万件程度開業医は増えています。
　純増数は減少しつつありますが、未だ着実に増えていることに変わりはありません。
　さらに医師不足との理由で、5年程前から1〜2割程度医学部の定員も増えています。逆に日本の人口は徐々に減ってきています。結果として普通に考えれば地方は別として、都市部ではさらに開業医の競争が激化する可能性が高いと思います。

　最近は女医さんが多いからそんなに激化しないとか、科によって医師の数にばらつきがあるから、内科以外はそれほど心配ない、今後医療を必要とする高齢者が増えるから医師のニーズは逆に高まるなどの意見もありますが、そういった自分にとって都合の良いことばかりを言い出すときりがありません。単純に考え、今後は開業医同士の競争は激しくなると思っておいた方が後々無難です（それを証拠に医院経営マニュアルと言われる本が毎年多数出版されています）。

　そうなると開業医の多くは内科系ですから、得意分野となり、さらに今後市場的に有望で患者層が最も多い高齢者をますますターゲットにしてくるでしょう。現在、当院のように小児をメインとしたクリニックは小児科や一部の歯科を除きほとんど存在しません。
　そのため競争はあまり激しくなく、安定して新患を獲得できることは、語弊はあるかもしれませんが経営上の大きなメリットとなります。また最近は少子化に伴って、多くの自治体で15歳以下の小児は診療費の自己負担を0割にしている所が多くなってきました。これも大きなメリットです。

　現在の日本では少子化になりつつあるとはいえ、絶滅するわけではありません。これからも子供たちは生まれてきますし、子供たちが必要とする医療ももちろん欠かせ

ません。よって当院が現在行っている小児への特化はリスクが少ない「柔道戦略」と、敢えて他のクリニックが参入しようと思わない「ニッチ戦略」を合わせたようなものと言えるかもしれません。

　企業戦略を2つ組み合わせるなんて矛盾が生じるのでは？　と疑問をもたれる方もいると思いますが、ドラッカー的にはそれはありです。

> 「企業家戦略は4つある。総力戦略、2番手戦略、価格戦略、ニッチ戦略である。これらは互いに相容れないものでない。2つあるいは3つの戦略を組み合わせて1つの戦略にすることもできる。しかし、これら4つの戦略にはそれぞれの特質がある。適合するイノベーションと適合しないイノベーションがある。それぞれが起業家に対し異なる行動を要求する。特有の限界をもち、特有のリスクをともなう。」

（『イノベーションと企業家精神』より―――ダイヤモンド社刊）

ちなみに「柔道戦略」とは

　リーダー企業は予測できる行動パターンを続けがちなので、新規参入企業はリーダー企業の姿勢を研究する。
　リーダー企業が犯しがちな間違いは、以下の4つのいずれかに当てはまる。ハイエンド市場へのこだわり、すべての機能の一括提供、自社で開発したもの以外は受け入れない姿勢、優れた品質を決めるのは顧客ではなく自分たちだという思い込み。
　そこに目をつけて、新規参入企業はリーダー企業が自認する強みを短所にかえる。
　新規参入企業の攻撃に対する市場リーダーからの抵抗は小さい。しばらくのあいだは攻撃に気づかないことさえ多い。
　新規参入企業には、リーダー企業の短所を察知したら直ちに行動を起こすだけの意思と資源が必要である。

（ドラッカー塾eラーニングコース解説文より）

というものです。「創造的模倣戦略」と同じく「ゲリラ戦略」の1つです。最近のパナソニックやシャープの失速はサムソンやLGに「柔道戦略」を仕掛けられた結果といえます。以前はソニーやトヨタを始めとした日本の得意とする戦略だったのですが。

「柔道戦略」についてドラッカーは

1-5 小児に特化したことのメリット、デメリット

> 「トップ企業が挑戦を気にしたり、脅威と見なしたりする分野では競争しない。柔道戦略とはゲリラ戦略の１つである。」
> （「イノベーションと企業家精神」より――ダイヤモンド社刊）

と述べています。

　小児に特化したことのみならず、先に述べたとおり、診療時間の変更（当院がある地域は午後３時30分〜４時からの午後診開始が最も多い）もある意味「柔道戦略」に当てはまると言えます。

　「ニッチ戦略」は小回りのきく中小企業向けの戦略です。よって、小規模のクリニックには最適な戦略の１つです。「ニッチ戦略」というとニーズの隙間を見つけて、ありそうでなかった商品やサービスでヒットを狙うと思いがちですが、ドラッカー的にはそれだけではありません。

　ドラッカーの言う「ニッチ戦略」とは 1. 料金所戦略、2. 専門技術戦略、3. 専門市場戦略、の３つにわかれ、それぞれを具体的に述べると

料金所戦略

　何らかの大きなプロセスを成り立たせるのに不可欠な製品やサービスを提供する。
　顧客にとって、製品やサービスの利用にかかる費用は問題にならない。
　ニッチを最初に独占した企業が他の企業をうまく締め出すためには、市場は十分に狭くなくてはならない。
　業界や市場に精通していることが必要である。
　収益性は高いが成長の可能性は限られ、企業の将来は全体的なプロセスの継続的な成功と不可分である。

専門技術戦略

　料金所戦略と同様、ニッチの確保をめざすが、ニッチの規模はやや大きい。
　ニッチは、新たな産業や市場形成の初期に、高度な技術の開発によって作られる。
　こうしたニッチを見つけるには、有望な新市場、新産業、トレンドがもたらす機会を体系的に調査しなければならない。
　競争から自らを守るために、自社の技術を常に革新しつづけなければならない。
　専門技術はより大きな製品やサービスの一部なので、市場への技術の提供は他社に依存せざるを得ない。

専門市場戦略
　新規参入企業は、小規模で専門化した市場ニーズの充足をめざす。
　ニッチは、新規参入企業が利益を得るだけの規模はあるが、潜在的な競合他社にとっては攻略に値するほどの規模であってはならない。
　──というものです。
（ドラッカー塾　ｅラーニングコース解説文より）

　ドラッカーは「ニッチ戦略」について

　「この戦略のポイントは、製品としては決定的に重要でありながらほとんど目立たず誰も競争してこない点にある。」
（「イノベーションと企業家精神」より───ダイヤモンド社刊）

と述べています。
　なお、クリニックの場合の「ニッチ戦略」は製品やサービスだけではなく、自ら市場を狭め、地域ニッチを狙うことが重要です。
　すなわち「○○市在宅医療 No. 1 ！」「○○手術は地域 No. 1」等です。

　当院が選択した方法は「ニッチ戦略」の中でも「専門市場戦略」と言えると思います。ただし、「専門市場戦略」は市場が大きくなりすぎるとライバルの参入が増えますので、例えば、当地域での小児の急激な増加や小児に関する保険点数の大幅な増大があれば、他のクリニックも参入してくるでしょう。よって「ニッチ戦略」では油断は禁物。取り巻く環境やニーズの変化を見過ごすと、大きな損失を招くかもしれません。常に顧客（患者さん）の声を聞き、顧客を満足させ、今後も市場の分析に努めることが必要となります。

　ただ小児に特化した場合であっても、小児の受診が増えれば当然の如く、その両親や祖父母も受診されますし、幼少時の時から通院している子供たちは成人後もよく受診してくれます。意外と患者層は広いことが後に判明しました。また成人後に当院に職員として就職してくれることもあり、その時は大きな感動を覚えます。当院に通院していた子供たちが成人し、結婚後も地元に残っている場合、悪いイメージがなければ、将来自分の子供も連れてきてくれるかも知れません。小児に特化したからと言って、患者さんが小児ばかりとはなりません。かようにリスクは小さなものです。

小児やその家族の受診が多い場合は、若い世代が多くなるため、クリニックはかなり活気があふれます。当然スタッフたちも若い世代が中心となるため、受診しようとする新規患者さん（特に若い層）にとって、いわゆる、「待合室に居るのは古くからの常連（高齢者）ばかりで雰囲気的にクリニックに入りにくい」といった弊害も防げます。

　メリットをまとめますと
1. 競合医院があまり興味を示さない市場の小さな小児をメインにすることで競争が比較的少ない。
2. 多くの自治体で乳幼児・学童診療の自己負担分無料の傾向が増えつつあり、そのため今後受診率が高くなる可能性が高い。
3. 小児の時からクリニックを気に入ってくれれば、大人になっても受診してくれる。将来子供ができたら、自分の子供もつれて受診してくれる。さらに職員として入職してくれることもある。
4. 小児のみならず、意外と多くの小児の両親や祖父母も一緒に受診してくれる。
5. 患者層もスタッフも若い世代が多くなり、クリニックが活気づき、永続的な経営が可能となる。
　等です。

　もちろん小児をメインとすることで、デメリットも生じます。当院にとって一番の大きなデメリットは小児を多く診察することで、他の同じ科のクリニックに比べて診療リスクが高くなるといったことです。最悪の場合は訴訟問題になりかねませんので、この点は少しばかり痛いところです。そのため緊急時にはなるべく近医小児科医院も受診してもらっています。ありがたいことに県立の小児専門病院も同じ市内にあるので、大変助かっています。

　ただ、紹介ばかりでは情けないというか、他力本願で無責任なようにも感じましたので、最近は小児科専門医師に月に何回か来ていただいて、外来診療を行ってもらっています。
　単なる急性疾患の治療だけではなく、耳鼻咽喉科領域の慢性疾患の小児の患者さんのチェック（長期内服が問題ないかなど）を行ったり、お母様のお子さんの持病や成長に対して不安な点があればその相談を受け付けたりしています。
　もちろん、現時点で大きな利益とはなりません。ただ当院には"子供たちの未来のために世界で一番ハッピーなクリニックを創る！"という使命があるので、営利目的ではなく、社会的責任として行っています。

> 「企業をはじめとするあらゆる組織が社会の機関である。組織が存在するのは組織自体のためではない。自らの機能を果たすことによって、社会、コミュニティ、個人のニーズを満たすためである。組織は目的ではなく手段である。したがって問題は『その組織は何か』ではない。『その組織は何をなすべきか。機能は何か』である。」
> (「【エッセンシャル版】マネジメント―基本と原則―」より―――ダイヤモンド社刊)

ただ、ドラッカーは社会的責任のためとして、不経済なことをするのは逆に無責任な行動だと言っています。ですので、社会的責任だからといって経済的な能力をわきまえず、負担しきれない、赤字になるような事業を行ってはいけません。

当院も赤字にならぬように十分注意して事業を行っていくつもりです。

デメリットの2つ目は、小児がメインとなると必然的に「クリニックがうるさくて落ち着かない」などといった理由で一部高齢者の足が遠のきます。高齢者の方は1度クリニックを気に入っていただけると1カ月に1度のペースではありますが、ほぼ定期的に通院していただけるので、安定した経営ができます。本音を言えば、リピーター傾向のある高齢者の方々に敬遠されるのはクリニックの収益を考えるとあまり喜ばしいことではありません。

当院は耳鼻咽喉科です。皮膚科と一緒でただでさえ患者数の季節変動が激しいのですが、小児が多くなることで、輪をかけて季節差が激しくなってしまいます。繁忙期と閑散期の患者数の比率はおよそ3：1です。スタッフの配置が難しくなり、よく悩まされます。パートの方の出勤日数を繁忙期は多く、閑散期は少なくすれば良いと思われるかもしれませんが、パートの方も生活費のことや保育園などに提出する勤務実態調査書への記入のこともあり、繁忙期はともかく、閑散期に出勤日数が極端に減ることをかなり嫌がります。だからと言って、逆に繁忙期に出勤日数が増え、さらに時間外労働が増えることも嫌がります。これらの問題は私を大変悩ませました。

看護師のみならず事務系スタッフでもパートさんにはそういった傾向があります。そのため雇用後にもめることを避ける目的で、当院では事前の面接でそういった不規則勤務を希望されない方の採用はもうほとんど行っていません。

しかし、そうすると看護師のみならず事務系スタッフまで応募が激減してしまうこともあります。そのため当院では対策として、繁忙期のみ1、2名の派遣社員さんに来てもらっています。派遣スタッフは時給が高いのが難点ではありますが、契約した期間はほとんど休まず勤務してもらえるので、閑散期に人員配置で頭を悩ませる必要

がなく、精神的に楽です。ただ、派遣スタッフは能力にかなりの差があり、あまり優秀でない方が派遣される場合もありますので、1度に2、3社から人材を紹介してもらい、比較して一番当院にマッチした方と契約しています（当院の場合はITリテラシーがまずまず高く、また当院にカルチャーフィットした方と契約しています）。

数社比較してから契約する方法を人材派遣会社は相当嫌がりますが（笑）、お人好しで人材派遣会社に遠慮していては当院が損をしてしまいますので、遠慮なく比較させていただいています。また、思ったように働けない方はあっさりと短期でお断りしています。

小児が多いと、子供同士のトラブルもたびたびです。最悪の場合、その親同士が対立してしまうこともあります。またキッズルームなどの院内設備がよく壊されます。

でもこればっかりは仕方がないので保険対応で修理を行います。大人でも相当力をかけないと壊れないようなものまで壊れていることがあり、小児の秘めたるパワーにびっくりさせられることがしばしばあります（苦笑）。

おもちゃは大型の乗り物やクッション素材の動物を置いてあるのですが、こちらもシールを全て剥がされたり、動物の場合は、縫い付けてある目などをはぎ取られます。最後には動物クッションのかどのほころびを徐々に大きくして、隙間から中のスポンジを掻き出し、大きく損傷させます（何かの本能でしょうか??）。

前述のように絵本も安価で頑丈なものを選択し、さらに損傷を防ぐために専用のフィルムでコーティングしますが、そこまでしても破られ、バラバラにされてしまいます。カーテンを固定器具ごと外されたり、テレビにつながるコードを引きちぎられたりすることさえあります。

なぜ破壊するのを親は注意しないのか？　なぜ壊しても知らんぷりで謝罪を一切しないのか？　と憤りを覚えることもしばしばありますが、いちいち腹を立てていても仕方がないので、キッズルームも含めて院内あちこちに監視カメラを導入しました。これで状況は大分改善されました。

監視カメラ導入前のことですが、何の不満があるのか、混雑時に院内スタッフが見ていない隙を狙ってさりげなく待合室のソファーを切り裂く「切り裂きジャック」のような患者がいたためにずいぶん悩まされましたが、監視カメラ導入後はそのような行為も一切なくなりました。

ただ、小児は悪意を抱いて破壊工作を行うわけではないので、監視カメラを設置し

ても完全に被害が無くなるわけではありません。

　また子供は興奮したり、泣いたりすると吐いたり、小便を漏らしたりするため、キッズルームをたとえ毎日きれいに消毒・清掃しても、痛みが早いですし、小児独特の異様な臭いがしみ込んできます（笑）。

　そのため3、4年に1回は必ずキッズルームを改装しています。

　無駄な経費の感じもしますが、飲食店と同じでクリニックは常に綺麗にしておかないと患者離れになるので、必要経費と割り切って頻回の改装工事を行っています。

　よく新規開業の内科や小児科でキッズルームに北欧の高級おもちゃや1冊3,000円前後する素敵な海外の立体絵本などが置かれるケースを目にします。「うちは夢のある綺麗なクリニックでよその（貧相な）クリニックとは違うのよ〜」と、イメージアップを行いたい気持ちはよくわかりますが、一般的な地域での開業の場合は間違いなくすぐに壊されるのでそれはやめた方が良いです。盗難もまれではありません。それが現実です。

　小児用の本やおもちゃは使い捨てと割り切って、1つ高額なものを買うよりは同じ金額で安いものを数多くそろえて、どんどん入れ替えましょう。それも中古で十分です。ヤフオクやブックオフよりフリーマーケットでそろえるのはさらにお安くてお勧めです。

　キッズルームがあり、感染症の小児が多いと「うちの子供も伝染される！」と予防意識の高い親御さんから逆に敬遠されるケースもよくあります。当院は歯科も併設されているため、歯科を受診される方には「歯の治療で来院しているのに、風邪なんか伝染されたらたまったものではない！」と歯科受診を避けられてしまうケースも多いです（数年前に大流行した新型インフルエンザの時は特にその傾向が顕著で、歯科部門は前年比で10％以上の受診減となりました）。

　こういった患者さんへの対策として、院内のあちこちに殺菌・除菌型の空気清浄機を一般医院より数多く設置しています。またそのことを電子ポスターなどでしっかりアピールしています。

　もちろん医師の皆様はおわかりの通り、これらは所詮気休めです。

　広い空間でウイルス除去可能と言われる空気清浄機を作動させたところで、カタログでうたっているほど、人から人への感染予防の十分な医学的効果があるとはとても思えません。

　ただし、そういった科学的正論をいくら吐いても、これらがあると無いとでは患者さんへのクリニックとしての衛生に対する姿勢が全然違ってみえますので、やむを得

ません。
　現在は感染症の方と歯科受診の方など感染症ではない方との分離対策として、郊外型大型商業施設のフードコートでよく使用される呼び出し用ポケットベル（Ⓒソフトコールなど）を活用しています。小児の大声が気になる高齢者や具合が優れない方にもお渡しして、車や院外などで待ってもらっています。
　将来的には待合室を歯科と耳鼻咽喉科、感染症の方とその他の疾患の方、高齢者と小児などを完全に分離させたいと思っています。
　同じような悩みを抱えているクリニックでは上記ポケットベルを積極的に活用することをお勧め致します。なお、導入前にしっかりと院外のどこまで無線が飛ぶかを把握しておかないと、患者さんとの「呼んだ、呼ばれてない」でトラブルを起こす可能性がありますので、ご注意ください。

　デメリットをまとめますと

1. 小児が多い場合は、小児の体や疾患をよく知っていないと医療リスクが高い。また、小児を上手にあやすという保育士的な対応が医師のみならずスタッフ全員に要求される。対応として小児科専門医に定期的に診察に来てもらうことも一案だが、費用的に厳しいものがある。
2. 感染症の患者層がメインの場合、受診者数の季節変動が激しくなり、スタッフの配置などに苦労を要する。
3. 高齢者や子供の騒ぐ声を煩わしく感じる方の受診率が低くなってしまう。そういった患者さんの不満解消のためには待合室を完全分離したり、多数の空気清浄機の設置、呼び出しベルの活用など様々な対策が要求される。そのための設備投資が必要となる。
4. 院内（特にキッズスペース）の劣化が激しくなる。特に設置してあるおもちゃ、本は壊されやすい。そのため改装費用が通常のクリニックよりかかってしまい負担となる。
5. 子供同士のトラブルが頻発し、時にエキサイトした親同士のトラブルも起こってしまう。またその仲裁を行う必要性がある。

　———などです。
　小児に特化することは良い面もたくさんありますが、こういったデメリットもありますので、先生ご自身の診療スタイルや使命と理念、クリニックの方針・価値観と照らして考えられた方が良いですね。しかし、リスクやデメリットがあるからといって

それを行動規範にしてはならないとドラッカーは言っています。どんな活動でもリスクはつきものです。

「リスクを避けることにとらわれるならば、結局は最大にしてかつ最も不合理なリスク、すなわち無為のリスクを負う。」
「リスクの有無を行動の基盤としてはならない。リスクは行動に対する制約にすぎない。」

（「創造する経営者」より―――ダイヤモンド社刊）

　小児が増えたことで秋から春にかけての総患者数が極端に増えてきましたので、最近は多くの耳鼻咽喉科・小児科代務医師に外来を手伝っていただいています（現在私の他に5名の代務の耳鼻科専門医師と1名の小児科専門医師が在籍しています）。
　一般クリニックで外来診療可能な耳鼻咽喉科医師、小児科医師ともになかなか見つかりませんので、確保は大変でしたが、当院の理念に賛同していただいて、ここまで集まっていただきました。本当に皆様に感謝しています。
　新しい医師仲間が増えた時にもクリニック経営者としての喜びを感じます。「ああ、自分の方向性は間違っていなかった」と。

　当院のケースは特化の一例です。小児でなくともクリニック経営において何かに特化することはクリニックの特色を出すことや経営の方向性としてとても大事ですから、ぜひお勧めしたいですね。
　特にまだ誰も行っていない分野や、まだあまり一般的でないことに特化するとライバルが少ないため、「ニッチ戦略」としてクリニック経営の成功につながります。もちろん、継続したぶれない経営努力が必要になります。しかし、多くのクリニックが行うこと（高齢者をターゲットにした在宅医療や検診など）に後でついていっても成功はほとんど望めません。成功するにしても大きな苦労を伴いますし、その利益は苦労の割には少ないケースがほとんどです。
　ただし、特化するといっても単に「儲かるから」という考えでは成功しません。自分自身の使命感や価値観と合わないことを行っても、長くは続きません。
　自分やクリニックの使命感と理念をまず考えてから行動を起こしましょう。また自院の使命や理念に共感してくれる医師やスタッフたちを集めましょう。

　戦略を立てて、行動を起こしても必ずしもうまくいくとは限りません。百発百中などあり得ません。そんなことは曲芸です。ではどうしたら良いのでしょうか？　ド

ラッカーはこう述べています。

「戦略がうまくいかない時の鉄則は、もう一度行う、それでもだめなら別のことを行うのである。もちろん一度ではうまくいかないことが多い。そのときには、わかったことは何かを考える。そうして改善する。もう一度力を入れる。それでもだめならば、あまり勧めたくはないが、さらにもう一度試みる。それでもだめならば、成果の出る他の戦略に移る。時間と資源は限られ、行うべきことは多い。」

(「非営利組織の経営」より―――ダイヤモンド社刊)

どうでしょうか、あなたのクリニックの戦略として何か思いついたでしょうか？お役に立てれば嬉しいかぎりです。

(最初の問いの答え)

Q: 最もリスクが低いのはどれですか？
A: 柔道戦略

Q: 逆にリスクも報酬も最大となるものはどれですか？
A: 先制総力戦略

戦略について詳しくお知りになりたい場合は「イノベーションと企業家精神」（ダイヤモンド社刊）を参照してください。

さて、次の章ではクリニック経営において一番重要なマネジメントについて解説します。

私は経営に関する様々な方のセミナーに参加し、講演を聴いてきましたが、最も強く印象に残った方の1人が、耳鼻咽喉科クリニックの医療事務員から事務長となり、クリニック経営において単にスタッフの接遇向上だけではなく、クリニックの増患・増収にまで導いた前藤原ENTクリニック事務長で伝説の医療スタッフ・木村結花氏です。

木村氏は現在、福井県鯖江市の医療法人寿人会木村病院と鯖江リハビリテーション病院で事務長を務めていらっしゃいます。

なんとかして木村氏から直接ご指導頂きたい―――

そう思った私は、無謀にも木村氏に直接無理をお願いしてしまいました。結果、大変好運なことに当院に定期的に来院してご指導していただけることとなりました。今でも定期的にご指導を受けているのですが、ずいぶんと勉強になり、スタッフ達も大きく成長しました。

次章ではドラッカーだけでなく、実際に医療現場で色々と実践し、経験された木村氏の考えや直接のお言葉も含めて、マネジメントについて述べていきたいと思います。

実践！ Dr. 梅岡の医院経営 pearls

私（梅岡）が注意した院内設計

動線の短さでスタッフの負担を軽減

クリニックでは患者さんが待合室⇒診察室⇒処置室と移動しますが、スタッフも移動することが多い環境です。受付・会計を除けば決してデスクワークではありません。そういった院内での動きを極力省くため、どのように医院設計をするかは時間との闘いであるクリニックにとっては死活問題となります。いかにスタッフ動線と患者動線がかぶらないかがポイントの1つになろうかと思います。

当院で導入した事例をご紹介しましょう。

カルテボックス

当院は電子カルテを導入していますが、仮想カルテともいうべきクリアファイルを活用してアナログとデジタルの利点を共に活かしています。

いくらデジタルにしようとしても、患者さんのお薬手帳であったり、院内の検査および処置指示には付随するファイルで管理する方が、クリニックレベルでは有用ではないのかというのが私の結論です。

その中でクリアファイルが頻繁に移動するのが待合室⇔診察室ということになります。

そのやりとりを短くするためには、受付のすぐ横が診察室であればよいのですが、患者さんが大勢いらっしゃる受付と、患者さんとお話しする場である診察室が隣同士だとどうしてもプライバシーの問題や環境面の配慮が行き届かない恐れがあります。そこで、その両者を壁で仕切るものの、

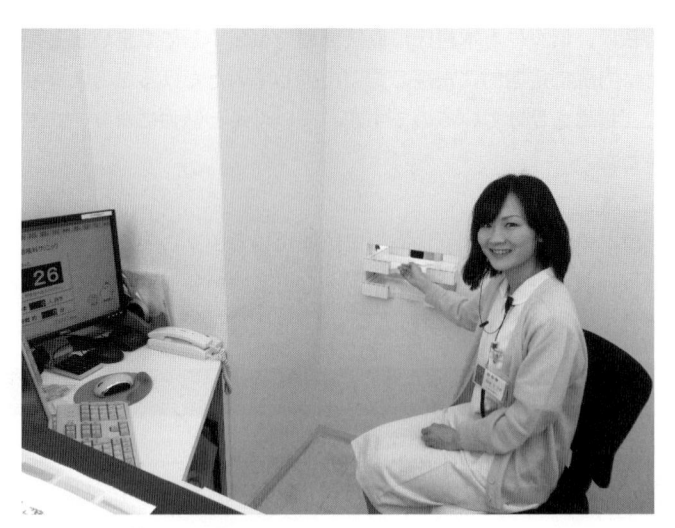

1 他院との差別化──小児をメインとした耳鼻咽喉科経営スタイル

写真F ■ 受付のカルテボックス

　小さなA4ファイルが通るボックス式の通路を作成してそこにクリアファイルを通して，流していくのです（写真F）．このデュアルスタイルで動線も一気に短縮化されると同時に，指示系統がしっかりと保たれ，診療の効率化がはかれます．
　クリアファイルの中に各種指示カードを挿入したり，診察券やお薬手帳もはさみこむことができます．
　診察券もお薬手帳も順番発券も紙で抽出しているので，完全にデジタル化することは現状では無理があると思います（今後のITの展開で考慮の余地はあるかと思いますが……）．

順番発券システムの導入

　自宅にいながらにして予約ができる点が，若い世代には大変支持して頂けるシステムなのですが，大方の予想通りご年配の方に関しては従来通りの，来院してお待ちいただくスタイルが好まれるようです．
　当院では
　・患者数が1日100人を超えることが多い
　・子供さんを連れてなど，家族で来院することが多い
　・繁忙期に集中して来院される
　以上の特性により，ただでさえ待合スペースを大きくとらないといけないのに，それでも患者さんが立ち待ちなんてこともあります．

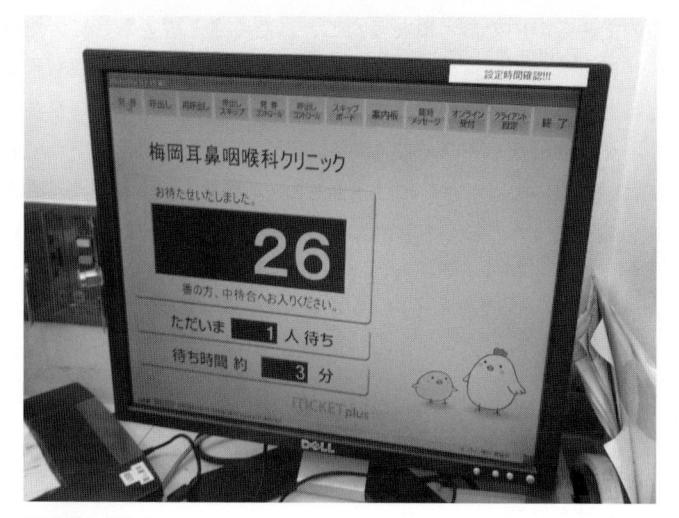

写真G ■iTicket

1-5 小児に特化したことのメリット、デメリット

となると、

診療時間に合わせてきていただくとうれしい

ことになるのですが、なかなか思うように診察時間直前に来ていただけるわけもなく、かつ場合によっては大幅に遅れてくることも有り得ます……。

そういった事態に対するオペレーションをしっかり練っておかないと理想と現実のギャップで導入自体を後悔することになりかねません。

携帯サイトからの電話かあるいは電話での自動予約システムかあるいはデュアルオペレーションか想定待ち時間を何分と想定するのか。遅すぎても早すぎても診療効率に負荷がかかります。

予約システムを周知させるのには、受付でのしっかりとした説明が必要です。

直接来院される方を好まれるご年配の方への配慮をどのようにしていくのか、科としての特殊性をしっかり検討することが必要です。

そういったことを導入前にしっかり検討して、できればすでに導入している同じ科のクリニックに見学に行かれることをおすすめいたします。

子供用ネブライザーのサイズ設定

院内の設計に関しては多くのクリニックを見学させていただく機会を得

1　他院との差別化——小児をメインとした耳鼻咽喉科経営スタイル

たので、その中で参考になったことはたくさん導入させていただきました。

　ビジネス全般に言えることだと思いますが、どんな問題も誰かが一度は経験したり、そこで何らかの学びを得ているというケースが多いと思います。そういったケースをなんらかの形で知識として手にいれておくと、いざという時に活用することができるので、書物を読んだりたくさんのブレーンを味方につけておくことがより目標に近づく近道だと思っています。

　たとえばネブライザーという超音波式の吸入器を子供仕様として、専用の椅子と机を設置することは大変実用的であったと思います。

　子供のときはあんなに不便に感じていた、大人の世界の大きなもの。

　それが大人になるとコロッと忘れてしまい、大人目線で、モノを使用して、ついぞ忘れていた子供の世界。

　それをこの子供用ネブライザーは思い起こさせてくれます。もちろん子供たちは大喜び。

　これも先輩ドクターの見学から活用させていただくことができました。

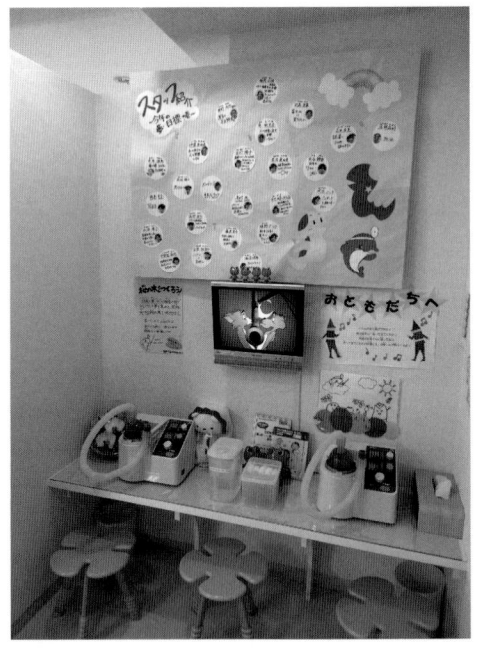

写真H ■ 子供用ネブライザー

第2章

当院のマネジメント

「マネジメントの役割は、人が共同して成果をあげることを可能にし、強みを発揮させ、弱みを無意味なものにすることである。これが組織の目的である。したがって組織にとってマネジメントは決定要因である。

マネジメントとは、個の責任とコミュニケーションを基盤とするものである。組織の成員すべてが、自らの目標を考え、他者がそれを理解していることを確かめなければならない。同時に、自らが他者の恩恵を被っていることを考え、他者がそれを理解していることを確かめなければならない。さらに、他者に期待していることを考え、他者がそれを理解していることを確かめなければならない。

マネジメントは、ニーズと機会の変化に応じ、組織とそこに働く者を成長させなければならない。」

(『ドラッカー365の金言』より――ダイヤモンド社刊)

DRUCKER'S METHOD IN MANAGING A GREAT CLINIC

2-1 DRUCKER'S METHOD IN MANAGING A GREAT CLINIC

はじめに
~マネジメントについて~

> 「今日の医療が抱える問題は、病院にとっての機会である。病院のマネジメントにはイノベーションと企業家精神が求められている。まさにそれこそが彼らの責務である。」
> （「断絶の時代」より———ダイヤモンド社刊）

今まで13年間クリニックを経営してきた私が一番大事だと思うことは、スタッフを中心とした「マネジメント」です。
　ドラッカーの言う「マネジメント」とは、なかなか一言では言い表せないのですが、ドラッカー塾講師（株式会社ポートエム代表取締役）の国永秀男先生に

「マネジメントとは使命を持って組織で成果を上げるための知識、方法」

と考えると良いと教えていただきました。
　よって、本書・内藤の章の後半では「マネジメント」は上記の意味のもとに使っていきたいと思います。

開院当初はどうしても、「クリニック経営」というと集患、増患、経費削減、それから利益率の上昇などに目を奪われてしまいがちです。
　なかには税金対策（節税）を開院最初から考えられる方もみえるかと思います。
　もちろんこれらはクリニック経営に関して非常に大事なことだと思います。これらは経営に関する根幹でもあるので、それらを無視して経営は成り立ちません。
　私も最初はそう考え、それら（利益的なもの）を中心としてクリニック運営を行ってきました。少しでも薬や医療材料を安く仕入れ、こまめにスイッチを切って電気ガスを節約し、スタッフもなるべく常勤を増やさずパートを集め、給与の高い看護師の採用はなるべく行わず、またスタッフの配置も必要最低限。挙げ句の果てに「これだけの人数では業務的にしんどい」とのスタッフからの申し入れも一刀両断し、「そん

なにきついのなら辞めなさい！」と恫喝していました．今振り返ると，最低の経営者ですね．

　そんな私も経営を5年以上行っているとさすがに，「クリニック経営において利益的なものは重要であるが，これらが最も重要なことではない」と徐々に気づき始めました．利益的なものとほぼ同じ，いや，それ以上にスタッフへのマネジメント，またそれらに関する自分と自院の行動のすべてこそがもっとも重要だと感じ始めたのです．

> 「マネジメントは，組織の仕事ぶりと成果に焦点を合わさなければならない．マネジメントの役割は，組織としての仕事ぶりと成果を上げることにある．これこそ，実際に取り組んでみれば明らかなように，最も難しく，しかも最も重要な仕事である．」
> （『明日を支配するもの』より──ダイヤモンド社刊）

　また，クリニック経営にはやはり「チーム力」が必要です．今ではスタッフたちを1人1人育て，そしてクリニックの「チーム力」を育てること（特に経営に関するトップマネジメントチーム）こそがクリニック経営においてすべてだと思っています．
　これにつきると言っても過言ではありません．
　チーム力をアップさせる，そうすれば接遇面や個人個人の技術的パフォーマンスが向上するので，自然と患者さんも増えてきますし，クリニックの経営の効率化，経費削減や利益率の上昇など，そういったものも自然と後からついてくるものです．
　ですから何よりもまずは，スタッフたちをしっかりと教育し，育て上げることこそが経営当初はもちろんのこと，何年経過しても一番大事なことだと私は考えています．

> 「マネジメントとは組織に成果を上げさせるためのものであり，したがって，まず初めにそれらの成果を明らかにし，次にそれを実現するために，手にする資源を組織しなければならないということである．」
> （『明日を支配するもの』より──ダイヤモンド社刊）

　自分のクリニックにマネジメントが必要だと真に目覚めたのは開業して6、7年目くらいだったでしょうか．私が最初に執筆した本，『ぼくが一番電子カルテをうまく使えるんだ！』（中外医学社刊）でも少し述べているのですが，電子カルテを導入した際に診療時間の変更や紙カルテに関わるすべての紙製品使用の廃止（後に部分復活）などクリニックの仕組みを大幅に変えました．その大改革を行った後，なんと7割ほどのスタッフが離職してしまったのです．
　そのようなドラスティックな出来事があったため「ああ，自分の経営は間違ってい

た。やはりちゃんとしたクリニックの使命や理念、そのもとにクリニックの皆が行動する仕組みをつくらないといけない。そして何といっても、私自身も大きく変わらなくてはいけない」ということを痛感しました。

　そのため、電子カルテ導入後、次の取り組みとして始めたのがスタッフたちへのマネジメントでした。彼女たちの意識をどのように改革し、いかに定着させ、電子カルテの操作のみならず、あらゆるクリニックの運営に関する取り組みに対して前向きにし、戦力化させるかということです。

　定着させるといっても、ただ単に給料を高くすればよいというものではありません。スタッフたちに高い給与を払うということは一時的には効果がありますが、結局のところ、やがてその金額に慣れてしまい、さらに上の金額を要求するようになるというケースがほとんどであり、それには際限がありません。

　よく聞くのが「本日〇〇人来院したら、特別手当支給！」とか「インフルエンザ予防接種を〇〇〇人予約が取れたら、売り上げの〇〇％次回給与に付与！」というものです。

　これはスタッフのクリニックへの貢献を評価する基準としては最悪です。使命感も理念もない単なる利潤動機への意識づけとなります。

　毎回その数字をクリアできれば良いのですが、永続的にその目標数値をクリアすることは不可能です。そのような不純な動機づけを行った場合、もし〇〇人来なくなったり、〇〇〇人予約が取れなかったらどうするつもりでしょうか？　その数値目標（金銭的目標）が達成できないと、ただそれだけの理由でスタッフのモチベーションが一気に下がり、仕事に支障が生じます。目先の利潤をちらつかせて労働させるのは経営者として良きマネジメントとはとても言えません。

　医療機関での仕事の半分は非営利的なものですから、利潤動機のみならず、ある程度使命感がなければ勤まらないことは自明の理です。

　利潤動機が目的ならば、他にもっと良い職種があります。

　そのような職種をさけて、あえて医療機関で働くことを希望し、応募してくるスタッフは少なからず「医療に貢献したい」という希望を持って就職してくる方が少なくありません（ただし、クリニックの使命や理念をホームページなどできちんと示さないと、利潤動機の人が数多く応募してきます）。

　その使命感をないがしろにしてわざわざ「使命感より利潤」という銭ゲバを生み出すような教育や育成を行ってはいけません。

　例えば医療事務員が利潤動機で処理しきれないぐらい数多くのインフルエンザの予約を取ってしまい、しかも現場にその拒否権が無い場合、実際の現場でワクチンをつ

めて接種の準備をする看護師たちはそれを快く思うでしょうか？

　私の経験から言うと、看護師たちは医療機関で働く人材の中で最も医療への貢献を喜びとしている人たちです。歯科衛生士もそうです。利潤動機で職場を選ばれている方は大変少なく、立派な使命感をもち、自らのスキルをあげるために熱心に仕事されている方は少なくありません。下手な医師よりも立派な使命感を持つ方が数多くいます。
　特にクリニックで働く看護師や歯科衛生士は、単に給与が良いという理由だけでそのクリニックを就職先に選ぶケースは大変少ないです（単に高い給与だけを求めているのであれば、深夜勤務のある病院勤務の方が高給を保証されています）。
　彼女たちは自分の仕事に対して誇りを持つことができ、しかもやりがいのある仕事を求めているケースがほとんどです（主婦の場合はさらに家庭との両立を希望されるケースが多いです）。

　看護師や歯科衛生士は医療界において「誇り高き職人」たちなので、単に利潤目的で使命感も理念もない、喜びの少ない仕事に対して高いモチベーションを持って業務を遂行することは難しいと思われます。
　使命感や理念無き仕事は彼女たち（彼ら）の尊厳を傷つけるだけです。
　我々医師と一緒です。
　理念も使命もない利潤動機だけの仕事の場合は、その仕事に対して彼女たちは十分な成果を上げることはできません。

　　ドラッカーも

「非営利組織の強みは、報酬のためでなく大義のために働くところにある。それだけに、組織の側に、情熱の火を燃え続けさせる責任がある。仕事を労働にさせてはならない。」
　　（「非営利組織の経営」より———ダイヤモンド社刊）

と述べています。

　また、高い給与を与えることが必ずしも成果に結びつかない———
　　実はそのような研究結果は以前からあります。
　　参考文献：ハーズバーグとピッツバーグ心理学研究所の分析結果から導きだされた「動機づけ・衛生理論」より（「入門から応用へ　行動科学の展開　人的資源の活用」ハー

シ＝ブランチャード著―――生産性出版刊 1978 年）

　日本にも「スタッフに高い給与を払えば会社が成長するか？」というと、実はそうでもないという実例がありました。最近では、ワイキューブという倒産した企業がそうです。元社長の安田佳生氏が「私、社長ではなくなりました。―――ワイキューブとの 7435 日」（プレジデント社刊）という本でそのことを具体的に述べています。
　ワイキューブでは最終的に一部の社員に 1000 万ぐらいの給与を支払っていたようです。それでも満足せずに転職していったような社員もいたそうで、本書で安田氏は「ただ単に高い給与を与えたことは失敗だった」と述べています。
　私もそう思います。もちろん、極端に安くてもいけないのですが、では単に高いからいいか？　というとそうではなく、給与を一時高くしてもとりあえずは在籍してくれますが、その後に在籍延長のための昇給をさらに要求してきます。給与の上積みが期待できなくなれば、次に待遇改善の要求をするようになってきます。
　採用試験の段階で「利潤」が大きな志望動機の人物を見抜けずに採用してしまうという誤った人選を行ったり、入職後に利潤を仕事の動機づけにしてしまうという誤った人材育成を行うと銭ゲバと化した看護師や歯科衛生士、そういった有資格者の方々は売り手市場なので、かなり強気で経営陣に金銭交渉してくるケースも珍しくないようです。
　私は過去にスカウトした看護師にリーダー的立場を当初から与えて、なおかつ勤務を継続させるために相場の 2 倍の給与を出していました。
　しかし残念ながら彼女には使命感も理念もなかったために、結果、自分は特別な存在と勘違いして「お局様」化し、他のスタッフも彼女に言いたいことが言えず、腫れ物を触るようになってしまいました。人事の配置・育成として大失敗です（ドラッカーも、外部からスカウトしてきた者にはじめから大きな仕事を与えてはいけないと言っています）。

　給与を単に上げるというのは長い目でみると、クリニックにとってもスタッフにとっても良いことではなく、逆に害をなすことの方が多い―――そのことは開業してかなり痛感した部分です。
　私は自分の経営方法を深く反省し、その後ドラッカー塾に通い、経営を基本から学びました。また、アメリカの Google や Facebook、Intel など現代の成功企業を実際に視察するなどして、伸び盛りの企業の社員の取り組みや会社の運営方法なども勉強しています。
　視察やその後に集めた資料で気づいたことは、それらの企業はスタッフたちをしっかりとマネジメントするために、企業文化を作り・守り・育てること、そこで働くス

タッフ皆の目標を使命や理念をもとに、1つにまとめて、そしてその目標に向かわせるということ、組織とそこで働くスタッフたちの価値観を合わせることが成果をあげる上で大変大切なのだということがわかりました。

「組織には価値観がある。そこに働く者にも価値観がある。組織において成果を上げるためには、働く者の価値観が組織の価値観になじむものでなければならない。同じである必要はない。だが、共存しえなければならない。さもなくは、心楽しまず、成果も上がらない。」
　　（「明日を支配するもの」より―――ダイヤモンド社刊）

「賃金が少なかったり、なかなか昇進させて貰えなくて不満があると、労働者は仕事への意欲や励みを失うものである。だからといって、そういう面で満足させることが、とくに重要だというわけではなく、それが仕事への励みになるということも少ないのである。」
　　（「傍観者の時代」より―――ダイヤモンド社刊）

「お金（利潤）が全てではない」ということが日本だけではなく、アメリカなど世界で共通したことと言えると思います。
　要するに、

　やりがいがなければ人は動かず、成果はあげられない―――

だからこそ利潤にかえられないものをクリニック経営者（医師）、経営管理者（マネージャー）からスタッフたちに常に示すことが大事です。
　スタッフ皆が満足して、しっかり働くことができる―――ひいては組織（クリニック）が成果を上げることができるということです。

このようにマネジメントをしっかり行うことで、クリニック・病院というのは、継続的にイノベーションを行うことができ、そうして患者さんの信頼、支持を得ていくことができると私は考えています。

　13年のあいだ私のクリニック経営は失敗ばかりで、親は開業医でも優れた経営者でもなかったために全くノウハウもなく、もがき苦しみながらここまで経営してきました。
　クリニックは成長途中であり、まだまだ成功したとは言いがたいのですが、そんな

2-1 はじめに ～マネジメントについて～

当院でも他の医療関係者から評価を受けている部分がありますので、本章では、これまでの成功体験（失敗体験）と現在行っている取り組みを中心に、「ここまで行えばクリニックのマネジメントはうまくいく（……筈だ）」という経営論・実践論を述べていきたいと思います。

　「マネジメントとは、企業、社会、大学、病院、あるいは女性保護協会のいずれであれ、自らの外部において成果をあげるための機関である。」
　　　（「明日を支配するもの」より―――ダイヤモンド社刊）

　「マネジメントは自由と人間的尊厳にもとづく急速な経済的・社会的発展を可能にする触媒である。」
　　　（「明日を経営するもの」より―――日本経営出版会刊）

2-2 われわれの使命は何か？
～医院の理念や文化を形成しましょう～

> 『組織の卑しい文化は卑しい経営管理者をつくり、偉大な文化は偉大な経営管理者をつくる』
> （「現代の経営（下）」より―――ダイヤモンド社刊）

まずスタッフたちをマネジメントしていくことにあたって大事なことは先に何度も述べたように使命をもとにした理念や信条を作りあげることです。さらに言えば、使命や理念をもとにした企業文化（医院の文化）の形成が必要です。企業文化を具体的に述べると企業の成功につながる環境をつくる、価値観や考え方や行動方式のことで、いわゆる「社風」というものです。今までの日本の企業でも海外の企業でも、成功しているところを見るとほぼ例外なく存在するものが良き企業文化です。ただ良き文化を作り上げることや企業や従業員に正しい文化を浸透させることは容易ではありません。それは従業員の考え方や行動習慣を根本から変える必要があるからです。しかし、それを徹底しない、良き文化がない企業は逆にあまり成功していないとも言えます。当院では入社時の試験のみならず、入社後も徹底的な使命と理念の浸透を図るよう常に努力しています。

> 「企業の目的としてしての事業が十分に検討されていないことが、企業の挫折や失敗の最大の要因である。逆に、成功を収めている企業の成功は、『われわれの事業は何か』を問い、その問いに対する答えを考え、明確にすることによってもたらされている。」
> （「【エッセンシャル版】マネジメント―基本と原則―」より―――ダイヤモンド社刊）
> ※ドラッカー的には事業＝使命です。

よく大手だけではなく、中小企業のホームページにも企業理念や社是社訓が書いてあります。あれがいわゆる企業文化だと思っていただければ結構です。もちろんApple社のように企業理念をホームページや店舗などに直接掲げていなくとも、サー

ビス内容や製品の違い、販売方法などで独自の企業文化を築き上げている会社も多数あります。

例えば、同じIT企業でもMicrosoftはまじめで固い感じがしますし、逆にAppleは自由な感じがします（一例としてMicrosoftの理念を掲載します。なお、Appleには公式発表の企業理念はありません）。

Microsoft 理念
"Your potential. Our passion."
「世界中の全ての人々とビジネスの可能性を最大限に引き出すためのお手伝いをする（To enable people and businesses throughout the world to realize their full potential.）」
（Microsoft ホームページより）

企業文化の違いはまず使命、そして理念や価値基準。それらだけでもずいぶんと企業の違いがはっきりとします。

企業文化があれば従業員も社風にマッチした（これを「カルチャーフィット」と言います）人材が自然と集まります。また顧客もその文化を気に入った方がその企業の優良な顧客となるので、彼ら顧客の価値観を知り、ニーズに応えることが容易となります。企業としての使命や理念があれば従業員全員が1つの理想や目標に向かうための道しるべや働くためのエネルギーとなり、企業として成果をあげることが可能となります。

私が以前視察したアメリカ企業で靴のインターネット通販で有名な「Zappos」は大変ユニークな企業文化をもっています。

eコマース（インターネット通販など）では通常苦情や問い合わせなどの連絡先はなるべく目に付かないところに配置したり、メールでしか問い合わせに応じない企業が大半です。しかしZapposではわざわざ一番目につくところにカスタマー用の連絡先の電話番号が大きく掲載されていて、顧客からの様々な問い合わせの電話を迷惑と考えるどころか、「直接顧客の声を聞くことができる最大のチャンス」として喜んで長時間相談に乗ってくれます。

Zapposでは自社で取り扱う商品以外のことまでいろいろと顧客の相談にのるようで、しかもそのことを堂々と自慢する一風変わった企業です。

このような他社ではありえない様々な取り組みを行うことで、その強烈な社風に惚れ込んだ入社希望者が数多く殺到したり、熱狂的なリピーター客が増えたために、遂

にはそのノウハウを欲した Amazon に高額で買収されたグレートな企業です。

　現在でもアメリカでは米フォーチュン誌が選ぶ「働きがいのある企業 100」ランキングで 11 位（2012 年度）と大人気の企業です。

　私が視察した Zappos 社内はまるで学園祭中の校内のようで、会社の建物の中は様々なおもちゃや張り紙、落書きなどで「やり過ぎ！」というぐらいデコレートされていました。社内見学も自由で、私の他にも多数の見学者が業務中の会社内を歩き回っていますが、社員はそれを気にすることなく、むしろ喜んでラッパを吹いたり、クラッカーをならしたりして見学者達を歓迎してくれます（他の一般企業では、仕事中は社内見学者を邪魔者扱いするケースが多いのですが）。

　私が視察していた時は何とリーダー社員がカートを押して無料のホットドッグを配っていました。私たちが見学に来たから特別に行ったというわけではなく、いつも誰かが社員サービスの一環として自主的に行っているようです。

　Zappos では
　1. サービスを通して「ワオ！」という驚きの体験を届ける
　2. 変化を受け入れ、変化を推進する
　3. 楽しさとちょっと変なものを創造する
　4. 冒険好きで、創造的で、オープン・マインドであれ
　5. 成長と学びを追求する
　6. コミュニケーションにより、オープンで誠実な人間関係を築く
　7. ポジティブなチームとファミリー精神を築く
　8. より少ないものからより多くの成果を
　9. 情熱と強い意志を持て
　10. 謙虚であること

　―――といった「10 のコア・バリュー」のもとにこのようなユニークな文化が出来上がりました。

　極端な例ですが、これは他社では絶対に見ることのできないユニーク、かつ素晴らしい企業文化の 1 つです。

2-2 われわれの使命は何か？ ～医院の理念や文化を形成しましょう～

　ふり返ってみてわれわれ日本のクリニック・病院に文化ってあるかな？　と考えると、その病医院の独自の文化があるという施設はほとんどないと私は思います。自院の独自の文化を語れる院長って果たして何人いるのかなと。

　「地域医療に貢献する」、「病気を治す」、「健康を維持する」といった漠然とした使命や理念をもった文化はあるかもしれませんが、それはどちらかというと、われわれ医師・看護師や医療機関全てに共通することであり、端的にいうと「世界平和の実現」

のような感じであまりにも漠然すぎて、それは一院長、一クリニック、一病院の使命や理念とはちょっと違うと思います。ですから、まず自院独自の使命や理念をもち企業文化を形成するということが経営していく上でとても大事になってくると思います。

「私の知っている病院の多くが、『われわれのミッションは健康の維持である』という。これはミッションの定義としては間違いである。病院は健康は扱わない。病気を扱う。禁煙し、節酒し、早寝し、体重に気をつけるのは1人1人の人である。病院は健康の維持に失敗したときに登場する。この定義の問題点は、『われわれのミッションは健康の維持である』といったところで、病院がとるべき行動について何も知りえないところにある。」

（「非営利組織の経営」より―――ダイヤモンド社刊）

当院の文化としては、まずクレド（理念）にはっきりと明示されています。

「患者さんにスタッフにやさしいクリニック」

これが当院の理念でもあり、独自の文化を表すものです。そしてその下にZapposと同様、価値基準として「7つのコア・バリュー」が存在しています（第1章1-3参照）。

なぜクレドを単に「患者さんにやさしいクリニック」とせず、「患者さんにスタッフにやさしいクリニック」としたのか――その理由は前述した通り、電子カルテの導入およびそれに関連したクリニックのオペレーションの大変更が原因で、ほぼ同時期に多くのスタッフが離職したという出来事があったことが大きな要因です。

当時、「なぜこんなに簡単に多くのスタッフが離職していったのだろう？」と一生懸命考えた結果、やはり「きちんとしたクリニックの使命や理念などの企業文化がなかったことが大きな原因だった」という結論となり、先述のようなクレド（理念）としました。

今は新規開業医院をはじめとしてクリニックの理念を掲げる医院は増えてきましたが、当時はまだクレド（理念）をつくり掲げているクリニックは大変少なかったですね。しかし歯科医院ではすでにクレド（理念）を作り上げ、その理念のもとに診療・経営されているところは少なくありませんでした。医科系と比して、すでにずいぶん厳しくなっていたクリニック経営や優秀なスタッフの確保、教育などで当時の私と同

じ悩みが出ていたのでは？　と個人的に思っています。

　私が開業している地域（主に大府市）に医科系は40医院ほどあるようですがクレドがあるクリニックは現在もゼロです。ホームページすらないところが大半です（執筆している2012年現在）。
　歯科医院でも1割ありません。それが現実です。
　当地区が特殊なのではなく他のどこの町でも同じような状態ではないかと思いますが、競合が多い東京や大阪など都心部では、クレドを掲げているクリニックを現在では、数多く見ることができます。

　ずいぶん偉そうに書いていますが、当院の最初のクレドは現在と比べると今ひとつのできでして、やり手歯科クリニックチェーンの真似のような感じでした。またクレドに謳ってあることは表面的なきれいごとばかりで、今思えば、真に心に響いてこない感じがしました。結局当院のスタッフたちにとって前のクレドは、よくある中小企業の社長室に鎮座する「創業者の銅像」と同じでオーナーの独りよがりの象徴でした。
　当時在籍していたスタッフたちに「当院のクレドは何？」と聞いてもほとんど誰も憶えておらず、「あれ、なんだったっけ？」という情けない結果で、全くクレドを作った意味はなかったのです。
　そのことで私は大変反省させられました。院長独りよがりのクレドはまったく意味をなしません。そのため昨年もう一度スタッフとともに作り直したというわけです（詳しくは第1章1-3より）。

　使命や理念は一度決めたらとことん貫き、絶対に変えてはならないイメージがありますが、それは伝統的な宗教の場合です。ドラッカー的には企業がクレド（理念）や使命は目的が達成された場合に、その後何度変えても良いことになっています。
　当初のクレドに「常に医院の衛生状態を清潔に保ちます」という項目がありました。しかし、クリニックの衛生は開院当初から気をつけていて、手前味噌ではありますが、こまめな掃除と改装、メンテナンスで開業して13年以上立った割には綺麗なクリニックだと思いますし、感染症などに対しても他院よりずいぶん気を使っています。ですから、医療機関として当たり前のことでもあるし、当院ではあえて載せる必要性は乏しいと判断しこの文面はカットしました。また、「チームワークを発揮し、患者さんをお待たせしないよう心がけます」の項目も電子カルテ導入とオペレーションの変更によって待ち時間が大幅に改善されたので目標達成済みとして削除しました。～スタッフにとって居心地の良い職場～と謳う文面は、「企業の使命は従業員を満足させ

2-2 われわれの使命は何か？～医院の理念や文化を形成しましょう～

139

ることではなく、社会や地域、顧客のニーズを満たすこと」というドラッカー理論に矛盾し、違和感がありましたので、この文面はカットしました。

「企業は、働く人たちに対し、進んで何かを行うことを要求しなければならない。企業が要求しなければならないことは、仕事であり、受け身の気持ち（満足）などではない。」
（『現代の経営（下）』より―――ダイヤモンド社刊）

　私は前クレドである程度目的が達成されたと自己完結したことや、ドラッカー理論との矛盾の解消のために、こだわらずにあっさりクレドを変更しました。
　ただ、「患者さんにもスタッフにもやさしいクリニック」という、大本は変えていません。ドラッカー的には働く人たちから最高の仕事を引き出すための動機づけは「従業員の満足」ではないと述べてはいます。しかし開業して6、7年後にクリニックのスタッフが一斉に辞めたことの反省から、スタッフに対しては今まで以上にいたわりの心が必要なのかな、というように感じたからです。もちろん、それまでにめちゃくちゃひどいことをしていたというわけではないのですが（笑）。
　あらためてその理念を標榜することによって、クリニックがスタッフたちの信頼を得るということが大事だと思ったのです。

　実際にこのクレドはずいぶんと評判がよく、「このクレドが素晴らしい」という理由で応募される方が今ではかなり多いですね。
　看護師や歯科衛生士、そういった有資格者は単に金銭的なことではなく、働きがいを求めているケースが多いため、当院のクレドに共感して応募する方が多いようです（歯科衛生士は1カ月に1人は応募があります）。
　現在当院では戦略上、4年制大学卒業の方を毎年採用していますが、大学卒業予定で就職活動中の方々はかなりシビアに企業を見ています。優秀な若い人材ほどその傾向が強いですね。使命や理念など企業文化がしっかりしていないと、そういった方々には就職先としてまず選ばれません。「今は不景気だから人材確保に心配はない」と高をくくっていると、逆にしっぺ返しを受けます。

「ほとんどの組織が、無意識にではあろうが、19世紀の雇用主のように、組織が社員を必要としている以上に社員が組織を必要としているものと信じ込んでいる。」
（『未来への決断』より―――ダイヤモンド社刊）

当院では使命と理念の下に価値基準として7つの「コア・バリュー」があります。これは以前より文を短くしました。またこれはいわゆるボトムアップで作成されています。スタッフの意見を聞いたり、どれが一番良いかという投票のような形式で、私の気持ちも込めて作成したものの中から選びぬいたものです。
　自分たちで選んだという理由以外に、文章が短くなったといったこともあると思うのですが、スタッフたちには以前のもの以上に支持されていて、今は皆すらすらとクレドを語れるようになりました。まずクレドやコア・バリューをつくることができれば、あとはそれがクリニックとしての目標となりますので、スタッフたちはバラバラにならず1つにまとまって、その目標に向かい成果を上げようと努力してくれるはずです。その結果、クリニックの経営をうまく行っていくことが可能になると考えています。

　何度も述べますが、当院の使命として"子供たちの未来のために世界で一番ハッピーなクリニックを創る！"というものがあります。
　当院は子供に特化したわけではないのですが、開業時より他院に比して子供の受診が多いため（もともと新規開業の耳鼻咽喉科というのは、若いお母さんなど若い世代の受診が多いため、必然的に子供の受診が増えますが）、それなら開き直って、もっともっとお子さんに喜ばれるクリニックしたら良いのでは？　ということで、歯科も含めてお子さんたちにとってクリニックに来ることがとても楽しくて、また笑顔で帰ってもらえるような、そんなクリニックを作り上げようとスタッフとともに目標を立てています。
　お子さんたちが笑顔で帰ることができて、またあのクリニックに行きたい！　というお子さんに喜んでもらえるクリニックを目指し、行動するということは当院の企業文化の重要な要素となります。
　他には「明るく楽しい雰囲気を醸し出す」「男性よりも女性に好まれる」「カリスマ医師はいない。しかしクリニックのブランドイメージは高める」「既存のクリニックのイメージを覆す」「ちょっとゆるい」これらもホームページや院内にあえて掲示はしてありませんが、当院の文化です（これらは意識して行ったものもありますが、自然とそうなったものもあります）。

　このように、ミッション（使命）、クレド（理念）やコア・バリュー（価値基準）をつくって、まず一本芯を通すという作業がクリニックや病院経営の場合、非常に大事です。例えるならば、使命や理念はオーケストラが演奏する際の楽譜と言えます。楽譜がなければ演奏は不可能です。これがないと、スタッフたちを1つの目標に向

2-2 われわれの使命は何か？ 〜医院の理念や文化を形成しましょう〜

けて導いていくということはまずできませんので、これらを作成することを強くおすすめいたします。

　新規開業予定の方はもちろんすぐに作りましょう。最初のスタッフ集めはとても大事です。私は最初の募集、特に看護師募集でつまづき、その後しばらくの間看護師スタッフの採用や育成に苦しむこととなりました。

　既存開業医の方も「今さらいいよ、めんどくさい」などと言わずにぜひ作ってみてください。使命は後づけでも問題ありません。最初から大きな使命を持って開業された方のほうが稀少です。しかし、使命や理念を持たずにクリニック経営をずっと続けることは、後々大きな問題となります。

　使命や理念を持つことは、スタッフ採用で良い結果が出るだけではなく、既存のスタッフたちが喜んで働くようになりますし、使命や理念と一致しないジョブ（仕事）が目的のスタッフや価値観が異なり対立しやすいスタッフは自然と排除されクリニックの雰囲気ががらりと変わる可能性もあります。しかし何と言っても院長自身の考えや生き方が大きく変わることがクリニックにとって重要なイノベーションとなるでしょう。

　しかし、他の企業や医院のものをコピー＆ペーストでつくったようなクレドは結局飾りだけとなり全く意味がありません。

　まず「われわれの使命は何か？」「自分たちのクリニックはどんな理念や目標があれば良いのか？」ということを院長のみならずスタッフ全員で考えると良いと思います。これには人それぞれ違いがありますので、今まで実践してこられたことを元にしたり、自分たちがやりたいこと、わくわくするような仕事を目標にすると良いミッションやクレドができると思います。

　計画した目標が達成できたら、ミッションやクレドを変更しても構いませんし、うまくいかなかった場合でも変更は問題ありません。恥ずべきことではありません。ミッションやクレドを作っても行動を起こさないことが恥ずべきことなのです。繰り返しますが、経営においてミッションやクレドを作らないことはもう論外です。

　企業文化をつくることによって新たにスタッフを雇用するときも、この「企業文化」のフィルターを通して採用することができます。

　そうして採用したスタッフは、自身の性格や、ポリシー、価値観がクリニックの価値観とかなり近いために、クリニックから求められる仕事はとてもやりがいのある、自分に合ったものとなり、離職率が高い医療業界でも定着率が格段に良くなります。

カルチャーフィットした性格やポリシーをもった方が入職した場合、給与うんぬんというよりは、そういった価値観が一緒という理由で長く勤めてもらえるのです。ミッションやクレドなどの企業文化をつくることによって、クリニックの経営であらゆることがうまくいく（成果をあげることができる）と言えます。

「**明確かつ焦点の定まった共通の使命だけが、組織を一体とし、成果をあげさせる。焦点の定まった明確な使命がなければ、組織は直ちに組織としての信頼性を失う。**」
(「ポスト資本主義社会」より———ダイヤモンド社刊)

使命だからといって、「地域医療に貢献する」とか「健康の維持」いったようなものはダメです。どこの地域のクリニックや病院でも、また医療の世界のあらゆるところで通用する内容ではなく、あなたのクリニックそのものの存在価値を見出すための独自の使命感をつくっていっていただけると、企業文化がしっかりと形成され、根付くであろうと考えています。

使命感を導きだすことは、実際問題としてなかなか難しいことです。ちなみに私自身はクリニックの使命の下の具体的な行動の１つとして、既存の開業医があまり行わなかった、やりたがらなかった分野にどんどんチャレンジしていくことを謳っています。
　歯科や耳鼻咽喉科というのは以前から「痛い」という負のイメージがあり、お子さんが泣いて嫌がって通院を避けたがるという問題がありますので、「そうではないよ、逆に病院に来ることは楽しいことだよ」といった真逆のプラスのイメージを子供を中心として世間に広め、そしてそれを常識として定着させる———ということも当院の使命の１つであるとして日々スタッフとともに活動しています。
　なお、現在の私自身の使命は立派な医療スタッフの育成だと思って活動しています。

使命を作成するにあたっては、簡潔、明瞭でなくてはなりません。最も犯しがちな過ちは、立派な意図をたくさん盛り込んで使命としてしまうことです。時々異常に長い文章の企業理念をうたった企業がありますが、あれはダメですね。憶えられません。そこで働く社員さんは本当に理解しているのでしょうか？
　私のミッションが皆様のミッションやクレドの作成のお役に立てるかどうかはわかりませんが、自院と自分の使命を強く語れるようになることができるようになると大変すばらしいと思います。
　院長へのスタッフからの好感度が２割ぐらいアップするかもしれません———（保

2-2 われわれの使命は何か？〜医院の理念や文化を形成しましょう〜

証はできませんが)。

　医師で立派な使命を語っている方は、最近ですとノーベル生理学・医学賞を受賞された山中伸弥先生が挙げられます。山中先生は「私の人生のすべての目標はiPS細胞を患者さんのもとに届けること」とノーベル賞委員会の電話インタビューで答えています(科学雑誌「Newton」2012年12月号より———ニュートンプレス刊)。
　これこそが真の使命です。
　「地域医療に貢献する」等といった曖昧かつ漠然とした物ではありません。こういった立派な使命があるからこそ、山中先生は世界に誇る成果を上げることができたのだと思います。
　なお、使命や理念作成にあたり1つ注意点があります。使命や理念を「良い人材が採用できるから」とか「従業員が一生懸命働くようになるから」といった不純な動機だけで作ってはいけません。使命や理念をツールとして利用してはいけません。それではすぐに破綻します。
　真のリーダーは自らの下に「使命」を置きません。必ず「使命」を自らの上に置きます。
　マザー・テレサは「使命」の下に自分を置いた究極のリーダーでした。

　　「リーダーと、間違ったリーダーとの違いは、目標にある。政治的、経済的、財政的、あるいは人間関係の問題といった現実の制約によって妥協せざるを得なくなったとき、その妥協が、使命と目標に沿っているか離れているかによって、リーダーであるか否かが決まる。」
　(「未来企業」より———ダイヤモンド社刊)

《使命が与えてくれるもの》

使命はわれわれに「仕事の価値」と「エネルギー」を与えてくれる
自分がとるべき行動と決定の明確な指針となってくれる
価値ある使命が優秀な人材を獲得し、留めさせ、成長させてくれる
使命は到達すべき理想・目標を指し示し、具体的に何をすべきか教えてくれる
使命はその場で働く人々のコンセンサスを形成してくれる
(ドラッカー塾講義資料より抜粋)

実践！ Dr. 梅岡の医院経営 pearls

クレドの導入について

　2008年の開業前、開業時の理念を明確にしたいと思った私、梅岡が書店で手に取った本が「ビジョナリーカンパニー」（ジム・コリンズ著）でした。そこで理念を持つことの重要性をひしひしと感じ、5つの理念をしたためました。

1. 社会へ貢献する名誉ある役割を担い、責任を果たす
2. 感謝し感謝される心をもつ
3. 笑顔で楽しみながら働く
4. 礼儀正しく、誠実に徹する
5. 職員個々が夢を持ち、常に自己の改善に努める

　そしてこの理念を現場の業務に落とし込めるような体制を構築したいと思い、クレドカードを作成しました。人はわかっていてもなかなか行動できませんし、行動できても習慣化できないものですから、クレドを読むことで逐一原点を振り返り、継続する力を発揮してほしいと考えています。

クレド検討委員会の不思議
～普段院長が話していることがスタッフの意識を上げる～

　当院では、各スタッフがいつでも"クレド"を見返せるよう名札ケースに入る大きさのカードを配布しています。

　すべてのスタッフがクレドに則って行動することが望まれます。そうしたクレドをスタッフ自らが考えて行動に移してほしいという願いから、当院では常勤スタッフが月に1度集まって、当院が目指すイメージから実際に文章化まで落とし込み、それを全スタッフに説明する形にしました。他のスタッフに教えることで、自分もまた学習し、新たな気づきを得ることができる。そこに素晴らしい好循環が生まれ、クレドの意志を受けついだ新人スタッフがさらに増えていき、1つの目標に向かって邁進するクリニックができれば言うことはありません。

　心は1つ。

　根幹に関わる部分が共有されることでそこに焦点が合うと、気持ちもぶれないし、目的に向かって一直線に、ぶれない自分を手にいれることがで

2-2 われわれの使命は何か？ ～医院の理念や文化を形成しましょう～

2 当院のマネジメント

チーム
私たちは、最高の笑顔で夢に向かって、走り続けます。お互いの個性を尊重し、信頼関係の下、思いやりと厳しさを持って最高のチームを目指します。

やりがい
私たちは、熱意を持って院内の目標達成に取り組み成功させます。そこから、やりがいと自信を得て、更に可能性を広げていきます。

成長
私たちは、長所を伸ばし足りない所を補い、できた喜びを成長と考えます。

改善
私たちは、スタッフが発見した問題点や患者さんからのお声をすぐに共有します。そして、頂いたお言葉に感謝し、私たちの財産としてどのような事にも誠意を持って対応します。

地域から注目されるクリニック
私たちは、親しみやすく笑顔でいっぱいのクリニックを目指します。そして、地域から注目して頂けるように、新しいチャレンジと素早い改善に取り組みます。

信頼
地域の方々にとって、なくてはならない医院を目指します。そのために、信頼されるような説明・行動を心がけます。

おもてなし・接遇
- 自分の名前は世界一響きの良い言葉。患者さんのお名前を大切にします。
- 患者さんの話をしっかりと聞き、目を見て1人1人にあった話し方で応対します。
- 患者さんの気持ちを第一に読み取り、満足して頂けるように心がけます。
- 「お大事に。」心を込めて患者さんが見えなくなるまでお見送りをします。

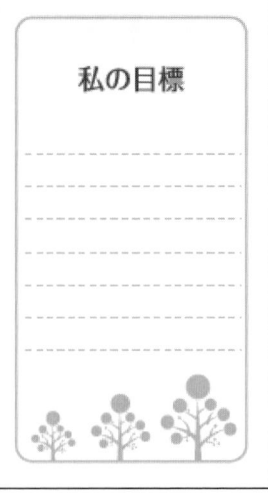

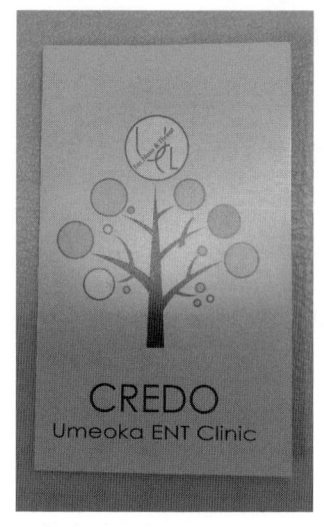

私の目標

写真1 ■ 当院のクレドカード
上：内容、下：表紙

きると考えています。

　日常の業務でなにかしら問題ができたときにも、各スタッフが即座に対応することが可能となり、結果院長が介在しなくても自ずからクリニックは良い方向に向かっていくことができると信じています。

　また仕事に対する見方を、クレドを通して手に入れることができます。

　なぜ自分は働いているのか
　何のために働いているのか
　働くことで得ることができるものはなにか

　そういったことがより明確にイメージでき、スタッフが目標により近づける道しるべの補助ツール、いわゆる羅針盤のように導いてくれるものだと思っています。

　実際のクレドには院長の考えが投影されており、理念を具現化するのにふさわしいものです。

　反対の見方をすれば、院長の考えがはっきりしていないときは、クレドも明確にならない可能性があります。

　普段から自分の想いを伝える場を探しておきましょう。何度も繰り返し言うことできっと伝わっていくものです。

2-3 経営向上にはまずスタッフの教育・育成が大事

~経営に医師の経歴・腕自慢・カリスマ性は必要なし~

> 「『人こそ最大の資産』という。組織の違いは人の働きによるともいう。(略)だが、現実には、人のマネジメントについての従来のアプローチのほとんどが、人を資産としてではなく、問題、雑事、費用あるいは脅威として扱っている。」
> (「マネジメント―課題・責任・実践(上)」より―――ダイヤモンド社刊)

> 「人材の育成にあたっては、強みに焦点を合わせなければならない。そのうえで要求を厳しくしなければならない。そして、時間をかけて丁寧に評価しなければならない。向かい合って、約束はこうだった、この1年どうだったか、何をうまくやれたか、と聞かなければならない。」
> (「非営利組織の経営」より―――ダイヤモンド社刊)

クリニックの経営向上にはまず、企業文化(クリニックの文化)をしっかり作り上げることが重要だということを先ほど述べました。
そのためのスタッフの教育方法は、

1. まず第1にしなければならないことは、それぞれの部署での自分の役割の仕事をしっかりと覚えさせ、腕を磨かせる。
2. 次にしなければならないことはすべてのスタッフに共通の働き場所であるクリニックに対して「私たちが働いているのは地域一番である柊みみはなのどクリニックです」と誇りをもたせる。
3. 3番目に行うことは、「子供たちの未来のために世界で一番ハッピーなクリニックを創る!」という使命(ビジョン)を明確にし、「患者さんにスタッフにやさしいクリニック」という理念をもとにして、スタッフ全員をまとめ、行動させる。

と、なります。上記で一番大事なこととなるのが、クリニックの使命や理念（クレド）の徹底です。当院の場合は入社時にまずはすらすらとクレドが言えるようにしてもらうということが必須となります。入社して2週間以内にクレドのテストを行い、90点以上でなければ再テスト、再度のテストでまたダメだったら採用しない、ということではありませんが、ダメなら合格するまで何度でもしつこく行います（実際には1回目がダメでも、2回目でほぼ全員100点をとります）。

ただ入社後も時々クレドの理解をチェックして、クレドに合わない、沿わないスタッフは、再教育、場合によっては辞めていただくということもあります。厳しいようですが、いくら仕事ができてもクリニックの使命や理念と合わない方、単にjob（仕事）が欲しいとか、他のクリニックや他の仕事場より楽とか給与がいいとか、そんな志が低い方は方向性が違うので、クリニックで成果をあげることができず、むしろ組織に害をなします。当院ではノーサンキューです。

院長はオーケストラでいうところの指揮者と言えます。指揮者が「全員で最高の交響曲を演奏しよう！」とタクトを振ろうとしているときに、「私は交響曲ではなく、モダンジャズを演奏したい」という演奏者がいると、そのオーケストラは混乱し、一流にはなれません。クリニックにおいてこういった混乱を防ぐ役割がクレドとなります。

クリニックの方向性と違う考えの方がいると組織が正しい行動をとることができなくなるので、たとえ腕が一流の看護師や歯科衛生士であってもクレドに合わない方は採用するべきではありませんし、雇用し続けることは害となります。

「明日の組織のモデルは、オーケストラである。250人団員はそれぞれが専門家である。しかし、チューバだけでは音楽を演奏できない。演奏するのはオーケストラである。オーケストラは、250人の団員全員が同じ楽譜をもって演奏する。オーケストラでは、すべての団員が、それぞれの専門能力を全体の使命に従属させる。」
（「ポスト資本主義社会」より―――ダイヤモンド社刊）

ただし、スタッフにクレドの意味も理解させずにただ丸暗記させるだけではまったく価値がありません。

当院の場合は、スタッフに7つのコア・バリューの理解を徹底したうえ、活用できるようにしています（当院のクレドについては第1章1-3参照）。クレドを一緒に掲載したスターバックスコーヒーもすべてのスタッフに対してクレドの刷り込みの徹底を行っています。

当院のクレドの徹底的な覚え込ませと活用の具体的な方法としては、まず朝の朝礼で7つのコア・バリューを1つずつ、1人1人に提唱させています。そして、何か仕事において失敗したときに7つのコア・バリューをあげて、失敗がどのコア・バリューに当てはまるか、問いかける形をとっています。

　たとえば患者さんを待たせて怒らせてしまったということになれば、リーダーや他のスタッフから「さっき○○さんが怒って帰ってしまった。あれは7つのコア・バリューのどれが足りなかったと思う？」と問います。この場合に失敗したスタッフからの返答としては『患者さんを歓迎できる空間づくりを追及します』というところができなかったかもしれないですし、また、『常に患者さんのことを真摯に考え、心をこめて接します』がしっかりとできてなかったかことが原因だと思います」このような感じで、何かミスを犯したり失敗したりしたことがあったときに、この7つのコア・バリューの中のどれが足りなかったのか、どれをやればうまくいったのか、ということを常にスタッフ同士話し合い、もしくは私自身がスタッフに対して問いかけるようにしています。このように常日頃スタッフ間で自然と利用できるようなクレドやコア・バリューでなければせっかく苦労して作成しても意味はないと思います。

　教育のうえでは、細かいことにしても大きな失敗にしても、ついつい怒ってしまうことがよくあるかと思います。どのビジネス書にも書いてありますが、やっぱり怒るというのはよくないですね。スタッフを怒ってうまくいったことは私の経験上一度もありません。特に感情に任せて怒鳴り散らしたりするのは最悪です。私のクリニックは若い女性が多く、それをやってしまうとすぐに離職します。もちろん私も人間なので、あまりにひどいミスを犯すと、ついつい彼女たちを叱り飛ばしたくなることもありますが、そこはぐっとこらえて、怒らないようにしています。
　よくビジネス書には「怒るのではなく、叱るのがいい」と書いてありますが、当院は若い女性スタッフが多く、怒るのも叱るのも単に言葉のニュアンスが違うだけで結局は一緒かな、ということを13年間やっていてそう感じます。叱ってもやはりダメかな、と。
　よって私の場合は「諭す」ということにしています。何か失敗したときも諭すように言います。「これこれこういうふうだから、ダメだと思う、だからこういうふうにしていこうか」という感じですね。また諭した後に必ず「君はどう思うかな？」とたずねるようにしています。自分の子供を育てるかのように、スタッフを育て、教育していくのです。
　せっかく期待して採用しても、能力が今ひとつだった、ということもよくあると思

います。そういった場合、試用期間中であれば、採用を取り消すというのも1つの手ではありますが、当院ではそれはなるべく避けます（クレドとずれている、急な欠勤が多いなど勤務態度が不良なケースは別です）。たとえば、医療事務員として雇用しても、レセコンの覚えが悪かったりして、あまり今後も期待できない新人が入った場合、本人の同意を得た上で配置転換を行います（同意が得られない場合はミスマッチとなり、離職につながります）。そして、歯科部門の歯科助手や耳鼻科診察室内の医療補助員として、再度教育、育成を行います。

医療事務員の仕事ができないのに、他の仕事がしっかりできるの？　といった疑問をもたれるかもしれませんが、意外とこの配置転換がうまくいくケースが多いのです。

「できない子は、生まれつきではなく、できる子であるわけがないという決めつけからつくられる。」
（「断絶の時代」より———ダイヤモンド社刊）

「人材の配置は致命的に重要な決定である。この配置の決定が、成果のためのソフトプログラムとなるか、それとも単なる紙くずにすぎないプログラムとなるかを決める。」
（「創造する経営者」より———ダイヤモンド社刊）

5年以上前に入社したあるスタッフは当初医療事務員として育成していましたが、現場リーダーより医療事務員としての将来の活躍はかなり厳しいとほぼ失格の烙印を押されてしまいました。しかしその子はまだ若く素直で性格が良く、また患児とフレンドリーに接することが教えなくとも自然にできていました。当院の人材としての将来性を私は感じましたので、患児とふれあう機会が多い医療補助員として配置転換することにしました。結果、医療補助員として大きく成長することができ、今彼女は耳鼻科診察室内のリーダーとして活躍しています。歯科助手として採用したある子は、1つ1つの動作が遅いものの、ミスが少なく、向上心が強い子でした。医療事務員の方が適性があるのでは？　と歯科部門の責任者は考え、本人の同意のもと、医療事務員に配置転換しました。そして、3年後の今、医療事務員の欠かせない主要メンバーの1人として現在も活躍中です。このようにまず働いてもらい、もし思ったほど働きが良くないとしても、すぐに見切りを付けるのではなく、そのスタッフの適性を見て強みを生かし、能力を発揮できる仕事を与えることで組織としての成果をあげることができます。

ドラッカーも成果をあげるための人事としては、人の強みに焦点を合わせなければ

ならない、人の弱みばかりに焦点を合わせる者はリーダーとして失格であると述べています。

> 「優れた人事は人の強みを生かす。弱みからは何も生まれない。結果を生むには利用できるかぎりの強み、すなわち同僚の強み、上司の強み、自らの強みを動員しなければならない。強みこそが機会である。強みを生かすことは組織に特有の機能である。」
> （「経営者の条件」より―――ダイヤモンド社刊）

> 「部下の弱みに目を向けることは、間違っているばかりか無責任である。上司たる者は、組織に対して、部下1人1人の強みを可能なかぎり生かす責任がある。部下に対して、彼らの強みを最大に生かす責任がある。」
> （「経営者の条件」より―――ダイヤモンド社刊）

「定着されると給与が高騰するから困る」と、まるでスタッフを使い捨てのようにしているクリニックも中にはあるようですけれど、それはやはりよくありません。採用した以上はしっかりと教育していく、成果が出なければ配置転換などして才能を生かす、そして長く勤めてもらえるようにスタッフにも優しく対応しています。

採用は慎重に、ただし採用した以上は責任を持って教育をしていく―――これが当院のポイントです（アメリカの人気企業Zapposは採用の際に慎重に慎重を重ね、なんと、およそ100人に1人しか採用しません。たとえパートであってもです）。

「患者さんにスタッフにやさしいクリニック」が当院の理念であり、組織運営のなかでも一番大事なものの1つになっていますので、この根本を外れないように私自身もリーダーたちも後進スタッフたちに対して熱心に教育を行うようにしています。

このようにスタッフ教育において、使命やクレド（理念）といった企業文化がないと成果をあげるための羅針盤が無くなり、スタッフを導く方向性がぶれてしまいます。それでは組織としてしっかりとした成果をあげることができません。しつこいようですが、まず使命や理念を作ってください。使命や理念は後から作っても間違いではありません。最初から崇高な理念や使命を持って開業する医者なんてほとんどいません。上司（教授、医局長、院長など）との軋轢、過酷な労働の割に給与が安い、時間外勤務や休日出勤が多く、自分や家族の時間がもてないから―――そんな理由がほとんどです。そんなことは百も承知です。ホームページや開業時に配る案内用リーフレット

に開業理由として、「地域医療への貢献」「自分の理想とする医療のできるクリニックの実現」といったニッポンの開業医として「清く正しく美しい」きまり言葉をよく見ます。しかしそれは偽善の使命というか、ほぼキャッチコピーです。でも恥じる必要性はありません。

私自身、崇高な使命や理念があって開業したわけではありません。

———名古屋で創業し、その後東京、大阪などで多店舗展開している「世界の山ちゃん」(エスワイフード)の社長・山本重雄氏も創業当初は営利目的で経営理念など顧みなかったそうですが、その後に東日本ハウス創業会長・中村功氏の講演会で「経営者の役割とは社員を守ること」「人生に哲学が必要なように経営にも哲学が必要」といったことを説かれ感動し、中村氏に経営指導を仰いだ結果、

「我々は立派な人間になるために学び、日々の仕事、生活を通して人格を磨き、立派な人間としての行動を実践します。自らを向上させ、店を変え、地域社会を変え、日本を変え、立派な国造りをし、世界を変えることを目指します。」(「世界の山ちゃん」ホームページより)

という立派なエスワイフードの使命(会社理念)を作り上げました———

(参考：中村芳平「外食ウォーズ」より)

使命や理念は後から作っても全然問題ありません。大事なことはそれを単なる飾りではなく、作り上げた使命や理念をもとにクリニックを経営すれば良いのです。「いまさら良いよ」と開き直ってクレド作りもしないのは論外ですし、たとえ開院当初から作っていても活用もせず飾ってあるだけの場合、そのクレドは偽善の象徴となります。

クリニックとしての独自の文化をつくったあとに、初めて真のスタッフ教育を行うことができます。

スタッフの教育、育成は組織作りにおいて非常に重要です。それこそがクリニック経営のすべてです。ここがうまくいってなければ、たとえ院長が有名大学を卒業していようと、カリスマ医師で全国にその名が轟こうと、全く意味をなしません。そのようなカリスマ性で経営している場合、院長がもしそのクリニックを退任した場合、一気に経営は下り坂となります。院長にはもちろんリーダーシップが求められていますが、それはカリスマ性のことではありません。自らへの関心を中心におくリーダーは誤った方向へ進む恐れがあります。ドラッカーも、

「リーダーシップとは、人を惹きつけることではない。惹きつけるだけでは扇動者

にすぎない。友だちをつくり、影響を与えることでもない。それでは人気取りにすぎない。リーダーシップとは、人のビジョンを高め、成果の水準を高めることである。」
（「経営の真髄（下）」より―――ダイヤモンド社刊）

と語っています。
　カリスマ性のある有名人物として、アドルフ・ヒットラー、毛沢東、ベニート・ムッソリーニ、ヨシフ・スターリンの4名がドラッカーによく挙げられ、彼らのようなカリスマ性は組織を破壊し、害をなすと断罪されています。このようにリーダーシップとはカリスマ性とは全く違い、真のリーダーシップは「人のビジョンを高め、成果を高め、人格を高める」ことです。最近のリーダーシップとリーダーの条件の書籍や記事を見ているとすべてのCEO（最高経営責任者）は格好の良さを求められ、まるで南軍騎兵将校やエルビス・プレスリーのようでなければならないのか、とドラッカーは書の中で嘆いています（笑）。
　リーダーは格好の良さではなく、行動がすべてです。効果的なリーダーシップは、カリスマ性に依存するものではありません。

　もちろん組織そのものが腐っていては、クリニックの成果をあげることが困難です。健全な組織においてそこで働くスタッフが成長するときに、組織は多くを成し遂げることができます。
　特に「組織が真剣さ、真摯さ、意識、能力において成長するほど、そこで働く者が人として成長する」とドラッカーもよく述べています。

　組織の真剣さとしては「絶対に〇〇をやり遂げる！」といった覚悟のことです。高い目標を掲げることで組織は成長します。当院では数年前、耳鼻咽喉科という特殊性からスタッフ全員で聾の方のために手話に取り組みました（歯科スタッフも含む）。
　6カ月かけて覚えてもらい、ほとんどのスタッフが簡単ではありますが、受付、問診、説明などの際に必要な手話を覚えることができました。一般クリニックにおいては、手話を習得することを嫌がり、覚えようとしない医師やスタッフがほとんどですが、外来診療において、聾の方に貢献できるのみならず、診療時間の短縮にもつながりますので、ぜひ覚えていただきたいですね。単に医師からのムンテラを簡略化し、スタッフに丸投げしたり、処置を省いたりすることだけで1人当たりの診察時間を短縮化させるだけでは、経営において真摯さが欠落しています。

　―――ドラッカーを参考にして経営されている大規模修繕工事が事業主体の株式会社 日装（NISSO）は会社組織の外でも社会貢献するとの高い志を掲げ、2007年以

2-3 経営向上にはまずスタッフの教育・育成が大事 〜経営に医師の経歴・腕自慢・カリスマ性は必要なし〜

降はすべての社員に「サービス介助士2級」と「手話技能検定6級」取得を義務づけています。医療業界とは全く関係ない会社でもこのような取り組みをされているのを見ると、ほとんどの医師が手話にすら取り組もうともしない、我々医療業界は経営においては他業種に比して甘えの強い恥ずかしい業種と言わざるをえません———

　当院では通称「チープロ」と呼ばれる、「チーム達成プロジェクト」を6カ月に一度行って各チームを評価しています。
　1チームは常勤スタッフや積極的に立候補したパートスタッフも合わせて4、5人で組んでもらい、様々な目標を立てて実行し、成果を発表してもらいます。最近では4つのチームにわかれ、ある医療チームはクリニック内の装飾（毎月模様替え）、他のチームは院内新聞、診療中に行うクイズ作りとミニ通信、ナースチームは災害対策時のマニュアル作りなどを行っていました。スタッフや院長、副院長からの総合評価が1位のチームは他チームのスタッフ皆から賞賛され、大きくポイント加算されます。なお院長、副院長からの評価は患者さんのからの評価が高い取り組みに対して大きく加点しています（ポイントをためると、有休になったりします。なお評価は定量化するために投票などで点数化します）。
　自己目標管理の1つとなる「チーム達成プロジェクト」を行うことで、支配によるマネジメント（命令されたのプロジェクト）の代わりに自己管理によるマネジメントが可能となります。自己管理は強い動機づけをもたらし、最善を尽くす願望をスタッフに起こさせます。目標をあげさせ、視野を広げ、自己を高く成長させることが可能となります。

　真摯さはご存知の通り真面目さ、ひたむきさです。組織における真摯さの定義はドラッカーも難しいと述べていますが、経営管理者（クリニックの場合は院長）には真摯さが求められます。

> 「学ぶことができない資質、後天的に獲得することのできない資質、はじめから身につけていなければならない資質が、1つだけある。才能ではない。真摯さである。」
> （「【エッセンシャル版】マネジメント—基本と原則—」より———ダイヤモンド社刊）

　経営管理者の仕事として大事なことは、1．目標を設定する、2．組織する、3．動機づけとコミュニケーション、4．評価測定する、5．人材を開発する　の5つです。上記の中には部下とのコミュニケーションも入っています。スタッフの相談にのったり、常に根回しや親睦を図ることはとても大事なことです。創業時からドラッカーと

関係のある Intel 社では上司は 1 カ月に最低 1 時間ほど部下との対話を行っています。これをワン・オン・ワン・ミーティングと言います（詳しくは後述）。

経営管理者にはリーダーシップが求められています。何度も繰り返しますが、だからといって一昔前の熱血ドラマの主人公のように「俺についてこーい！　飲もうぜ！」といった人が求められているわけではありません。スタッフにいい人と思われることを目的としたコミュニケーション方法としてよく聞くのは、スタッフ 1 人 1 人の名前をフルネームで憶え、その上さらに誕生日や家族構成まで憶えて「わー、院長ってすごい！　私のことそこまで知ってくれているんだ」と感激してもらえるように媚を売ったり、女性雑誌やネット等で評判のスイーツをマメに買ってあげたりすることです。しかし、そんなことは組織運営上、必要ではありません。

そんなことを行う時間があるのであれば、他の経営的なことに時間を使うべきです。スタッフ受けを狙うためにさまざまな人気取りを行うことはリーダーの仕事ではありません。そのようなことだけでは、いつまでたっても、スタッフたちは組織の中で真に仕事への喜びを感じることはできません。それは誤った仕事への動機づけです。スタッフは院長と共に患者さんへの貢献を考え、結果、病気が治ったり、クリニックの業績が上がったことで初めて仕事を喜びのあることとして感じることができるのです。それが最高の仕事への動機づけとなります。

有能な経営者はスタッフとのコミュニケーションとして、自分が立てたアクションプランや必要としている情報について周知徹底を図ります。具体的には、自分の計画をすべての一緒に働く人たちに自ら説明を行い、意見を求め、同時にその仕事やり遂げるために入手しなければならない情報に関して、各人に理解してもらうように努力します（いわゆる根回しです）。

スタッフとのコミュニケーションが必要だからと、頻回に飲みに誘ったりするような人づきあいの良さ、愛想の良さや、人助けは必要ありません。

院長やリーダー自らが高い目標を持って、それに向かい黙々と努力することが大事なのです。そういった後ろ姿を見て、後進スタッフは自然と育ちます。

クリニックの使命感を持たせる意識づけが大事なことはすでに述べましたが、組織の中での責任感を持たせることも大事な教育です。

「**組織は、もはや権力によっては成立しない。信頼によって成立する。信頼とは好き嫌いではない。信じ合うことである。そのためには、互いに理解していなければ**

ならない。互いの関係について責任をもたなければならない。それは義務である。」
（「明日を支配するもの」より―――ダイヤモンド社刊）

　特にリーダーとなる者は、後進スタッフの見本となる責任があります。
　そのため、当院ではサブリーダー以上の役職者は1カ月に1度、さすがにIntelのように1時間とはいきませんが、1人あたり最低10分以上の対話（ワン・オン・ワン・ミーテイング）を義務づけています。特に新入社員は新しい職場への不安感を抱く者が多く、ここでしっかりと面談してあげないと離職につながることもあります。
　そのため、1週間のうち2、3回は対話を行っています。以前は私がスタッフ全員に行っていましたが、さすがに人数が増えてとても手が回らなくなったので、リーダー、サブリーダーにこの仕事を委譲しました。委譲後、リーダーたちは私が行っていた回数以上に後進スタッフたちとの対話を行っています。結果、さらに離職が減少したため、私が従来行っていたこの仕事は委譲して正解だったと思われました。

　責任ある仕事を委譲することは院長にも勇気がいることです。しかし、当院では責任感のある部下達を育てるために、相手を信頼してあえて委譲を行っています。そして私から仕事の委譲を受けたリーダー達は以前自分たちが行っていた仕事をさらに後進スタッフたちに委譲しています。人の時間は限られています。すべての仕事を1人でこなすことは不可能です。従来100であった仕事の中に20の仕事が新たに加わった場合、この新たな分を足すと合計120となります。しかし、人の器は100のままです。器の容量は増えません。無理して詰め込めば今行っている仕事のどれかが手薄となり、しっかりとした成果をあげることはできません。ですから、新たに発生した20の仕事に代えて、従来行っていた仕事の中から20の分は誰かに委譲するか廃棄するべきです。これもドラッカー理論です。

　また従来から行っていて陳腐化し、もう成果を上げることができない仕事や、手を煩わせる割には成果が乏しい仕事も廃棄すべきです。
　当院ではドラッカー塾でいただいたツールをもとに、定期的にすべてのスタッフに廃棄するべきものを尋ね、廃棄を行っています（使わなくなった薬や医療器械の廃棄とは意味合いが異なります。念のため）。（写真⑬：株式会社ポートエム様提供）

仕事内容	いつまでに	削減時間	仕事内容	誰に	いつまでに	削減時間	仕事内容	どのように変えるか	削減時間

やめてしまってもよい仕事／自分ではなく、他の人でもやれる仕事／やり方を改善すべき仕事

削減時間小計　　削減時間小計　　削減時間小計

削減時間合計

写真⑬ ■ スタッフに記入してもらう「仕事の廃棄、改善」用の記入シート

　「新しい、よりよいものを手に入れるには、過去の努力の間違い、失敗、見当違いなどとともに、古いもの、使い切ったもの、時代遅れのもの、もはや生産的でないものを捨てなければならない。別の言い方をするならば、医学の諺がある。『患者は、排泄している限り見込みがある。腸と膀胱が機能を停止しては、死も遠くはない。』組織も、自らの廃棄物を処理できないならば、自らに毒を盛ることになる。」

（「未来企業」より―――ダイヤモンド社刊）

　廃棄を行うことで、その仕事分の時間や資源（労働力や経費）をほかの仕事に費やすことができ、さらに成果を上げることができます。これもドラッカー理論の「選択と集中」の1つです。
　当院では電子カルテ導入後も見落とし防止目的で最近まで行っていたレセプトの紙でのプリントアウト作業を見直し、完全廃止としました。電子カルテ導入後、レセプト用紙はすでに購入していませんでしたが、惰性でコピー用紙にプリント作業を行っていた時間や資源をほかに有効活用することができるわけです。
　廃棄できるものを常に探させて効率化を図ることは、スタッフに経営センスと責任感をもたせることにも役立ちます。

2-3 経営向上にはまずスタッフの教育・育成が大事 ～経営に医師の経歴・腕自慢・カリスマ性は必要なし～

近況報告用『リフレクション（振り返り、反省、熟考）』シート

作成者＿＿＿＿＿＿＿＿＿＿ 作成日　　年　月　日

（講座で学んだこと、気づいたこと、学習レポートにおいて、行おうと思ったことに関して）何を行ったか	現在までの状況 成果が上がったこと 思ったように成果が上がらなかったこと	評価 ◎○△×	そのことから何か学べることはあるか なぜ、上手く行ったのか なぜ、上手く行かなかったのか	今後どのように進めたいか、 学んだことをどのように活かしたいか

その他、行ったこと、体験したこと、学んだこと　等々

©Port EM, INC.

写真⑭■当クリニックで使用しているリフレクションシート

「遠洋航海を続けてきた船は船体に付着した貝類を落とさなければならない。そうしないと、貝類が障害となって船のスピードは落ち、機動力は失われてしまう。同じように長い間凪いだ海を航行してきた企業や組織は資源ばかり食う製品、サービス、事業を洗い落とし、すでに『昨日』となった製品、サービス、事業を切り捨てなければならない。」

（「乱気流時代の経営」より———ダイヤモンド社刊）

当院ではまだリーダーではない後進スタッフ１人１人にも責任感を植えつけるために、ビジネス書を読ませ、ブログやSNSに積極的に書き込ませてマネジメント的視点をもたせています（前述の通り、ブログやSNSの頻回な更新は患者さんの当院への注目度をアップさせ、またスタッフ自身にもITリテラシーを高める効果があります）。

さらにスタッフ全員の仕事への責任や意識、自己の能力を高めるためにリフレクションシートを使い、自らの仕事を時々振り返ってもらっています（詳しくは後述）。このシートに書き込むことで、自らがどこまで目標を達成できたのか？　今後どこまで行えばよいのか？　ということがはっきりします。院長やリーダーもこのシートに目を通すことで、そのスタッフへの客観的評価が可能となります（写真⑭：株式会社ポー

JCOPY 498-04818

トエム様提供）。

　こういった様々な取り組みを行うことで、労働集約型産業（企業活動を営む上で、労働力に対する依存度が高い産業のこと。接客応対を中心とするサービス業に多い）と言われるクリニックも知識集約型産業（企業活動を営む上で、知的活動が生産に重要な役割を果たす産業のこと。研究開発やデザイン産業に多い）へと変貌を遂げることができます。要するに当院では、スタッフ1人1人が院長から言われるがまま、ロボットのように動くようなクリニックではなく、自分自身で考え、成果をあげるために自ら動くことができるようなクリニックを創りあげていっているのです。

　しかし、院長1人ががんばってもやはり経営を続けることは無理があります。
　たとえ、院長が優秀で素晴らしいアイディアマンで休みなく働いたとしても、です。院長1人におんぶに抱っこのクリニックでは、もし代替わりした場合、あっという間に崩壊する可能性が高いのです。
　例えばフォード自動車の創設者ヘンリー・フォード1世がそうです。ヘンリー・フォードは10億ドル規模の巨大企業をトップマネジメントチーム無しで1人で運営しようとし、結果破滅的な危機を起こしました。彼はフォードを個人の所有物としてマネジメントし、すべてを1人で行おうとしたことによって、会社を著しく衰退させてしまったのです———後に孫のフォード2世がトップマネジメントチームを創設したことで奇跡的に経営は立て直されました———。
　（参考：「現代の経営」「マネジメント―課題、責任、実践」ほか———すべてダイヤモンド社刊）

　クリニックを末永く永続させたいのであれば、単に接遇に力を入れるだけではなく、スタッフ自らも経営を考え、動けるように教育し、育成する必要性があります。
　よくある保険医協会の無料セミナーを受講させたり、元キャビンアテンダントの女性を講師として招聘し、スタッフを前にセミナーを行うだけでは、まったくもって不十分です。
　もちろん接遇は基本中の基本なので、これをおろそかにすることは論外です。しかし、そのような取り組みは新規開業医の誰もが行っている珍しくもない平凡な取り組みで、今の医療業界において他院との差別化には全くなりません。

　当然ではありますが、当院でも接遇にはかなり力を入れています。東京ディズニーリゾートの企業向け研修プログラム「ディズニー・ゲストサービス・フィロソフィー」に医科系クリニックとしては日本で初めて参加していますし、あの超有名なカリスマ

2-3 経営向上にはまずスタッフの教育・育成が大事 〜経営に医師の経歴・腕自慢・カリスマ性は必要なし〜

接遇講師・平林都氏のセミナーにもスタッフたちに何度か足を運ばせています。また、他の地区にある評判の良い耳鼻咽喉科クリニックや歯科クリニックにスタッフ3、4人で1日研修に行かせたり、さらに企業向けのセミナーで良いと思ったもの（ANAが行うものなどはおすすめ）があれば、東京でも大阪でもリーダー達を出張させ、数日間じっくり講習を受けてもらいます。もちろん交通・宿泊費用はすべてクリニック持ちです。最近ではスターバックスで働いているスタッフをクリニックに招聘し、スターバックスで行っている様々な取り組みや接遇をスタッフ全員の前で講演してもらいましたし、以前人気エステサロンで働いた経験のある当院のスタッフに講師となってもらい、スタッフたちの前で接客業のコツを語ってもらうことも行いました。

これら接遇の徹底化に必要な費用は半端な額では済みません。ディズニーの研修プログラムでは常勤スタッフ全員を参加させたので、これ1回で120万円以上費用がかかっています。

クリニックの親睦旅行で、スタッフ全員でグアムなど海外に毎年行くケースをよく聞きますが、私に言わせれば死に金です。クリニックも企業も前にも述べたように、「従業員を満足させる」ために存在している訳ではありません。顧客（患者さん）の欲求とニーズに答えることで存在できるのです。ただ親睦を図り、楽しい時間を過ごしたいのであれば、近場の「わた○ん家」や「鳥○族」などの激安居酒屋でも十分です。そんなことに貴重なクリニックの資源（利益や時間）を使うのであれば、きちんとしたセミナーでスタッフをしっかりと研修させ、育てるべきです。

当院では上記のような様々な取り組みを行い、スタッフを育て、チーム力をアップさせてはいますが、まだもうひと伸びさせたいと私は思いました。なぜなら、上記のように権威ぶって色々と講釈を垂れてはいますが、これら様々な取り組みを行ったからといって、当院において100％すべてがうまくいっているわけではないからです（まあ、当たり前ではありますが）。

もちろん、クリニック理念を前面に出すことで、職員募集の際に、数年前より明らかに優良な方からの応募が多くなり、優秀な人材を採用することができるようになりました。また以前から在籍するスタッフもずいぶんと力をつけました。でも、まだまだ彼女たちには眠っている底力がある———しかし、彼女たちの力をさらに伸ばすことは、まだ修練が足りない平凡な一院長である私には難しいと限界を感じました。

13年以上経営してきて、女性スタッフたちは出世争いを行うというよりは、他のスタッフたちと同じ価値観を求め、共感し合い、女性同士争いのない平和な仕事場を

求めているように私には思えます。

───実際、よく入社時に「女性スタッフがすごく多いのですが、（人間関係は）大丈夫なのですか？」とおそるおそる聞かれることが多々あります（最も退社時に、「入社時は女性が多く、人間関係が心配でしたが、入ってみると優しい人ばかりでとっても良かったです！」と言ってもらえることが多く、現在のところ当院の組織がうまくいっているようだ、と私自身が喜びを感じ、今行っているマネジメントに充実感を憶えます）。───

さらに男と女の違いも感じました。1人1人面接を行っていた時代、色々と業務上の話を聞いていると横道にそれ、なぜか2時間以上延々とオチのない日常会話を聞かされることがたびたびあったり（そんな話は旦那や彼にしてくれー！　と心の中で叫びながら黙って聞いていた）、家庭の事情もあって仕事を続けるべきかどうかわからないので相談に乗って欲しいと言われ、長時間悩みを聞き、一生懸命家庭との両立のできる仕事の仕方などをいろいろアドバイスをしても結局、「ありがとうございます。でもやっぱり私はここを辞めた方が良いと思うんです」と、それだったら俺のアドバイスは全く意味ないじゃないか、ということも数多く、彼女たちの価値観や考えがよくわからず、私にとって女性スタッフたちはもはや地球外生命体でした（笑）。さすがにドラッカーも地球外生命体のマネジメントについての書物は書き残していないので、ずいぶん困り果てました。

特に若い女性スタッフが多い当院では本当にマネジメントが難しい───私が流行の韓流スターやジャ○ーズ事務所系のハンサム男でしたら、どんな業務命令も彼女たちも嬉々として受けてくれるかもしれませんが、正直なところ、いろいろ考え提案しても、たいていは色よい返事をもらえません。結局怒気をはらんだ声で命令して、実行させるという、あまり良いとはいえないマネジメントでした。

私はマネジメントを真剣に行うようになってから、再び心労が重なってきました。女性の気持ちや考え方に関する書を読んで謎だった彼女たちの考えや言動がある程度理解できるようにはなりましたが、だからと言ってマネジメントがいきなりうまくいくわけでもありません。どうしたら彼女たちをうまく導きその能力を伸ばすことができるのか深く悩み、考えました。そのとき以前参加したセミナーで聞いたある言葉を思い出しました。

「この滝の絵を見てどんな音が聞こえてきますか？　ザーザーという水の流れる音ですよね？　でも、もっと耳を澄ませて聞いてください。他にも色々と音が聞こえて

2 当院のマネジメント

きますよね。木々の中を飛ぶ鳥の鳴き声や蝉の声だったり、木々の枝が揺らす葉の音や風の音……。それと同じです。患者さんの声を今よりもっと耳を澄ませて聞いてみてください。色々と聞こえてきます。その声を聞き逃さないようにしてください。それが医療を行う上で大事なことです。」

───これは伝説の藤原 ENT クリニック（現在閉院）・元事務長、現医療法人寿人会木村病院と鯖江リハビリテーション病院事務長の木村結花氏が医療従事者向けセミナーで言われていた言葉です。

（あのセリフは「顧客を知るために、外に出て、見て、聞く」「経営者の仕事の中に顧客・市場を知るための活動を組み込む」というドラッカー理論のマーケティングそのものではないのか？）

そう思うと、私は衝撃を感じました。木村氏は一耳鼻咽喉科クリニックのスタッフから事務長に昇進し、経営を真摯に考え実践され、そのことをしっかりとまとめあげた経営本まで上梓された伝説の医療事務員です。それが評価され、藤原 ENT クリニック閉院後も医療法人寿人会木村病院と鯖江リハビリテーション病院の事務長として招聘されています。現在、雑誌（眼科と経営）に経営関連の記事を連載し、講演も多数こなされている、いわばクリニックが生んだスーパーウーマンです。

木村氏のような能力の高い医療事務員を私は他に見たことも聞いたこともありません。

（当院からでもうまく育て上げれば、うちのスタッフたちも木村氏のようなスーパー医療事務員になれる可能性があるかもしれない！）

そう思った時からの私自身の使命は「当院から将来木村結花氏のようなスーパーウーマンを育て上げ、輩出し、大きく社会に貢献する」としました。

使命としての目標は高く掲げ、しかも実現できるようなものにしなければなりません。しかし、この目標であれば、努力次第で実現可能と私は考えました。そしていつものように考えが決まればすぐ動きます。木村結花氏との接点はまったくありませんでしたが、以前木村結花氏のセミナーを開催した会社を通じて、無謀にも当院にアドバイザー兼接遇講師として定期的に来ていただきたいとダメ元でずいぶん無理なお願いをしてしまいました。

絶対無理だと半ばあきらめていましたが、何と幸運にも木村氏から「私でよければ」と快い返事を頂け、2012 年の春から 1、2 カ月に 1 度、わざわざ長崎から定期的に来院してもらい、スタッフ達に指導していただいています。

木村氏の指導方法は、「あなたは○○がダメだから、○○を修正しなさい」という方法ではありませんでした。実践の中で教育し、自らが気づくまでじっと待って、気

づいたら褒めるというスタンスです。
　「それはいいね、その方法はいいね」と常に褒めながら、指導されています。また、新人スタッフを中心にこまめに「大丈夫？　悩んでいることない？　長くここで働いてね」と声がけをしています。
　またスタッフから相談があれば、従来の私の場合ですと例えば、「それは意味がない、そんなことやめろ！」と一刀両断でしたが、木村氏の場合は「うんうん、そうだね。わかるわかる」と共感しながら相談に乗っています。すぐに答えを出すわけではなく、とりあえず相談に乗り、結論は出さずに共感してあげるのです。結論を出していないのに共感し、話を聞くことで、スタッフたちの悩みごとに対して大きな満足を与えています。私の場合はすぐに結論を出そうと色々と語りますが、かといってスタッフたちの相談ごとに対して彼女たちが十分満足する回答をすることは、ほとんどできていませんでした。
　そうです、女性は結論を出すことを求めているわけではなく、まずは共感して話を聞いて欲しかったのです。
　うーんすばらしい、これは男の私にはとてもマネできません。
　やはり女性目線でないと、当院の場合はマネジメントがうまくいかないことが、また私が一生懸命スタッフたちと対話する割には今ひとつ成果があがらない理由が木村氏に来ていただけたことで大変よくわかりました。

　木村氏に当院が受けた主な指導内容は具体的には下記の通りです。
　まず医療人としての基本としては、

医療は人、接遇は人であるということ
1. 医療の仕事は「人様（患者さん）のため」に始まる
2. 人様のために働くと、必ず「感謝」というご褒美がある
3. 教科書は患者さん、患者さんに学び、患者さんに感謝すること
4. 「これでいい」「これでいいか？」とつねに自分に問いかけること
5. 医療はサービス、サービスの基本はまず「挨拶」である
6. 信頼を頂くとは、言葉遣い、態度、らしさで評価
7. 「らしさ」期待感＜満足　　期待感＞不満
8. 話し上手より「聞き上手」
9. 世相を反映して、難しい患者さんが多くなった
10. 地域を知る、地域の町名をマスターすること

患者さんとの会話では話し方がきわめて重要
1. 視覚情報、聴覚情報も重要なコミュニケーション力
2. 表情、視線、姿勢、身振り、声のトーン・大きさ・スピードを意識すること
3. 「声」は、その時の自分の気持ちです
4. 意識を変えれば、「声」も「話し方」も変わります
5. 仕事に自信がつくと「声」も「話し方」も変わります

　患者さんへの話し方として3つの発声法チェストボイス（地声・低音の声）、ヘッドボイス（裏声）、ミドルボイス（ミックスボイスとも言う。チェストボイスとヘッドボイスが混ざり合ったような中間の声）の使い分けが必要。
　特に高齢者に対しては老人性難聴があるため、筆談、補聴器、目を使うことが重要。そして、親しみやすさを伝える「ミドルボイス」（芯のある通る声、爽やかな声）を使うこと。また、正しい敬語が大事。

スタッフに対して具体的には
(行動基準)
1. 経営者感覚を持って節約を心がけることが必要（無駄使いしない）
2. 気配りできる職員であること
3. チーム力を持っていること（縄張り意識はダメ）
4. 情報をどれだけ持っているか、先を読む力があること
5. 情報を管理し、共有すること

(心構え)
1. 言葉や声は"その人そのもの"、職業人として、当たり前のことを当たり前に
2. 接遇（おもいやり対応術）は、非マニュアルの世界であり、状況判断、瞬時の判断、感性、経験と失敗に学ぶ
3. おひとり、おひとりが「病院の代表」として患者さんに接する
4. いつも主役は相手！　聞き上手、聞き出し上手になること
5. 見えない相手にも気遣いを見せる眼、心など「気づき力」を磨くこと
6. 勉強は苦手でも実践に学び、向上心を持つこと
7. 人様を思う気持ちを大事にするチーム医療を実践する
8. 「接遇（おもいやり対応）」はスタッフの意識づけにかかっている

最後に

「常に患者さんの声に耳をすませてみてください」

※上記はすべて木村氏の講演内容やスライドから抜粋し、要約・再編集したものです。
（木村氏の許可を得て掲載）

　木村氏も最初からうまくマネジメントできていたわけでなく、23年間の間に色々と失敗があった———しかし、そこから学び取るという向上心を常にもつことでここまで来ることができたとおっしゃっています。
　私も今まで色々失敗ばかりで、幸い周囲の方から良き評価を頂けてはいますが、私個人としてはまだうまく成果が出ているとは思っていません。
　特にスタッフを育てること、教育することはとても難しいことで、これは永遠のテーマかもしれません。

　木村氏の指導は他に木村氏流の電話の受け答え（例えば、不手際があった時など謝罪の時はなるべく声を詰まらせたり、かすれさせたりして発する声に自分の感情をこめる、など）や、正しい言葉遣いの実践などもあります。
　スタッフを指導するときには、具体的にどうするかをきちんと教えなければなりません。「もっとしっかりやりなさい！」といった漠然とした指示ではなく、「これこれこうなるといけないので、これをこのようにやってください」と具体的にわかりやすく指示することが大事です。「接遇をしっかりやれ」「自分で考えろ」とただ命令するだけではダメなのです。「こういうケースではこのようなセリフを使ってください」といった指導が大事なのです。そういったことが木村氏の指導ではきちんとなされていました。

　木村氏のお話の中で、よく言われるのが「最近は困った患者さんが多くなった。対応が以前より難しい患者さんが多くなった」ということです。木村氏はクレームに関する対応方法は他のことより時間をかけて指導されていましたし、またスタッフもそのことに関して自分の経験をもとに質問をしたり、対策方法を聞いたりしていました。
　当院でも最近困った患者さんが多くなり、その対策としてスタッフ指導のための具体的な Q&A 形式のクレーム対応のマニュアルを作成しました。このマニュアルのおかげでたとえ新人でもある程度のクレーム対応をこなせることができるようになりました。巻末にそのマニュアルを載せていますので、是非ご参考にしてください。

　（※これだけではクレーム対応としては不十分なので、ある程度の経験も必要となります）

ある若いスタッフが患者さんに好かれてしまい、色々とアプローチをかけられて困っている、ストーカー化したらどうしよう……怖い、といった相談の時、木村氏のユニークな回答としては、「私の勤めていたクリニックで同じことがあったけど、スタッフが食事に誘われたときに横にいた私がすぐにその患者さんに対して、『私も一緒に行っていい？　それにこの子は○○とか△△とか高価な食べ物が大好きなのよ！』とずいっと前に出て言ったの。それからその患者さんはもうそんなことはしなくなったわ。だからそんな時は必ずベテランの年配のスタッフがその子の代わりに応対することが大事よ」とやや自虐的？　に笑いながらお話しされました。スタッフたちは大笑いでした———このような感じです。何か困った事例があれば木村さんに相談でき、具体的な答え（対応法）を得ることもできるのです。このように木村氏のすごいところは単に接遇指導ができるだけではなく、実際に医療事務員（しかも家庭をもちながら）として働いていたため、医療スタッフとしての患者さんに対しての具体的な行動方法、子供をもつスタッフの働き方とその心得、レセプト返戻対応、そして通院患者さんの満足度を高めるためのクリニックの経営法まで何でも答えられるのです！　こんなすごい接遇指導をされる方は他にはいません。

　よく元キャビンアテンダントや高級ホテルのコンシェルジュスタッフの方をクリニックに呼んで接客指導されるクリニックさんの話を聞きます。しかし、私は無駄とは思いませんが、一般クリニックではちょっと違うかな、と感じています（自費で富裕者層相手のクリニックならマッチしていますが）。

　これらの方々の接客方法はどちらかといえば「あなたのために私は何でもやります」といった感じの大げさに言えば、スタッフにまるで奴隷になることを強いるような、患者さんを勘違いさせる（モンスター化を促進するような）接客法です。1人当たりの単価が極めて高収入のジェット旅客機（しかもビジネスクラス以上）や1泊4、5万円の超・高級ホテルであればその接客法で良いのかもしれませんが、保険診療で1人当たり2,000円前後のクリニックではその対応法はあまり意味をなしません。

　おまけにキャビンアテンダント、コンシェルジュの方々は、具体的なクリニックにおける仕事上の重要な指導を行うことができません。単に言葉使いやお辞儀の角度、膝の曲げ方、電話の応対方法ぐらいです。

　スタッフにキャビンアテンダントやホテルスタッフの仕草を学ばせることで「うんうん、これでスタッフたちはリッ○・カールトンの如き接客をして、気品のあるクリニックになるぞ」と院長が満足しても、残念ながらそれはただの自己満足です。スタッフが入れ替わればその指導効果はすぐに消失します。過去に私もそういった方々を呼

んで実践したことはありますが、それを学んだスタッフがほとんどいなくなると、また一からやり直しです。1回呼ぶだけで10万円前後しますので、あまりお勧めできません。

　一般的な患者さんはクリニックに高級ホテルやジェット旅客機のファーストクラスのおもてなしサービスを受けるために来院しているわけではありません。患者さんはまず治療を希望して来院しています。そして親しみやすく、通いやすいクリニックを求めているのです。

　多くの開業医はジェット旅客機のビジネスクラス以上や高級ホテルを頻繁に利用する機会が多いため？？？なのか、その接遇こそがすべての方にとって最高と勘違いして、一般的な患者層と価値観が完全にずれてしまっています。しかもそのことに気づく方が少ないのです（一般の方は高級ホテルに何度も宿泊したり、ジェット飛行機のファーストクラスやビジネスクラスを頻繁に利用することはありません）。そもそもそんな接遇を学んでも、彼らプロフェッショナル（ホテルコンシェルジュやフライトアテンダント）に接遇で追いつくことは不可能です。まねしただけの安っぽい接遇を患者さんに見せつける行為に院長以下のスタッフたち自らが満足しているだけに終わります。

　　クリニックにとって
　　【良い接遇＝キャビンアテンダント、高級ホテルの接遇】
　　ではないことを肝に銘じましょう。

　接遇に（異常なまでに）力を入れたクリニックの中には「患者様至上主義」にして、スタッフに徹底的に頭を下げさせ、まるで患者さんには風俗以外のサービスは何でもスタッフにさせる、といった様相のクリニックも最近ありますが、私はうなずけません。

　このような接遇ばかりしていては、患者さんが勘違いしてモンスター化し、逆にクリニックに害をなします。

　当院にはもちろん顧客（患者さん）の声を聞く、という大事な方針はありますが、理念として「患者さんにスタッフにやさしいクリニック」です。

　私は当院のスタッフ達を自分の妹や娘のように思って指導し、教育・育成しています。患者サービスのためにスタッフを泣かせるようなことは絶対しません。

　スタッフたちは木村氏に指導で来ていただいたときに、仕事上の事務的指導だけではなく、具体的なクレーム対応や結婚して子供ができてからでも負担なく働く方法な

2-3 経営向上にはまずスタッフの教育・育成が大事 〜経営に医師の経歴・腕自慢・カリスマ性は必要なし〜

ど、女性にしかわからない色々な相談に乗ってもらっています。

　木村氏に来ていただき、様々な木村氏流の指導をしていただくことで、スタッフたちが真の力を発揮できるようになった手応えを、私はやっと感じることができるようになりました。

　最近では私が指示しなくともスタッフたちが自ら会議を開き、クリニック内でのオペレーションの変更や改善のための話し合いを行ったり、新人スタッフの成長が遅いと判断すれば、時間外に臨時勉強会などを行って指導しています。当院はサーバントリーダー（一般のクリニックで言うところのマネージャー。次章で説明します）が現在トップの役職となりますが、院長・副院長の命令がなくても、サーバントリーダーや各部門のリーダーが率先して会議や勉強会を開いたり、一般のスタッフたちでも自らクリニックで成果をあげる行動（患者さん向けのイベント開催など）をとっています。

　当院は最近になりやっと私の追い求めた「労働集約型産業」から「知識集約型産業」へと変化を遂げつつあります。

　実は木村氏もドラッカーを読み、実践されていました。だからこそ、その指導方法が当院にマッチし、成果を上げたのだと思います。木村氏の指導のおかげで、スタッフたちはやっと「経営」も考えてくれるようになりました。木村氏も「クリニックの一般スタッフは経営者（院長）など上層部が思っているほど経営を考えてくれない。だからこそ、経営意識を身につけた人材の育成がとても大事です」と言われています。

　現在当院では、
「○○さんが△△さんと同じ働きができるようになれば、仕事が早く終わって、クリニックに負担がかからなくなるから、○○さんをあと1カ月ぐらいで仕事がこなせるように指導しなくちゃ」
　こんなセリフが自然とスタッフ同士で出るようになっています。

　このように院長の力だけでなく、同族ではない外部の方の力も借りることで、スタッフやクリニックにイノベーションを起こすことができるのです。院長1人だけのがんばりでは考え方や価値観に偏りがあるため限界があり、クリニックやスタッフが大きく成長することは困難です。

　ですから、当院のように外部の方の力を借りて、スタッフの育成や教育を行うことをお勧めしたいと思います（スタッフを定期的に外部の異業種の勉強会に参加させたり、一流経営コンサルティングに依頼するなど）。

　他に木村氏から直接指導いただいた内容（患者さんへの対応方法、経営を考える方法）を具体的にさらに述べますと、

1. まず、患者さんとのコミュニケーションを取ることが重要。
2. なるべく患者さんの発言をメモに取ること。
3. 「患者さん」を「患者様」と呼ぶのであれば、それに見合った、しっかりとした対応がクリニックに要求される。
4. スタッフに必要なモチベーションは向上心。
5. スタッフ間でのミーティングは重要（定期ミーティングよりはパッとすぐに皆が集まるような機動力のあるミーティングが必要。行うことで皆の方向性が定まる）。
6. リーダーは後進スタッフの話を聞く時間が必要。
7. 患者さんに対してだけでなく、スタッフ同士も常に相手に合わせて話すことが必要となる。
8. 中断患者をなるべく調べる。そして中断理由を探して必ずデータを集める。
（※電話をするにしても「びっくりさせてごめんなさい。あなたのことがとても心配だったからです。だからお電話させていただきました」と素直な気持ちを患者さんに伝えることが必要である。そうでないと嫌がられて今後電話をかけることが難しくなる。患者さんの声の聞き出し上手になることが重要）
9. そして、無声音など声を使い分けて電話すれば相手に対して印象が変わる。
10. ただ、電話するのであればなるべく早期に（10日以内に）電話すること。そうすれば8割近くは再度来院してくれる。
11. 患者さんに来院を促すハガキを送ることは良い。ただしハガキを希望しない人には逆効果となるため、送らないほうがいい。
12. 保険請求もれを防ぐため初診時に電話番号だけは繰り返し聞く。「ご確認のために良いですか」と言って必ず聞くこと。
13. 患者さん対応は高齢者にはベテランを配置する。
14. 患者さんの不満はスタッフの態度や言葉使い、気づかいの低下に起因することが多い。
15. 院内にイーゼルを多数配置すると患者さんに対して目立つアピールとなる（例えば月末に保険証の提出のことを書くと良い）（写真⑮）。
16. 玄関の入り口は患者さんを歓迎する演出を行う場としてとても大切である。
17. なるべく玄関の外に出て、患者さんに危険なことがないかなど常に気を配ることが大切。
18. 患者さんは我々が気づかないことを色々たくさん教えてくれる。そのため「患者さんとの友の会」などの取り組みはとても大事であり、なるべく開催したほうが良い。

2-3 経営向上にはまずスタッフの教育・育成が大事 〜経営に医師の経歴・腕自慢・カリスマ性は必要なし〜

19. 常に1日あたり7, 8人の患者さんと雑談などお話すると良い。
20. 診療が終わった後、帰る患者さんの後ろ姿を必ずチェックする。
21. 患者さんだけでなく、スタッフ同士が常に「ありがとう」と言えるようなクリニック作りが重要。
22. スタッフは常に院長が行うことを先読みして仕事ができるようにした方がいい。そうすれば仕事を早く終えることができる。
23. スタッフは企画力をつけることが必要。
24. 患者さんに対してクリニックにくる楽しみを作る（企画する）。
25. 「受付に入ってこられた患者さんの杖の音でどなたがお見えになったか、わかるようになりました」ここまで患者さんのことがわかるようになると良い。なぜなら患者さんとの距離が近いことの証明となるから。

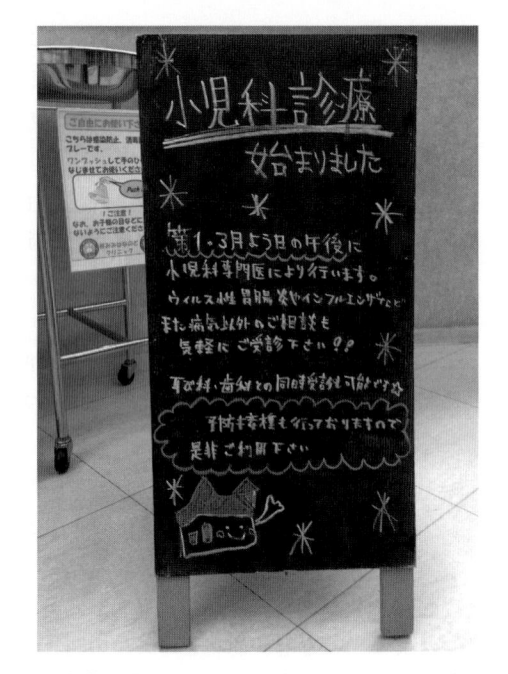

写真⑮ ■ 当クリニックで使用しているイーゼル

26. 常に患者さんを「家族」と思うようにすること。
27. 後進スタッフの能力に合わせた教育法が必要。具体的には
    1) 身近なテーマを与える
    2) 朝のミーティングのスピーチをさせる
    3) 簡単にできる少し短いテーマを与える
28. 困ったスタッフをやる気にさせるには、上司・トップによる「ガス抜き」が必要。とことん話を聞くこと。
29. 仕事が進まないスタッフはその仕事を「後回し」している。具体的な対策として、
    1) 「来週までにやってもらっていいですか？」と念押しする
    2) 仕事を細分化して報告をもらうようにする
30. 指示待ち人間（＝言われたことはする）スタッフには
    1) 今どうしてこの仕事なのか説明をする
    2) なぜ、あなたに頼むのかを説明する
    3) 上記2つを繰りかえす

31. スピードが図れないスタッフには、苦渋の決断ではあるが、基幹の仕事から外す。無理しない、遠慮しないこと。
32. 新人教育は
    1) 外来で患者さんとのごく普通の会話ができるように訓練する
    2) 中堅スタッフと組む組み合わせは慎重にする（相性もある）
    3) 「鉄は熱いうちに打て」の精神で、「スタッフは若いうちに打て！」
    4) 仕事はしてあげるではなくさせていただくの気持ちで
33. 仲良しチームではなく、強いクリニックチームを作ること。
34. リーダーは各スタッフの能力や性格を知ること。
35. スタッフに声がけする時は少し考えて相手が嫌にならない言葉をかけること。
36. スタッフ同士で気を使うこと、何か新しいことを実践する時は事前に他のスタッフに根回しをすること（これは木村氏自身が常に心がけてきたことでもあり、非常に重要である）。
37. 特に年上のスタッフに対しては、具体例をあげて納得させてから指示を行うこと。
38. スタッフは常に向上心をもつためにつねに勉強をすること。勉強の材料を事前に揃えておくこと。

　以上です。貴院のお役に立つ項目もずいぶんあるかと思います。院長だけでなく、リーダークラスのスタッフにも特に読んでいただきたいですね。
　また、木村氏は新人教育において下記を述べています。

【新入職者に心得て欲しいこと】

　職場に対する思い入れは、患者さん、経営者、仲間への思いやりにつながります。
　新しい発想（改善）をもって挑戦することが大事。現状を変えないことは『思い込み』、『思い込み』では人は成長しません。気持ちを切り替えて業務改善できる人は『思い入れ』のある人です。
　仕事には「これでいい」はありません。成長したい、自ら学習したいと思えば、情報を収集し、「これでいいか？」と自分に問いかけながら成長することが大事です。
　スピードが大切な時代です。しかし、医療の基本は、思いとどまり、考えて、トップに伺い、行動することが基本であると考えます。
　ごくあたりまえですが、医療の基本は「優しさ」です。
　「業務改善のヒントは現場にあり」と考えます。私自身、患者さんの傍らに自分をおき、行動することを心がけています。そうすると患者さんが身近に感じてくれるようになります。身近に感じると患者さんのご意見やときに手厳しい言葉をいただけま

す。ご意見やクレームは業務改善のヒントになり、だから「現場」が大切なのです。
（「眼科と経営 No.119」より―――参天製薬（株）眼科経営研究室発行）

　教育、育成の仕方というのは各クリニックによっていろいろとあるかと思います。様々な書物で経営コンサルティングや現場で働く看護師や経営者など多くの方々がスタッフ教育、育成に関していろいろな意見を述べられています。どれも素晴らしい内容で、正鵠を射ています。私がドラッカー塾で学び、国永先生に教えていただいて一番大事だと思ったことは、「うち（当院）は使命が実現できたとき、将来こうなるんだよ、あなた達はこうなるんだよ。だからこの使命の実現を目指してがんばろうね。」と、院長自らがスタッフ達にまず大きなビジョンを語り、そして「スタッフに"夢"を与える」ということです。こういったことについて書かれた医療経営系の書物はあまり見かけません。

　使命や夢もなく、いつまでも安月給で雇用され、出世もままならないとスタッフは仕事に対するモチベーションが上がりませんし、彼女たちの仕事の成果が正当に評価されることがなければ、将来に対して期待を持てなくなります。
　経営者（院長）はスタッフに対して、使命をビジョン化させ、その使命が達成できたときに何が起こるか？　どんな夢が実現されるか？　を語る必要性があります。
　夢があれば、仕事に対して前向きになり、その目標に向かって突き進むことができるのです。

　私はスタッフに「うちのクリニックが将来、日本だけではなく世界中からグレート！といわれるようなクリニックを作ろう。誰からも『柊みみはなのどクリニックで働けてうらやましい』そんなことを言われるようなすごいクリニックを作ろう。そしてみんなはそこで働いている伝説のスタッフになろう」と語っています。さらに、「当院の使命が実現され、グレートクリニックになった結果、1人でも多くのうちのスタッフが木村結花氏のように他のクリニックから招聘されたり、本の執筆や講演を依頼されるような偉大な医療スタッフになってくれることを私は夢見ています。そのために見本となる木村氏にしばらく指導でクリニックに来てもらいます。だから木村氏から少しでも多くのノウハウを吸収して仕事をがんばってください。君たちが将来自分の子供たちに写真を見せながら、『お母さんは実は伝説の人物だったのよ、すごいでしょ！』と笑顔で自慢できるようなグレートなスタッフになってください」とも語っています。
　壮大過ぎて馬鹿げていると思われるかもしれません。そんなのは単なるほら吹きだ、

と言われる方もいるかもしれません。しかし、クリニックを経営していながら、スタッフに対して何も自院の夢を何も語れないよりは遥かにマシです。ビジョン（夢）のないクリニックに立派な使命感をもったスタッフは集まりません。

　夢を大きく語り、自らの使命を実現に導いた偉大な人物がいます。
　それはマーティン・ルーサー・キング・ジュニア（キング牧師・アフリカ系アメリカ人公民権運動の指導者）です―――

「私には夢がある。それは、いつの日か、ジョージア州の赤土の丘で、かつての奴隷の息子たちとかつての奴隷所有者の息子たちが、兄弟として同じテーブルにつくという夢である。
　私には夢がある。それは、いつの日か、不正と抑圧の炎熱で焼けつかんばかりのミシシッピ州でさえ、自由と正義のオアシスに変身するという夢である。
　私には夢がある。それは、いつの日か、私の４人の幼い子どもたちが、肌の色によってではなく、人格そのものによって評価される国に住むという夢である。
　今日、私には夢がある。
　私には夢がある。それは、邪悪な人種差別主義者たちのいる、州権優位や連邦法実施拒否を主張する州知事のいるアラバマ州でさえも、いつの日か、そのアラバマでさえ、黒人の少年少女が白人の少年少女と兄弟姉妹として手をつなげるようになるという夢である。
　今日、私には夢がある。
　私には夢がある。それは、いつの日か、あらゆる谷が高められ、あらゆる丘と山は低められ、でこぼこした所は平らにならされ、曲がった道がまっすぐにされ、そして神の栄光が啓示され、生きとし生けるものがその栄光を共に見ることになるという夢である。」
　（「I Hava a Dream」（私には夢がある）から抜粋―――在日米国大使館ウェブサイトより）

　皆さんもなるべくスタッフに「クリニックの"夢"」を語れるようにしてください。

「効果的なリーダーは、人間のエネルギーとビジョンを創造することこそが、リーダーシップの役割であることを知っている。」
　（「未来企業」より―――ダイヤモンド社刊）

スタッフ育成に役立つ書として木村結花氏ご推薦の書
「看護現場に活かすコーチング―相手の内なる力を強める話し方」
多羅尾 美智代（著）―――経営書院刊

筆者が女性スタッフへの接し方で参考になった書
「女性を味方にする言葉、敵にする言葉」
伊藤明（著）―――PHP文庫刊

実践！ Dr. 梅岡の医院経営 pearls

うめじび pearls　スタッフの成功体験を積み重ねて、自ら考え変革を起こす人材育成

ハロウィンパーティー、七夕祭り、サッカー日本代表のメダル予想（写真J）

入職してきた新卒新人は、医療専門学校を卒業したといってもまだまだ実践での実務経験を積むことが重要です。しかしながら彼女たちにすぐできることもあります。それがこうした、企画を通じて患者さんの気持ちをなごませるような試みです。

院内における様々な企画は患者さんとの信頼関係を結ぶ新たな橋渡し。おおいなるファンになってくれる方もいらっしゃるでしょう。

注意点があるとすれば、イベントごとに難易度が異なるということです。

ハロウィンパーティーに関しては、内容にもよりますが、司会、衣装などコンテンツの精査や、事前宣伝など、さまざまな準備する物があります。

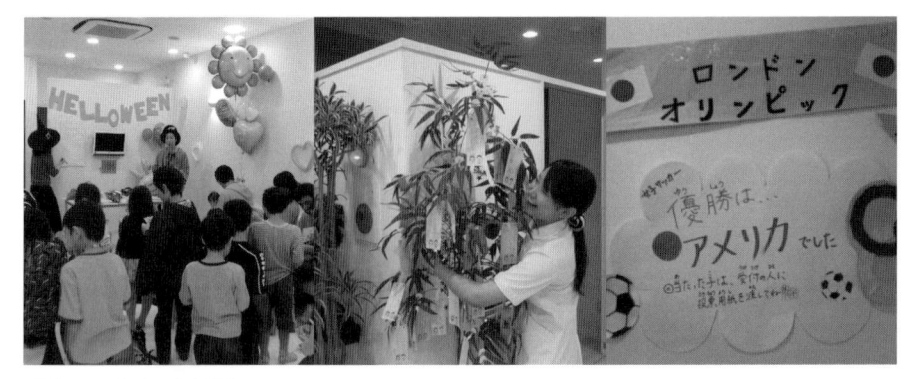

写真J ■ イベント風景

他方七夕祭りに関しては、笹と筆と短冊を準備すれば、あとは患者さんが願いごとを書いて"手伝ってくれる"わけですから、ハードルが低くなります。

ですのでより成功体験を多くするには簡単なものから難易度を高めていくことがよいでしょう。

またクリニックにより繁忙期が異なるかと思いますので、できれば閑散期に準備・開催できるイベントが好ましいですね。

皮膚科は冬、耳鼻科は夏が閑散期ですので、その時期を狙って事前準備することをおすすめします。また近隣の病院で実践例があれば見学に出かけるのも1つの方法でしょう。

当院のスタッフにはどんどんやってみよう、と常々話しています。"失敗"という言葉はありません、それはそこでやめてしまった人が使う言葉。次が成功すればそれは"経験"になります。

リアルでの交流

人間関係は普段の仕事の時間だけで醸成されるほど簡単なものではありません。プライベートでの交流を深めることが仕事にもつながると思っています。

そういった意味では当院に入職されたみなさんは私にとっても生涯にわたる仲間です。

仲間であるからこそ、将来のことを一緒になって考えてあげたいし、しょーもない男にひっかかって欲しくないと思うわけです（笑）。

そして願わくば皆さんの夢をかなえるサポートを精いっぱいしていきたいと考えています。

夢は途中で変更するもの。当初と考えが変わったっていいと思います。その時点で全力を出していれば道が拓けることもあるでしょう。

スタッフの一言コメントスタッフボード

当院では患者さんと、我々のタッチ数を増やすためにさまざまな取り組みを進めています。

最近では中待合室に、スタッフが交代制で今週あった話などをボードに記載して、患者さんとの交流の一助としています（写真K）。

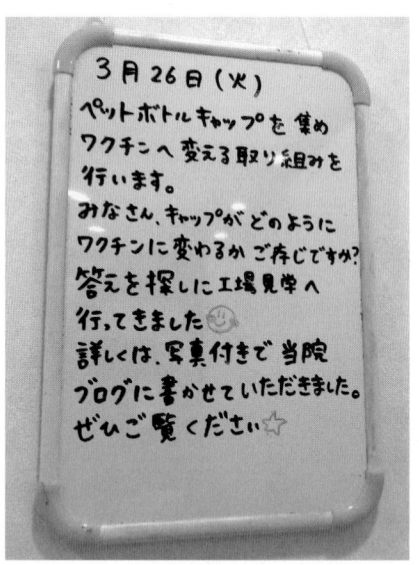

写真K ■ ある日のコメントボード

　よく来られる患者さんは、診察する医師よりも、スタッフと話す時間の方が長くなることもあるでしょう。スタッフと患者さんが仲良く、信頼関係で結ばれ、そして患者さんが当院のファンとなっていてくれれば、スタッフも笑顔で楽しみながら働くことができます。
　1つ1つは小さいながらも、引き続きタッチ数が増えるような仕組みを取り入れて、楽しく通院していただけるようなクリニックを目指しましょう。

2-4 DRUCKER'S METHOD IN MANAGING A GREAT CLINIC

良き人材を採用することが必須。
悪い人材はいくら教育してもダメ！

> 「資金は重要であっても、最も希少な資源というわけではない。あらゆる組織にとって、最も希少な資源は有能な人材である。」
> （「明日を支配するもの」より―――ダイヤモンド社刊）

　いくらクリニックの教育システムが良くても、採用した人物がもとよりダメではまったく意味をなしません。教育システムよりもっと大事なことは良き人材を発掘し、採用するということです。13年以上経営し、数々の人材を見てきた私は断言できます。
　昨今、クリニックのシステムを「わくわく楽しい」的な環境にすればどんなスタッフでも優秀な戦力となる、ならないとすれば経営者にすべて原因があるといった風潮がありますが、それは間違いだと私は思います。
　どんな人材でも優れた教育を行いさえすれば、全員が素晴らしい人材になるというのは私の経験上、それは幻想です。

　ビジネス書の中には、「上司がよくないから、経営者がよくないから、悪い人材が集まる」というような極論を書いた本もありますが、その意見については、たしかにある程度うなずける部分もありますが、ちょっと極端すぎるかなとも思います。保険診療がメインのクリニックの場合（それが一般的なクリニックであり、医療機関のほとんどを占めていると思いますが）は収益に限界がありますので、優秀な人材を獲得するために、上場企業のように入社初年度から高額の給与を支給したりすることはできません。また開業する時期や、スタッフを採用する時期によって、稀少な看護師や歯科衛生士など有資格者は、特に優秀な人材がほとんど集まらず、あまりよろしくない人材しか来ない時もあります。経営を長く続けていればクリニック運営上、経営するために仕方なく、よろしくない人材とわかっていても、あえて雇用しなければならないと、苦渋の決断をする時もあります。
　たまたま自分が開業するほぼ同時期に、近くで同じ科や似たような科が開院した場

合などは、特に看護師とか歯科衛生士については、やはり先に開院したほうが優秀な人材をすでに市場から奪っており、良き人材が枯渇しているということなど、そういった運、不運もありますので、けっして「経営者が悪いから悪い人材が集まる」という自虐的なことは考えなくても良いと思います。経営者やトップが悪いから人材が悪いという意見は、それはちょっと言いすぎかなと思います。しかし、悪い人材とわかっているのであれば、その人物を雇用し続けてはなりません。良き人材を獲得するまでのつなぎと割り切り、良き人材の確保が済み次第、すぐにチェンジするべきです。たとえ状況的にすぐにできなくとも、つねにその努力を怠ってはなりません。

「プロフェッショナルにとっての最大の責任は、2500年前のギリシャの名医ヒポクラテスの誓いの中にはっきり明示されている。『知りながら害をなすな』である。」
（「マネジメント―課題、責任、実践（上）」より―――ダイヤモンド社刊）

私がアメリカなどで"働きがいがあり、成果を上げている人気企業（Google、Facebookなど）"を視察した際にどの会社のマネージャーも口を揃えて、「良い人材を採用しないとダメです。人材の育成よりも採用に対してはるかに多くの時間と労力をかけています」と発言していました。

「まず、優秀な人を集め、良いコミュニケーションを促進させることがとても重要です。シリコンバレーでも、東京でも同じです。良い人を集めて、社員同士がお互いを信じ合い、しっかりと語り合い、理解し合うことが職場環境においてとても重要なのです。」by Net App（アメリカのITソリューシュンサービス企業）

「正しい人を雇用し、訓練することでリスクを最小限にすることができます。」by Kimpton Hotels（本社をサンフランシスコに置くアメリカ最大のブティックホテルのチェーン。顧客満足度が極めて高い）

そうです、人材は料理と一緒で素材がとても大事です。素材が悪ければいかにうまく調理したとしても美味しくならないのと同じことです。腐った魚で最高の料理を作り上げることは不可能です。

無能を並の水準にするためには、一流を超一流にするよりも、はるかに多くのエネルギーを必要とします。クリニックを含む多くの組織が無能を並にすることに懸命になりすぎて、時間も資源も浪費しています。

しかし上記のように、評価の高い企業は企業の発展のために優秀な人材を採用する

ことにかなりの力を注いでいます。ですから、優れた組織チームを作り上げるのであれば、育成よりもまず良き人材を採用することに力を注ぎましょう。

　ただ現実問題として、どうしてもクリニックというのは一般企業に比べると、良き人材というのは応募が少ない、採用しにくい環境にあります。理由はいろいろとありますが皆さんがご存知の通り、給与が安いとか、雇用がしっかりしていない、やりがいのある仕事が少ないとか、そういったことが挙げられると思います。

　保険診療報酬が主体の個人経営のクリニックが急に何十億という大きな利益を上げることはありえません。Google本社のようにオフィス内に30もの無料のレストランやバナナ・ドーナッツ等の軽食やドリンクが置いてあるマイクロキッチン（同じく無料）を30メートルおきに食べきれないほど多数設置したり（「仕事場と食べ物は150フィート以上離れていてはならない」by Google 創業者ラリー ペイジ）、就業時間内にいつでもプールやビーチバレーを行うことができたり、ペットも会社に連れてきて良いといった「あっ」と驚くような魅力的な社内環境を整え、さらに新入社員にいきなり1000万円超の給与を提示して、ハーバードやスタンフォード大学など世界的トップレベルの学生たちの中からさらに絞り込んで超・超優秀で、なおかつ誰にもまねできない独創的な発想の人材（「逆立ちした人を雇え！」by Google）を雇用するといった芸当はとてもとてもできません。

　クリニックそのものはいわば個人経営店ですので、世間から見てイマイチな労働環境に見えてしまうことは、ある程度致し方ないことだと思います。だからといってその状況に甘んじて、不適切な人材の採用や雇用を続けていると、クリニック経営に大きな支障が発生しますので、限られた環境下でもなるべく良き人材を採用するという努力は非常に大事となってきます。

　少しでも素晴らしい人材を採用するにあたってまず企業文化（医院文化）を創ることや、使命や理念をしっかりと提示することが大事だと言うことは先に述べました。その前にあたりまえではありますが、決してやってはいけないことをお伝えします。

　同業者として大変遺憾ですが、よく耳にするのが「就業時間は9時からだからその前に来てもその分の給与は出ないよ。でも30分前に来ないと仕事の準備ができないから必ず30分前に来てください」など本来その場合は8時30分が業務開始の時間なのにうまくスタッフをだまして労働時間をカットしたり、本来パートでも6カ月勤務すれば発生するはずの有休を「君はパートだから有休は発生しないよ」と相手の知識不足を良いことに勝手に有休無しとしたりする姑息な手です。歯科医師である

2-4 良き人材を採用することが必須。悪い人材はいくら教育してもダメ！

私の妹は勤務医時代、とある開業医に勤務していたのですが、雇用保険料を毎月徴収されていても実際には労働基準監督署に支払われておらず、搾取されていました。同じく歯科医師である弟もずいぶんと派手な広告展開をしている、とある大手歯科チェーンに入職したのですが、1カ月の間、毎日長時間勤務したにもかかわらず、退職の際にまだ新人で戦力にならなかったからとの理不尽な理由で給与の支払いを拒否されました。完全な違法労働です（その後労働基準監督署に相談したところ、相手側からあわてて支払いがありました。笑）。未だこういったことを平気で行っているところが少なからずあるのがクリニック界の現実です。上記のようなことを行っていれば、そのクリニックは評判を落とし、まともな人材は来ませんし、ひいてはクリニック界全体の評判を落とします。

　私見ですが、今まで多くのクリニックがこのような狼藉を行ってきたから優秀な人材がこの業界に来なくなったのかもしれません（まあ、クリニックのみならず、他の業界でも同じようなことが多いようですが）。

　あなたの母や姉や妹、そして娘が他のクリニックで働いて、上記のようにピンハネまがいのことをされていたら、果たしてあなたはどう思いますか？
　スタッフをだますような経営をいまだに行っている方は自らの行いを反省し、経営を真摯に行ってください。

「あらゆる組織が、『わが社では社員が最大の宝である』と言う。ただし、言っていることを行動に表している組織はほとんどない。**本気でそう考えている組織はさらにない。**」
（「未来への決断」より———ダイヤモンド社刊）

　さて、それでは良き人材とは、具体的にどのような方のことを指し示すか？ということについて述べます。
　単に頭が良いとか、愛想が良いとかそういうことではありません。
　クリニックの企業文化（医院文化）にマッチして、自らの強みを生かして成果をあげる方が良き人材です。
　もっと具体的には、例えばアメリカの Nugget Market（アメリカ人の中産階級以上をターゲットにしたオーガニックを中心としたこだわりの食材を集めたスーパー）という大手スーパーチェーンに視察に行ったことがあるのですが、Nugget Market のマネージャーは良き人材として、①優しい人柄で、②プラス思考で、③仕事の才能がある人、これらの項目に当てはまる方が良き人材として挙げられていました。そし

て、そういった方を積極的に採用しているとも述べていました。

　また前章でも述べた Zappos（靴のネット販売で成功した企業）では、採用すべき良き人材の条件として、①自分や企業の夢を社員同士で語ることができ、② Give & Take ではなく、信頼を大切にし、③必要な判断を自らすることができ、④自分は幸せだと前向きな思考を持っている、などを大事な基準としていると同社のマネージャーは述べていました。

　私たちのクリニックの採用の時も同じことが言えます。やはり良き人材というのは、プラス思考で優しい性格の方や、自らの夢を持っている、そのような方が私も採用の時は非常に大事だと思っています。このように勢いのある企業というのは、やはり人材の採用に関しては非常に慎重にかつじっくりと大事に行っています。だからこそ、成功しているのです。

　よく、「教育すればいい」と言われていますが、教育したとしても、人材そのものが悪いと、結局失敗してしまうというのが私の経験からはっきりと言えます。悪い人材にどれだけの労力をかけてもほとんど成果は上がらず、徒労に終わります。開業してまだノウハウがない頃の話ですが、人手がなく、とりあえずしょうがなしに採用した人材の中には常識が欠落していて、もうこれはどちらかというとこちら側の問題ではなく家庭の教育の問題なのかな、というような方も存在していました。たとえば採用を決めても、当日からいきなり何も連絡せずに出社しないとか、入社しても1日で急に消えてしまうという方もいました。さすがに最近はそういった方々は現在の当院の事前の入社時のテストや面接法で判別できるようになったため、採用することはもうありえません。看護師、医療事務、歯科助手など職種に関係なく最低入社時に、たとえパートであっても単なる面接だけではなく、簡単でも良いのでペーパーテストや面接チェックシートの記入なども行って、人材をしっかりと選別することが大事です。ちゃんとした方を雇って、きちんとした教育をすることで、初めてクリニックの運営は成功していきます。最初からダメな方を雇用して一生懸命訓練しても、結局は労力の割に結果は報われないということがはっきりと言えます。院長や教育するスタッフの何にも換えることのできない貴重な時間さえも浪費します。

　経験上、採用しても成果があがらない、定着しない方は履歴書だけでもわかります。
1. 履歴書の記入が殴り書きや必要事項の記入がなく雑
2. 顔写真の服がTシャツなどの私服、髪・メイクなどがプライベートのまま（茶髪、カラーコンタクト、ピアスなど）でビジネススタイルになっていない
3. 転職歴が多い（理由は関係ない）

2-4 良き人材を採用することが必須。悪い人材はいくら教育してもダメ！

4. 前職を辞めた理由が曖昧である
5. 給与や待遇などに対して最初から自分にとって都合の良い様々な条件を記入している

　1、2は高校・専門学校中退など半端な方、もしくはバックグラウンドが複雑な方に多く認められます。3、4は渡り鳥タイプの方に多く、精神的に不安定か本人の性格に難ありです。5は一番採用に慎重さが求められる、厄介な銭ゲバ予備軍タイプです。もちろん自分の働ける時間、曜日などに関しての記入はむしろ細かいところまでしっかり書いてある場合は高評価となるのですが、家庭の事情で必ず1日何時間以上働きたいとか、最低〇〇円以上の給与は欲しいとか記入してある場合は要注意です。本人が勝手に望んでいた給与金額や労働条件と入職後に少しでも異なると事前に説明していたにもかかわらず「思っていたより給与が低い」とか「仕事がキツい」などと言って揉めごとを起こしたり、すぐ離職する可能性が高い方です。当院では、上記に当てはまる人材は面接せず、履歴書の段階でお断りしています。たとえ常勤希望者でなくパートでも、また応募が少ない稀少な看護師、歯科衛生士であってもです。面接してもイマイチだが、人がいないからとりあえず採用というのは全くお勧めできません。

　採用を適当に行ってしまうと、後で辞めていただく時に大変なケースもあり、その労力は計り知れません。

　「人手がなければ、背に腹はかえられないじゃないか」と言いたい方もいるかと思いますが、後で揉めたり、急に辞めたりされるぐらいなら多少は高くついても、ある程度の基準を満たした人材の採用が決まるまでは一時派遣の方で穴埋めして回した方が賢明です。

　応募が少ないクリニック界で応募者を多くする裏技で、「履歴書は無くてもOK！」というのがあるそうですが、不良人材の応募が増えるだけだと思います。無駄な面接時間や教育時間が増えるだけなので私は賛成しかねます。

　履歴書というのは人材を見極める際に非常に重要なツールとなります。私の経験上、面接して「何となく感じが良かった」方でも履歴書に上記点などで問題があれば、実際に入職しても結果的にダメなケースが圧倒的に多いですね。

　面接でいい人を演じても履歴書は嘘をつけません。以前の当院のケースでも、履歴書の段階でまだ20代なのに一身上の都合など理由がはっきりしない複数回の転職歴があった方がいました。少し気になりましたが、面接時の受け答えがよく、感じも良かったため採用としましたが、結果として1年もたずに退職しました。決して待遇

が悪かったわけではありません。むしろ他のスタッフより楽な勤務でした。面接時と同じで退職理由に明確なものはありませんでした。この方以外にも同じようなケースの方が過去数人いました。まあ、同じ過ちを繰り返していた以前の当院の採用スタイルにも問題ありですが（苦笑）。

こういった「渡り鳥タイプ」の方は面接時の感じが一見良いため、離職後も次の就職口ですぐに採用されますが、たとえ待遇が良くても結局数年で辞めてしまうようです。こればかりは本人の資質なのでどうしようもありません。

以前私が読んだ他の医院経営書でも同様の報告がありました。

ドラッカーも人の資質は変えられない。変えることができるのは仕事のスタイルだけだと言っています。

残念ながらこのタイプの方は良き人材が見つかるまでのとりあえずのつなぎと割り切って雇用するか、最初から雇用しないかのどちらかだと私は思います。

また、良き人材、才能がある方でも、当院の文化にマッチしていなければやはり離職につながります。ただ単に見た目が良いとか、面接の時なんとなく感じが良いとか、自分と話が合うなど、そういったあいまいな理由で採用するのではなく、しっかりとした履歴書の選考の後、正規職員であればペーパーテスト（職種や常勤、パートで内

2-4 良き人材を採用することが必須。悪い人材はいくら教育してもダメ！

写真⑯ ■ 面接シートの記入例

容は異なる）を行い、さらに当院の文化にマッチしているかどうかということも、しっかりと見極めて採用を行っています。当院の文化で言いますと、先に掲載した使命に共感できて、なおかつ理念と7つのコア・バリュー、ここにマッチしている方なのかどうかということを重要視しています。ペーパーテスト以外に入社時に簡単なアンケート（写真⑯）を書いていただきます。それをまず「丁寧な字でしっかり書いてあるか」どうかというところを見ます。内容よりはいかに誠実に書き込んであるかを重要視しています。なかにはなぜか空白ばかりの方がいたりします。時間がないのならわかるのですが、書く気力がないのか、熱心に書いてまで採用してほしいという気持ちがないのかよくわからないのですが、そういった方はなるべく採用しないようにしています。また入社したあとも「採用ペンタグラム」というものを使用しています（写真⑰）。入職後1週間以内に書き込んでいただきます。前職から当院に来た場合、どこを重視して当院を選んだのか、というところも見て、クレド等と照らし合わせてミスマッチがないように心がけています。前職がない新卒新人の場合はアルバイト時代の勤務と比較して書いていただきます（※アルバイト経験がない方は基本採用していません）。

社員の採用に非常に時間と手間をかけるZapposは100人に1人くらいしか採用

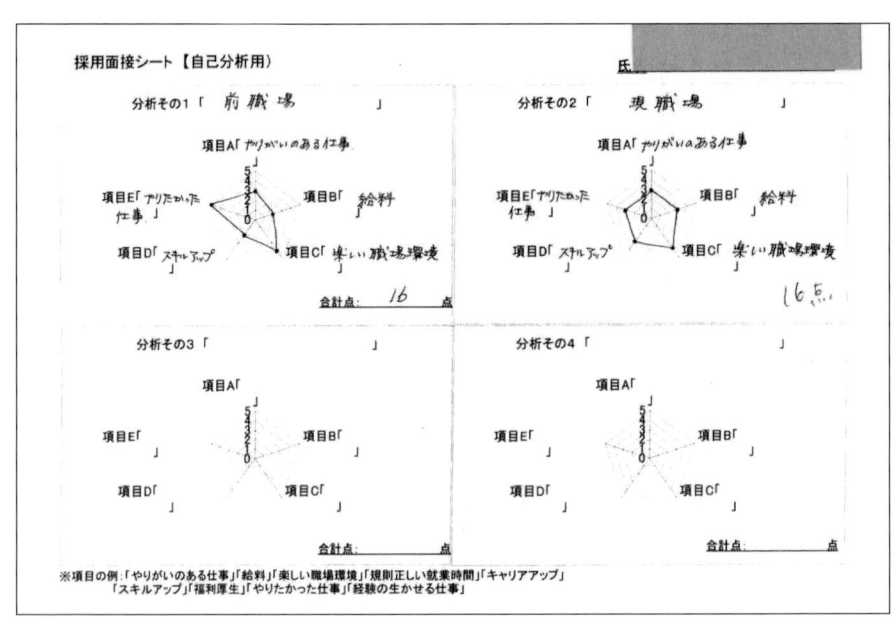

写真⑰ ■ 採用ペンタグラム

しないようです。しかし有名大学卒だったり、大学時代の成績が良かった方を採用しているわけではありません。ハーバード大学などの卒業生はほとんど採用しないようです（3％程度。まあ、3％いるだけでもすごいことだと思いますが）。どういった点を重要視して採用するかというとまず企業文化にマッチしているかどうか（カルチャーフィット）ということが採用の重要なポイントとして一番最初に来るそうです。頭の良さは関係ないそうです。

「当社で一番大切なのは企業文化です。企業文化に照らし合わせて採用の合否を決めています。会社に入れる時の選考は時間をかけゆっくりですが、辞めていただく時は即座にです」by Zappos

まとめますと、採用の面においてはまず一番大事な、クリニックにとっての理念や使命感を作りあげること、そこから始めて、それにマッチした人を採用するということが正しい採用の方法かと思います。ただ単に頭がいいとか、計算が早いとか、文章を書く能力があるとか、愛想がいい、それだけではなく、一番大事なのはやはりクリニックの文化に合っているかどうかということです（容姿で選ぶのは論外です。残念ながら面接を行う院長が男性ですと、例えば2人に絞った場合、最後は容姿で選択しているケースがほとんど。こういったことはやめたほうがいいですね）。

「**組織において成果をあげるためには、働く者の価値観が組織になじむものでなければならない。**」
（『明日を支配するもの』より―――ダイヤモンド社刊）

「**頭の良い者がしばしばあきれるほど成果をあげられない。彼らは頭のよさがそのまま成果に結びつくわけではないことを知らない。**」
（『経営者の条件』より―――ダイヤモンド社刊）

しかし良き人材だと思って採用した場合でも、やはり実際にある程度の期間は働いてみないとわかりません。私の経験上、その人のことがある程度わかるのはだいたい入社して3カ月経過後ぐらいなので、3～6カ月の間に仕事の処理能力が思ったより高くない、勤務意欲が低い、カルチャーフィットしていないと判断したら、まだ試用期間内（当院は就業規則上、6カ月の試用期間と長めに設定してあります）ですので、なるべく早期に本採用を見送ります。もちろん「患者さんにスタッフにやさしいクリニック」なので、本採用見送りという残念な結果を本人に伝える時はかなり気を使っ

て慎重に申し伝えます。けっして「もう君はダメだから、明日から来なくてもいいから」といった非人道的な言い方は絶対しません。当院の場合は6カ月経てば本採用ですが、まだ本人の能力を図りきれないときには当人と話し合いの下、最大1年まで本採用を見送ることも取り決め上はあります（実際にそうなったケースはまだありませんが）。なお、あたりまえですが、試用期間中でもスタッフには正規手続きをしっかりとって、対象者は各種保険に必ず加入しています。そうでないと労働基準法違反となりますのでご注意ください。

　6カ月経って本採用となっても、1年後、2年後に明らかにクリニックと方向性が違う、明らかにこの方はクリニックの文化に合っていないと思ったらやはり話し合いの上、なるべく早期に辞めていただくということも大事です。非常にやりにくいことではありますが、クリニックのマネジメントやイノベーションにおいて成果をあげられない、むしろ組織に害をなす方は辞めていただくということも非常に大事です。繰り返しますが、組織はスタッフを満足させるために存在するのではありません。当院でも長く勤められた方で非常に優秀な方が歯科部門にも耳鼻科部門にも在籍していましたが、長く在籍して特権意識を持ってしまったためか、クリニックの方針やカルチャーとだんだんと合わないことを発言したり、行動するようになってきて、さらに彼女の部下も同じこと言い始めるようになりました。私はもうこのままではいけないと決断し、長期間の話し合いの末、結局2人とも退職していただきました（その後、仲の良かった部下や同僚数名も彼女たちに続いて引き継ぎすることもなく離職しました）。

　それは私にとってもクリニックにとっても厳しい決断ではありましたが、今振り返ると結果的にやはり正しかったです。その後クリニックは一時的にはややガタガタしましたが、数年経過した現在、元通りに戻るどころか、経営上の数値（患者数、売り上げ）が上がっただけでなく、スタッフの定着率や作業効率などすべての点で彼女たちがいる前よりもはるかにクリニックのマネジメントが改善されました。

　スタッフとの問題はクリニックの重大なテーマです。これを避けての経営はできません。クリニックで成果をあげるためにはなれ合いは禁物です。時には出血覚悟で大ナタを振るう勇気（意思決定）も院長には必要です。よく、注意したいことがあっても「今彼女たちに辞められると困るから」と、何も行動せず問題を先送りにする院長も珍しくないのですが、それではいつまでたっても解決にはなりません。さらに問題は大きくなり、こじれるだけです。

「困難や不快や恐怖があっても決定はしなければならない。」
「エグゼクティブは好きなことをするために報酬を手にしているのではない。なすべきことをなすために、成果をあげる意思決定をするために報酬を手にしている。」
（「経営者の条件」より―――ダイヤモンド社刊）

　私の経験上、優秀な人材を採用すると、優秀な人材が自然と引き寄せられるようになります。優秀な人というのは、優秀な人たち同士のコミュニケーションをもっとも「楽しい」と感じるようです。
　ですので、多くの優秀な人をスタッフとして採用できれば、優秀な人たち同士で互いに刺激し合い、新しいアイディアなどが次ぐから次へと生まれます。結果として職場がとても楽しくなり、成果を上げやすい環境が生まれます。優秀な方々の気持ちが、組織レベルを高めるのです。逆にそこに理解力が乏しい人が交じっていると、優秀な方はその人とのコミュニケーションに手間がかかり、何も刺激が生まれず、仕事上のモチベーションは下がり、離職につながるという負のスパイラルに陥ります。
　優秀な人材は、給料の高さよりも仕事の内容、組織としての高い目標、そういったものに対して充実感を覚えるのです。だからこそ、ただ単に給料を高く設定すればいいということではないのです。給料の高さだけが目的で応募される方というのは単に仕事を求めている、「job」が必要な方ですので、そういった方は何か１つでも、つまらないきっかけがあればすぐに辞めてしまいます。そういった方は採用せずに、何事にも前向きな優秀な方で、しかもクリニックの文化にマッチしており、お金よりも仕事の内容を重視するという方を積極的に採用することが良いと私は思います。

　新人を雇用する場合、最近当院では医療事務に関しては大卒の方を積極的に採用しています。特に４年制大学卒業の方です（以降四大卒とします）。いずれは幹部になっていただくことを前提に幹部候補生として採用するケースもあります。過去に中卒、高卒、短大卒、専門学校卒、四大卒と、いろいろな学歴の方を採用してきましたが、当院の場合では、医療事務部門において実績があったのは四大卒の方でした（現在当院のサーバントリーダーは四大卒です）。学部の違いはあまり関係ないようです。当院では過去の実績で四大卒の方は、入社後急に連絡なしで消えたりするといった非常識な行動をとるケースが皆無で、ITリテラシーや作文能力が高く、また読書を好む傾向がありました。そのため、仕事の飲み込みが早く、事務作業においてミスが少ない方が多かったですね（もちろん個人差があります。四大卒でも今ひとつという方も少数いました）。
　上記理由で、学歴偏重というわけではなく、過去の実績で当院では医療事務部門は

2-4 良き人材を採用することが必須。悪い人材はいくら教育してもダメ！

四大卒の方を積極的に雇用するようにしています。

　医療事務専門学校を卒業した新卒を積極的に採用しているクリニックも多いかと思います。医療事務専門学校を卒業した方はたしかに医療事務の勉強をしっかり学んできた方が多く、医療経験の全くない方よりは最初からある程度は戦力として見込めるということを考えますと、かなり良い人選だと思います。しかしながら実際問題として、クリニックごとに専門となる科、電子カルテ・レセコンなどのハード、院長の方針などクリニックによって大幅に仕事内容が異なりますので、専門学校で習ったことがすぐ全部役に立つかというと、まあ正直な話、ほとんど役に立たないのかなというのが本音です。ですので、医療事務専門学校を出ているから即戦力となるという思い込みで採用することは危険だと思います。もちろん、学生の時から医療事務員を目指すくらいですから入社のときから仕事に対してのモチベーションは高く、クリニックで働くということに関してミスマッチになるケースは非常に少ないと思うのですが、デメリットもあります。多くの医療事務専門学校生はクリニックもしくは病院に就職していきます。そうすると卒業生同士で給与や待遇を比較してしまうケースが出てきます。他の同期や先輩よりも給与が安かったり、ボーナスが安かったり、あるいは出世や昇給のスピードが違ったりすると、たちまち不満が出てしまうことがあります。病院やクリニックによって給与制度や業績に違いがあること考えずに単純に他の卒業生と自分自身の待遇を比べてしまうのです。大学とか短大卒の方というのは比較的友人・知人が同じ職種というケースが少ないため、単純に比較はできないので、その点では不満は出にくいかなということが言えると思います。ただし、当院では医療事務員の場合は四大卒の方に次いで実績があるのは、短大卒や高卒の方ではなく、医療事務専門学校の卒業生です。ですが、「医療事務専門学校卒業」という部分だけにこだわらずに、人材そのものに焦点を合わせて、大卒や高卒も含めて幅広く募集した方が良いかと思います。

　若い新卒の場合は入社後数年で結婚し、いったん辞めるというケースがどうしても多く、当院でも大きな問題となっていました。結婚が理由で退職しなくとも、旦那さんの仕事の都合（転勤など）や妊娠・出産後、通常勤務が困難で辞めてしまうケースも多いものです。

　そのため今後は結婚しても出産してもなるべく復帰しやすい労働環境を作ることが大事だと考え、現在そのための仕組みづくりを行っています。

　歯科や医療補助部門では圧倒的に高卒の方に実績が多いため、高卒新人を積極的に雇用しています。高卒の方は年齢が若いためまだスレておらず、ピュアな気持ちの方が多いです。卒業後結婚までの期間も四大卒の方より長く、戦力として働ける期間が

長いため、クリニックとしても大変ありがたい存在です。伸びシロがあるのも高卒新人です。こちらが驚くぐらいの大きな成長を遂げることが多々あり、育成を行っている担当者にとって「苦労して教育した甲斐があった」と一番の喜びを与えてくれる存在でもあります。高卒新人の方は現場で患者さんとのふれあう機会が多いため、ペーパーテストよりも患者さんとのコミュニケーション能力が高い方（笑顔が自然と出る、患者さんと会話が自然とできる、受け答えがしっかりしている）に比重を置いて採用を行っています。

　当然ではありますが、クリニックの場合看護師は大手病院で経験を3年以上積んだ方を採用することがベストです。新卒を採用するクリニックもありますが、一からすべて教えるのは大変ですし、看護師も職人ですから医師が様々な科や病院で経験を積むことと同じで、クリニックに入職する前にまず広い世界を見ていただいていた方の方が、後のスキルアップにも役立つと思います。よって当院では看護師に関しては3年以上大手病院での勤務経験がある方のみを採用としています。また、結婚・出産・転勤以外での転職が少ない方としています。たとえ、人手が足りなくとも渡り鳥タイプの看護師は採用しません。

　中小規模の病院はその経営特性上やむを得ないと思いますが、クリニックの場合は新卒が入職しても夢見ていた職場環境とのギャップの問題（憧れとなるようなスーパー看護師がほとんど存在しない、スキルアップの機会が少ない、同じパターンの単純な仕事が多くやりがいが感じられないなど）で早期の離職の可能性もあり、新卒の方は避けた方が無難です。新卒でなくとも、初めて就職した大手病院勤務を1、2年で辞めた後に応募してきた方は、技術的に未熟なことのみならず、入職してもまたすぐ辞めてしまう可能性が高いため、同様に採用は見送るほうが無難です。そういった方はすでに渡り鳥になりつつあります。

　その方の人柄にもよりますが、私の経験上は正看護師の方のほうが、准看護師の方よりモチベーションが高く、看護師として誇りをもって働いている方が多かったです（給与の金額よりも自分のスキルが生かせることを重要視して入職してくるケースが多いようです）。もちろん准看護師でも素晴らしい人はみえますので、看護師の場合はテクニックよりも人柄やモチベーションを重要視して採用した方が良いと思います。

　まあ、技術レベルが高く、人柄も良い方がベストではありますが、現実問題としてなかなかそんな方には巡り会えません。やっと見つかった看護師ですらも入職後わずか1カ月で辞めてしまうことはクリニックでは珍しくもないことです。しかし「クリニックでは定着率が悪いのは構造上、組織運営上の問題でしょうがない」とその状況

に甘んじてはなりません。

　現在、当院ではテクニックもあり、人柄も良い素晴らしい常勤看護師が4人在籍しており、恵まれた環境です。素晴らしい看護師が複数名在籍することで、患者さんの増加にもつながります。

　素晴らしい看護師を獲得するためには様々な努力が必要となります。それは先に述べたようにクリニック内でスキルアップややりがいを感じるような取り組みを行ったり、ホームページの求人欄を作り、具体的な金額や仕事内容、働いている方のコメントを紹介したりすることです。

　ただ単に、求人広告を新聞の折り込みチラシやフリーペーパーに掲載したり、ハローワークに求人を出すだけでは良き看護師は集まりません。今時新聞の折り込みチラシに求人を載せるなどの募集方法はドブに金を投げ捨てるようなものです。3万～5万以上かかる広告は金額の割に効果がありません。フリーペーパーの求人広告も同様です。いくら掲載料が安いとはいえ、掲載期間が短いため、ほとんど問い合わせがない上、応募があったとしてもしょせん無料媒体を見て来るような人材です。まったく成果があがりません。私のクリニックではフリーペーパーで応募してきて優秀だった人材は看護師のみならず他の医療事務員、医療補助員、歯科衛生士、歯科助手などすべての職種で過去13年皆無です。

　多くは履歴書や面接の時点で落選で、やっと採用してみても長続きしない方、こちらからお引き取り願う方ばかりです。ちゃんとハローワークなどへ足を運んだり、お金をかけて求人雑誌を購入して仕事を丹念に探す人たちと、駅やショッピングセンターで無料のフリーペーパーをお気楽に手に取って職を探す人たちとでは私の経験上、資質に明らかな違いがあります。このように成果がまったくでないので、当院ではフリーペーパーに求人を掲載することは現在行っておりません。

　医療事務員や歯科助手など他の職種も同様で、長く勤務できる優秀な人材を求めているのであればこの媒体で求人を出すことはまったくお勧めできません。それに比べると、ハローワークは比較的まじめ方からの応募が多く、医療事務員や医療補助員、歯科助手の採用の際には有効な求人方法です。ただし、稀少な有資格者の看護師、歯科衛生士を探す時には残念ながらあまり有効ではありません。

　じゃあ優秀な看護師、歯科衛生士の獲得のためにはどうすればよいのか？　クリニックのホームページに立派な使命や理念をうたい、給与や待遇についてしっかり書いてあれば良いのか？　というと、残念ながらそれだけでは有効とはなりません。先に少し述べましたが、当院には使命や理念のほかに職種ごとの具体的な給与額や条件

などもしっかり書いてありますし、入社したスタッフのコメントもつけてあります（当院ホームページ求人情報参照）。これらホームページ掲載記事だけで意外と反響があり、歯科衛生士や歯科助手はあえてハローワーク等に募集を出さなくとも、困らない程度に応募はあります（なお、医療事務員は基本、中途採用が無く、新卒のみの採用のため普段は掲載していない。毎年6月〜8月頃に募集要項をホームページトップに掲載のみ）。

　それでも自院のホームページを見ている医療従事者はじつはそんなに多くはいないものです。ホームページは優秀な人材を獲得するための手段の1つであり、それがすべてではありません。じつは私のクリニックの場合は派遣会社からの紹介制度も活用して優秀な看護師獲得を行っています。

　ベテラン開業医の方々にはまだあまり知られてないようですが、現在新しい職場を求めている多くの看護師はネットなどを通して人材派遣会社に登録していて、自分の希望とマッチした病院やクリニックを業者に紹介してもらっています。以前のように毎日新聞の折り込みチラシをめくって就職先を探している看護師は現在ほとんど存在しません（未だ少数いますがそのほとんどは年配者です……）。新しい職場にうまく就職できた場合に、お祝い金として10万円前後看護師にキックバックする派遣会社もあり（当然その分の負担は医療機関への請求額に上乗せされている）、登録方法がネット経由で簡便のため、今後もこの方法が主流となると思われます。

　ご存知の通り、残念ながら派遣会社の紹介料は決して安くはありません。常勤看護師を紹介してもらうと手数料が40〜60万円程度かかります（紹介手数料は支給する給与に比例するため、深夜勤務のある施設ではさらに高額となる）。しかし、複数名の中からゆっくり時間をかけて慎重に選抜することができるので、うまく利用すれば、不良人材をつかむことがなくなり、院長やスタッフにとっての余計な負担は皆無です。この方法で看護師を採用して「せっかく高い金額を出したのにすぐ辞められて、大損だ！　まるで詐欺だ！！」との発言も時に聞かれますが、きちんと面接して時間をかけてカルチャーフィットした人物を採用すればそんなことはほとんどありません。応募してきた看護師も事前にホームページや派遣会社を通してある程度こちらの状況が把握できているはずですし、誰が見てもおかしな人材は派遣会社も信用に関わるので紹介してきません。まずは面接時に現在の自院のできうるかぎり判明しているすべてのメリット、デメリットを話してそれで理解を得ること（良い点ばかり話して、自院のデメリットは話さない方が多い。まあ、気持ちはわかりますが誰もが納得の完璧なクリニックなどこの世には存在しません）、面接だけでなく少なくとも自院オリジナルの面接シートに記入してもらったり、小テストを行い、自院の合格基準に達した

2-4　良き人材を採用することが必須。悪い人材はいくら教育してもダメ！

方のみを採用する等の手順を踏んで「何となく感じが良いから、ハイ採用！」というあやふやな基準での採用を行わなければ、すぐ辞められたりすることはありません。当院では同時に複数の会社から紹介してもらい、合格基準に達した方が現れるまで、採用は行いません。長期勤務可能な優秀な人材を確保したいのであれば多少の出費をしてでもこういった方法をとることもお勧めです。

　こう書くと必ず「そんな高額出せるか」という方がみえますが、安いから、便利だからと何度も無意味な折り込みチラシやフリーペーパーに求人広告を出し、しかも「この人しか応募がなかったから……」とろくな審査も行わずに不良人材を獲得してしまい、すぐ辞められることを何度も繰り返していることの方が結果的に広告代のみならず、その作業に費やす院長・スタッフの労働（求人手配、面接、教育など）は他に代替えできないこの世で一番貴重な「時間」を浪費してしまうこととなるので、結果として逆に高くつくこととなります。せっかく獲得した人材がすぐに辞めれば「せっかくここまで教えたのに……」と在籍しているスタッフたちのモチベーションを下げますし、しかもそれが続くと「うちのクリニックは人が定着しない」と負のイメージが自院スタッフのみならず対外的にも広がってしまい、さらに人が来なくなるという負のスパイラルに陥ることも考慮しなくてはなりません。

　「**いかにコストが安く効率的であっても、業績をあげないならばコストでさえない。浪費にすぎない。**」
　　（「創造する経営者」より―――ダイヤモンド社刊）

　出血してでも優秀な人材を1人でも獲得できれば、あとは自然と良き人材が集まるようになります。「海老で鯛を釣る」ようなことをするのはやめて時にはどーんと投資をしましょう。クリニックの将来のための人材確保や育成のために投資することはクリニックのマネジメントにおいて最も大事なことの1つです。
　クリニックであげた収益で高級外車はほとんど値切りもせずにポンと購入するくせに、良き人材を獲得することに対しては費用をケチってタダ同然で獲得しようするのは経営者として失格です。資金には限りがあります。どちらに資金を投入すれば組織に成果をもたらすのかは明らかです。患者は求めてないのに医者のこだわりで、保険点数の加算すらできない変な最新医療機械や、リゾート施設の会員権を経費で購入することはお勧めできません。
　限りある貴重な資金（資源）は組織が成果をあげることができることに集中して使うべきです。自分の欲望を満たす目的での無駄遣いは許されません。

「資源にしても時間にしても、強みをもとにスターを生むために使わなければならない。」
(「明日を支配するもの」より———ダイヤモンド社刊)

※この場合の「スター」とはある分野で際立った超一流者のことです。クリニックで言うと、藤原ENTクリニック出身の木村結花氏が当てはまると思います。にしきのあきらさんのような芸能人のことではありません。念のため。

　人がいないからとあわてて不良人材を雇用してしまい、とりあえずの穴埋めをしてしまうと患者の増加どころかむしろ減少につながることも考慮しなくてはなりません。そのことまで考えると、派遣会社を通してでも優秀な方を雇用することの方がクリニックにとってじつは意外と安上がりな方法だと私は思います。
　まあ、私だって本音を言えば確かに、良き人材がほとんど広告代などの経費を使わなくとも、クチコミだけでどんどん入職してくれるのが理想ではありますが、そんなことは夢物語です。夢をもつことは大事ですが成果をあげるための実行に移せなくてはただ夢を見ているだけで終わります。成果は上がりません。

　看護師とは違い、医療事務員と同じで、医療補助員、歯科衛生士、歯科助手の方は他院での経験がない新卒の方でもしっかりと育てることで、長期勤務が可能な戦力となります。
　歯科衛生士の方は看護師以上に獲得が難しいのですが、当院はホームページだけで多くの応募があり、また離職はほとんどありません。看護師向けと同様のプログラムで採用と育成、スキルアップなどを行っているからです。

　なお、当院では看護師、歯科衛生士を除く医療事務員、医療補助員、歯科助手はなるべく他院で働いた経験のない方を採用しています。なぜなら、他院での経験者はすでに変なくせがついているケースが多いからです（ただし、採用時に本人の能力やモチベーション、人柄などを重要視するため結果として、経験者が採用となるケースもまれにあります）。
　ひどいケースでは入職して何日も経たないうちに、「前のクリニックでは患者さんが来ない間はテレビを見てお菓子を食べることができたのにここではそれができないんですね」「前の職場では毎年グアムに行けたのにここではそういうスタッフを慰労する旅行がないのですか？」とちょっと考えられない非常識な発言をする方もいました（まだ、開院間もない頃で人を見る目がなかった時代の話です。この発言をされた方々はこちらから正式な採用を伝える前に自らクリニックを去りました。しかし、まったくどんな従業員教育を受けていたのでしょうか）。

2-4 良き人材を採用することが必須。悪い人材はいくら教育してもダメ！

ほかに、すでにクリニックの労働で手を抜く方法を知っていたり、繁忙期の今なら人手が足りないのでちょっとごねればすぐに時給を上げることができると悪巧みを働かせる方もいました。
　一番ひどいのは、当院は開院当初は院内処方でしたので、薬局部門の担当のスタッフが他のスタッフの目を盗んで薬剤をくすねようとしたケースもありました。短時間の面接だけではこれらの悪い癖を見抜くことができません。こういった方々が1人でも入るとあっという間にクリニックは悪い雰囲気となります。良い人材も悪く染まります。しかも若い人材ほど影響を受けやすいものです。「みかん箱に腐ったみかんが1つでもあると残りもみな腐る」という有名な文言と一緒です。
　開院当初はノウハウが無かったため、あえて他のクリニックで働いた経験のある方を主として採用していましたが、変なくせがついていて逆に害をなすケースが非常に多いことがわかり、その後は看護師、歯科衛生士など有資格者以外はほとんど採用していません。

　新規開業の方はクリニック運営、レセプト作成などを考えて他のクリニックでの勤務経験者、もしくは医療事務専門学校卒業生で医療事務資格を取得した方などを積極的に採用してしまうケースが多いようですが、私の経験上、それはやめた方が良いですね。経験がない方でもスキルの高い方、能力の高い方はレセコンや電子カルテ会社のインストラクターに教えてもらえばすぐにミスなく仕事ができるようになりますし、そもそも「医療事務の資格」とやらは医療事務養成所の自社規格であり、国家資格でもなんでもありません。それなのにその資格があるか無いかだけで人材を見極めるのはナンセンスです。まったくお勧めできません。

　最近の新卒の若い方はよく「ゆとり世代」などと言って、厳しい仕事についてこれないというイメージが世間にはありますが、それについては問題ないと感じています。むしろ、私の世代は「バブル世代」と言われていますが、そのころの人材に比べると、本物を見極める力はかなり強いのかなと感じます。ただ単に、給与が高いからその企業に行く、とかではなく、自分の能力や、自分のしたい仕事がちゃんとさせてもらえるのかどうか、企業理念や使命が自分の求めているものに合致しているかどうかという部分をシビアに見ていたりします。私のクリニックの新人の1人が「私たちをゆとり世代だからバカだと侮らないでくださいね！」と冗談で発言したことがありましたが、確かに成果をしっかりあげています（笑）。やはり不景気ということもあって、そこに勤めたらなるべく長く勤めたいという終身雇用へのあこがれの気持ちがかなり強いようです。

なお、優秀な若いスタッフが採用できたのであれば、彼女たちの仕事に対する情熱を奪わないよう、前章で述べたようにしっかりと育成しましょう。

「今日あらゆる分野のエグゼクティブが、胸に炎を抱いているべき若者の多くがあまりに早く燃えかすになるといって嘆く。しかし責められるべきは彼らエグゼクティブである。彼らが若者たちの仕事をあまりに小さなものにすることによって彼らの胸の炎を消している。」
（「経営者の条件」より———ダイヤモンド社刊）

「うちのクリニックは開業当初から辞めた人などは１人もいない！」とまるで（どうだ、俺はすごい経営者なんだし、おまけにみんなに好かれているんだぞ）と言わんばかりに鼻の穴をふくらませて自慢げに発言される方もみえますが、スタッフの入れ替えがほとんど無い場合は人を教えるという仕事において大事な作業の１つが消失し、また刺激がほとんど無いためお互いに成長し合うという機会も失われ、クリニックとしてのイノベーションは期待できないので、定着率が良すぎるのも私は逆にマイナスだと思います。またしばらくして後から入ってくる新人は、人の入れ替えが全くなかったためにすでに出来上がってしまったクリニックの独特の異様な雰囲気になかなか馴染めず、今度は逆に定着しにくくなります。

まあ、１年もたずにすべてのスタッフが入れ替わるようなクリニックよりは全然マシですが。

個人的には３年で２割ぐらいはスタッフが入れ替わった方が健全だと思います。

話を元に戻しますが、使命や理念があったりするクリニックというのは優秀な方が集まりやすい環境となります。そういった大事な箇所がボケているところ、まったくないところはやはり優秀な人材は集まって来ません。優秀な人材を獲得したいと思うのであれば、やはりまず自分のクリニックはいったい何を行っているのか、どんな使命があるのか？　どんな理念があるのか？　それと自院のビジョン、目標などをしっかりと立てられたほうが良いと思います。最近の学生は我々の頃とは違い、ボランティア活動をしっかりと行ってきている方が非常に多いため、使命も理念も無い、またたとえあったとしても、単なるお飾りのようないい加減なクリニックは優秀な人材からはほぼ無視されます。

使命や理念がすでにあるのであれば、それをホームページに掲載したり、入職希望者がクリニック見学に来たときに院長やスタッフが自ら、彼女らに話ができるようにしたほうが良いかと思います。当院は院内見学を積極的に行っていますので、今でも

2-4 良き人材を採用することが必須。悪い人材はいくら教育してもダメ！

たくさんの大学卒業予定の方が来院されて、積極的にいろんな質問をされていきます。なかには2回、3回と何度も足を運び、しっかりと労働環境を確認する方もめずらしくはありません。そういった医療機関への就職を真剣に考えている方の中から優秀な人材を選ぶと、病院の経営にとって非常にプラスになると考えています。医療事務員（常勤）採用の場合、当院は一般企業並みに試験はシビアに行います。単なる面接だけではなくペーパーテストによる入社試験やパソコンを用いての資料作成テストも行っています。入社試験の問題は以前日経ヘルスケアにも一部紹介されたことがありますが（当院ホームページのメディア欄参照）、数学、国語の2科目を行っており、難易度が高校入学レベルで、だいたい偏差値55〜57ぐらいのものを用意しています。そして複数名で2、3回ほど面接を行ってから採用ということを行っています。当院ではその狭き門をくぐり抜けた方が入職されており、そういった方は入職してもかなり早い時期から戦力になっています。よく、「クリニックだと良い人材は来ない」という嘆きが聞こえますけれども、それはやはり従来のアバウトな採用方法に問題があるかもしれませんので、もし積極的に優秀な人材を採用したいと思われましたら、院長自ら自院のビジョンを語れるようにして、しっかりとした採用試験を行ってください。優秀な方を採用したいのであれば我々クリニック側にも優秀な方々を引きつけるだけの努力と真摯な対応が必要とされます。「今は不景気だから応募は黙っていても多く、採用なんて簡単さ。嫌なら来なくていいんだよ」といった上から目線でセクハラまがいの慇懃無礼な面接試験を行っていると地元でブラック企業扱いされ、学生用の就活サイト（「楽天みんなの就職活動日記」http://www.nikki.ne.jp/）などで実名で糾弾され、いずれ応募がなくなりますよ。お気をつけを。

「すでに組織は、製品やサービスと同じように、あるいはそれ以上に、組織への勧誘についてのマーケティングを行わなければならなくなっている。組織は、人々を惹きつけ引き止めなければならない。彼らを認め、報い、動機づけなければならない。そして彼らに仕え、満足させなければならない。」
（「未来への決断」より―――ダイヤモンド社刊）

なお当院では見学に来られた方に私自らが話すということはなく、当院で採用したスタッフが一生懸命クリニックや仕事内容の説明を行い、自院をしっかりアピールしています。私が話すよりもやはりスタッフ自ら、しかも主に優秀な新人がクリニックの良い点をアピールすると、かなり共感をもっていただけます。特に女性はその傾向があります。新卒にとって自院が憧れの対象となります。良き人材は良き人材を呼んできてくれますので、自院に対して誇りを持ち、素晴らしい入社説明ができるような

スタッフに育てることは大事です。

　現在当院はパート医師が増えてきて（執筆時現在、歯科医師も合わせて8名在籍）、私はリーダー以外のスタッフのマネジメントが時間的にできなくなりました。パート医師のマネジメントに集中するため、私はスタッフ達のマネジメントをサーバントリーダーを始めとした、各部門のリーダー達に完全に委譲しました。ですので、新規スタッフの採用には私はほとんどタッチしておりません。スタッフ自ら募集、面接し、採用を決めています。私は意見を求められた際にアドバイスを行うだけです。採用を決定するのはスタッフです。「あれだけ採用は大事といっておきながら、そんな大事なことをスタッフに任せて大丈夫なのか？」と疑問をもたれる方もいると思いますが、すでにリーダーたちは当院の使命や理念が浸透しているため、きちんとした人材を採用しています。この方法になってからでも、もちろん新規スタッフの早期での離職はまったくありません。むしろ私の時はどうしても男性目線で見てしまいますので、自分は意識していなかったのですが、ついつい可愛い子とか、スタイルの良い子とか、男ウケする愛嬌がある子を採用していた可能性があります（当院は以前MRさんの間で「可愛い子が多い！」と評判となっていた時期がありました）。現在は女性スタッフが決定しているためそういったビジュアル面での判断は無くなりましたので、良き人材を確保する精度は上がったといえます。

　このような意味でもスタッフを育てるという意味でもスタッフたちに採用権を委譲することはとても大事なことなのです。

　もちろんスタッフ1人での判断は完全ではありません。公平を期するために2、3名のスタッフで面接や入社試験を行っています。

　「うちは嫁さんが面接してるからOK！」と言う方がいますが、その場合、ビジュアル面での採用という負の面は無くなりますが、院長と同じ経営者側の目線となりますので、同じ価値観での採用決定となります。結果、自分たちと同じようなタイプの人材ばかりの採用となり、多様な人材の確保が困難となります。多様な人材が多く集まり、皆が生き生き働けることがクリニックのマーケティングとイノベーションに役立ちますので、奥さんが職員採用の担当をするというのはお勧めできません。スタッフからも「女帝」扱いされて、敬遠されるだけです。スタッフの育成にも役立ちません。さらに言えば院長1人、もしくは奥さん1人のみでの面接を主とした採用方法は不良人材をつかむ可能性が高いのでお勧めできません。いくら忙しくても、複数名の面接官で採用試験を行ってください。

　普通のクリニックでありながら、スタッフが採用し、スタッフが育てる方式となっても今のところは失敗が無いようですが、今後はスタッフも採用や育成の面で失敗の時が来るでしょう。しかし、失敗無くしての成長はあり得ません。それで良いと私は

2-4　良き人材を採用することが必須。悪い人材はいくら教育してもダメ！

割り切って彼女たちに採用を任せています。とりあえずは任せ、見守り、何かあればその時に初めてトップがフォローすれば良いと思います。何でも自分でやろうとせずに信頼して部下に任せる、それこそが経営者としての仕事だと思います。

仕事において失敗の経験もないような人物をリーダー等に任命してはいけないとドラッカーも言っています。

「マネジメントは、組織とその成員たる従業員が、必要と機会に応じ、成長し適応していくことができるようにしなければならない。」
（「新しい現実」より―――ダイヤモンド社刊）

実践！ Dr. 梅岡の医院経営 pearls

梅岡の人材採用法

人材採用に関しては事前に当院の想いをしっかり伝えること
HPで当院の求める人材を明確化しておくこと
面接時には本人のもつ前職やスキルなどを問うわけではなく、向上心、素直、勉強熱心といった点にフォーカスして資質を問うようにしています。

当院では
一次面接　履歴書
二次面接　クリニック見学・集団面接・アンケート実施
三次面接　常識力テスト（数学・国語）、エクセル・ワードテスト・適性検査
最終面接　院長との面談

以上の経過を予定しており、昨年（2012年）は応募者約50名に対して5名の新卒を採用させていただきました。私はどこの職場でも仕事観を身に着けるもっとも一般的な機会は最初の職場であるととらえていますので、社会に羽ばたく新人の仕事に対する姿勢というものには私が全責任を持ち続けていきたいと思っています。

また面談に関しても、最低3人の面接者が新卒の方とお会いして常に複数の"眼"を意識して多方面からその人となりを観察しています。

素直・勉強熱心・前向き・継続・パソコンスキル

こういったことを実際の面談を通して確認しており、マッチングが最適となるよう、最大限の努力を払っています。

一番残念なことは、せっかく頑張って就職活動をされて晴れて入職されたにもかかわらず、事前に思っていた職場と違うと感じてしまった場合です。幸い当院ではそういった事態はまだありませんが、しっかりと当院の理念や方向性をしっかりと伝える作業を惜しむことはできません。
　くどいくらい何度も何度も申し伝えるようにしています。

うめじぴ pearls チームとしての医療

　私は電子カルテで病名を記載する方法を知りません。
　レセプトの細かい見方がわかりません
　……というと、皆さん驚かれるでしょうか？
　私は開業以来、そのような医師でなくてもできる作業は避けて通ってきました。ルーチン作業を時給の高い医師がすることに問題があると常々思っていましたが、経済学には
　「比較優位の原則」というものがあり、リカードによって提唱された「比較優位説」は経済学における最大の発見だといわれます。国内市場のみならず国際貿易においても、自由主義を実現すれば双方に利益となることを理論的に証明したそうです。比較優位では、絶対的な生産費ではなく、比率を比較し、双方が相対的に有利な財の生産に特化することによって、自由な貿易が双方に国益をもたらすと考える……というとなんのこっちゃわかりにくいので、サムエルソン博士はその著書「経済学」の中で「比較優位」の合理性を弁護士の例で説明しています。それによると、仮に弁護士として有能だがタイピストとしても有能な弁護士がいたとする。はたして、この弁護士はタイピストを雇って分業するべきか？　雇わずに自らタイピストの仕事もやった方が儲かるか？　答えは雇うべき。敏腕弁護士の報酬はタイピストの給料よりもはるかに高いので、弁護士に専念した方がより多くの報酬を得ることができると説明しています。
　というわけで、分業体制をとることがより生産的な価値を生み出すことが説かれており（小室直樹「経済学をめぐる巨匠たち」2004年、ダイヤモンド社）、私はいまでも
　"ドクターの仕事""看護師の仕事""医療事務の仕事"と分けて業務処理をするように心がけています。
　こうした理論的背景のもと（？？）毎月月初にはレセプトを見ずにすたこらさっさと帰路についているわけでありまして、そのあたり徹底してお

2-4 良き人材を採用することが必須。悪い人材はいくら教育してもダメ！

ります．ハイ．

私はコンピューターが苦手です．

電子カルテを触ったりするのは勤務医時代からイマイチでした．パソコンを使い始めたのも人よりも遅く，最初はゲーム（『信長の野望』とか『三国志』……懐かしいですね．今でも衝動的にやりたくなります）で遊びたいがために購入したくらいです．今もこうしてあくせくしながらタイピングしています．開業するにあたり，電子カルテだけはぜーっったいに導入するもんかと固くちかっていましたが，ここもハイそうです．さっさと権限委譲．

スタッフにタイピングと病状詳記のお手伝いをしてもらえばよいわけです．いわゆるクラーク制度ですね．開業時には人件費の問題から否定的な意見もいただいたのですが，今となっては分水嶺，患者さんを診るスピードが昔と今では全く違うワケでして，もしクラーク制度を導入しなかったら今頃どうなっていたことやら（汗）．

医院経営は「自分は自分の強みを持ってそのポイントを伸ばしていく」という結論に行きつくと思います．

リーダーとしての仕事は？

医師としての仕事は？

決して小口現金の回収・計算ではないと思います．

クリニックのシャッターを開けることでもないと思います．

（決して軽んじているわけではありません，梅華会のスタッフの皆様悪しからず……）

ウォルマートととという世界最大のスーパーマーケットを一代で築いたサム・ウォルトンはかつて，「どのようにしたらあなたのように立派な会社を作ることができるのですか？」との問い対して「部下に仕事を任せることだ」ときっぱり話したそうです．

医院経営においても，何か問題があれば院長がリーダーとしての責任はとる，その代わりみんなに裁量を与え自由に業務にあたってもらう，ということがスタッフの自主性をはぐくみ，彼女達の成功体験となって醸成されていくような気がしています．

クラーク制度

　当院では開院当初よりクラーク制度を敷いて診療にあたっています。2008年の診療報酬改正で病院においては保険点数の加算対象となって設置するところが増えてきましたが、診療所においては加算対象となっていません。

　それでも私は以前よりその必要性を感じていました。最初にクラーク制度に出会ったのは私の以前の勤務先である、札幌の耳鼻咽喉科麻生病院でした。全国でも有数の耳鼻咽喉科専門の病院であり、カルテ入力を補助してもらうことで、1時間あたりの患者診察数が驚異的に伸びていく現状を目の当たりにしました。この病院ではたくさんのことを学び、多くの事例を当院でも取り入れさせていただきました。

　クラークの利点には以下のようなものがあります。

・カルテ入力作業の負担が軽減され、診察に注力できる

　ドクターはドクターの仕事に専念できる環境が整えば整うほどそのクリニックの力量は上がります。診察に専念することで、患者さんと相対してしっかり目を見て診察することで信頼関係が生まれ、患者さんの安心感も増します。とにかく外来のドクターの業務は多忙を極めます。その作業を分解し、ドクターにしかできないことのみドクターが行うということは費用対効果としても大変理に適っているのではないでしょうか。

・診療の効率化が図られており、待ち時間の軽減に繋がる

　クラークが付いていない診療の場合、カルテ記入の時間が発生します。いわゆるSOAPのSの欄は何も医師が記入する必要がないわけです（患者さんの訴えの中から選んで記入するセンスは必要とされますが）。またOAP欄に関しても医師が口頭で指示することでスピーディな診療が可能になります。かつて私は1時間あたりの診察スピードが12人くらいでしたが、このシステムを導入することで22～25人くらいまで診察することが可能になりました。

　共同著者の内藤先生の「ぼくが一番電子カルテをうまく使えるんだ！」（中外医学社）を参考に現在はさらにクラークの業務を2人で分けるダブルクラークに向けて準備をしています。

・電子カルテの知識がなくても代診ドクターをたてることができる

　普通の紙カルテでは、私の字は達筆すぎて他のかたには判読が不能なケースも多々ありえますが、電子カルテではそんなこともなく、クラーク

が代行して入力できるので、ここでも憂いなく代診が可能です。

　しかし導入時は先輩から否定的なご意見もいただきました。本当に診察スピードがあがるのか？　クラークの養成に時間がかかるのではないか？　人件費の問題は？

　確かにクラークの養成には時間がかかります。薬の内容から、行っている処置・手術・病名を理解していないとクラーク業務は務まりません。それでも入職して2年でクラーク業務は習得できることを経験上学びました。ただし、クラーク業務はあらゆる日常業務の中で、最も知識を要する部門であることは間違いないかと思います。

　『離職率が高いからうちではできないなあ』

　そんな声も聞こえてきそうですが、その問題とクラーク制度を混同してはいけません。離職率が高い環境を考え直す必要があると思います。いかに魅力ある職場を構築していくか。共に汗を流して考えていきましょう！

　そして私のクリニックでは日常業務ができれば次はマネジメントや、HP作成作業、マニュアル作成のお手伝いなど、より後進の指導への業務や、院外活動において、当院での業務の効率化を計っていただくなど、次のステージへの仕事を準備して新たなる壁を用意して、成長する場を作り続けていきたいと考えています。

うめじび pearls　スタッフは「文句を言うやっかいな人」？

　「文句を言うやっかいな人」とみるか「チームパートナー」とみて接するかで組織は大きく違ってくると思います。

　組織は人が礎となります。特に我々サービス業としては人対人の真剣勝負なわけですから、そこで従事するスタッフに協力してもらえなければ必定、離職率の高さに悩まされ負のスパイラルに陥ります。

　私が開業直前に学んだのはヨリタ歯科クリニック寄田幸司先生のスタッフマネジメントでした（http://www.wakuwakufun.jp/）。

　先生のスタッフに対する深い愛情と熱意がチームを動かしている原動力であることを知り、小手先だけの増患対策など吹き飛んでしまうほどの熱いハートをいただきました。それをストーリー仕立てで展開される寄田先生のトークは必見です。

2-5 当院の育成や評価、階級制度
(看護師や歯科衛生士を安易にリーダーとせず、職人として管理する)

> 「組織において、人の採用、配置、異動、昇進、解雇など人事より重要な意思決定はない。いかなる人材を採用しようとも、不得意な仕事につけるならば成果をあげさせることはできない。事業、戦略、製品、サービスについて、トップマネジメントがいかに優れた決定を行おうとも、人事を誤るならばいかなる成果も得ることはできない。」
>
> (「経営の真髄(下)」より―――ダイヤモンド社刊)

先に述べたような方法でまず優秀な人材を選び入職させます。ただ、優秀な人材かどうかというのは実際に現場で働いてみないとわかりませんので、あとは働いてもらいながらじっくり人材を見極めていきます。

どうしようもないな、と思ったら残念ながら本採用せずに不合格とするのですが、とりあえずは採用した以上、なるべく教育・指導を行っています。また先に述べましたようにあまり成果が出なくとも、配置転換も行って別の部署で才能を発揮できるかどうかも試してみます。さすがにそれでもダメなら採用見送りとなります。

このように突き放すのではなく、採用した以上、なるべく良き人材になるように育て上げることに心血を注ぐのが当院の方法です。

これはプロ野球、楽天や阪神の元監督・野村克也氏の人材育成方法を参考にしています。

野村氏は例えばピッチャーとして入団した新人ピッチャーがプロで通用しなかったとしても、すぐに解雇するのではなく、いろいろピッチング方法を変えてみたり、フォームを改造したり、意識改革を行ったり、最後は野手に転向、しかも内野手や外野手など様々な守備をやらせてみて、それでもダメならそこでやっと解雇を考えるという手順を踏んで、なるべく本人の才能が生かせるように最大限の努力を行っていたようです。

当院はZapposのように採用するときは慎重にそして厳しく行い、ただし一度採用したなら、野村克也氏のように責任を持って徹底的に教育・指導し、育成するとい

う愛のスタンスです（笑）。

　新人の間は、あまり最初から厳しく接するようなことはしません。最初から体育会系のきつい対応ですと、私の経験上、特に若い女性の場合は離職につながる確率が高いのです。最初はゆっくり教育し、そして成長に従い、徐々にステップアップさせていきます。また勤務年数が長くなっていき、一般社員からサブリーダー、リーダー、そしてサーバントリーダー、マネージャーへと昇格していくにしたがって、徐々に徐々に、厳しくノルマを課していきます。最初からスパルタでは新人たちが逃げ出していき、育成どころではありません。せっかく採用した有能な新人も定着しません。ですから、徐々に厳しくしていくというその育成方法が、優秀な人材をさらに優秀にしていくと私は考えています。

> 「新人に新しいことをやらせるには、ゆっくりでよい。間違いもある。しかし基準は高くしておかなければならない。」
> （「非営利組織の経営」より―――ダイヤモンド社刊）

　当院ではサブリーダー以上の役職は月に1回の幹部会議に出席してもらい、経営についての話し合いを行うようにしています。また、毎回テーマを与えてサブリーダー達だけで私や副院長が参加しない15分から30分程度のミニ会議も1カ月に1度開催してもらい、会議の中での良い意見をまとめあげ、サーバントリーダーから私にその報告があがる仕組みになっています。

　また、3カ月、場合によっては1カ月の間に、今まで行った仕事、新しい取り組みのふり返り―――リフレクションと呼んでいますが、反省し、ふり返り、そして熟考を行うということをやっています。

　前述した通り、当院には、リフレクションシートという物があり、これに記入してもらっています（写真⑱）。

　これはドラッカー塾の国永先生に頂いたもので、大変役に立つツールです。これによって「ここまで自分がどのように仕事に接してこられたか」ということを深く考える機会を与え、さらに組織のメンバーとしての自覚を促すということにつながっています。また、役職が新たにサブリーダーやリーダーなどに昇格したときに、「私（院長）はサブリーダーやリーダーとしてあなたたちに何を求めているのか？」ということも考えて、ふり返ってもらうようにしています。院長などトップは各部門のリーダーに対し「私（院長、副院長）はあなたにこれだけの成果を求めている」というこ

近況報告用『リフレクション（振り返り、反省、熟考）』シート

作成日 H24 年 9 月 9 日

（講座で学んだこと、気づいたこと、学習レポートにおいて、行おうと思ったことに関して）何を行ったか	現在までの状況 成果が上がったこと 思ったように成果が上がらなかったこと	評価 ◎○△×	そのことから何か学べることはあるか なぜ、上手く行ったのか なぜ、上手く行かなかったのか	今後どのように進めたいか、 学んだことをどのように活かしたいか
患者様にお伝えする話の内容によって、出来るだけ声を使い分けるように意識した。 また、特に伝えたい事は、メリハリをつけて話すよう気を付けた。	自分なりに声を使い分けたり、メリハリをつけて話す事で、患者様に何かを説明する時に伝わりやすくなったと感じる。	◎	木村さんが、「声は、その時の自分の気持ち」であり、意識を少し変えるだけで声も話し方も変わるとお話されていたが、私自身も少し意識を変えるだけで、声や話し方が変わり、上手く伝える事が出来たのだと思う。	木村さんのように、状況に応じた声の使い方、話し方が出来るようになる為に、今の意識付けを続けて行き、他のスタッフにも伝えて行きたいと思う。
医療人として、今まで以上に「聞き出し上手」になる事が重要であると感じ、患者様からお話をうかがう時に、「患者様は本当は何を言いたいのか」を常に考えるようにした。	問診票には記入していなくても、心配している事や不安に思っている事を色々とお話して下さる方もみえたので、成果が上がったと思われる。	○	思いやりを持って患者様に接し、相手の気持ちになってお話をうかがう事で、スタッフと患者様との間に信頼関係が築かれていく事を学んだ。 上手く行ったのは、親身になって接する事で、患者様が心を開いてくれたのだと思う。	どんなに忙しくても、患者様ひとりひとりに対し親身に接して行きたいと思う。 患者様が抱えている不安を、少しでも取り除けるよう、この意識づけを続けたい。 そして、木村さんが言っていた「患者様の心の奥底をのぞけるような医療人」にならなければならないと思う。
木村さんから指摘のあった「スタッフ同士の声掛け」について、すぐに実行しようと思い、手が空いた時間などに新人スタッフに声掛けし、仕事に対する不安や、心配な事がないか聞くようにした。	こちらが思っている以上に不安を感じているという現状を把握する事が出来た。	○	今後の指導方法の見直しに大変役立った。	スタッフ同士の信頼関係を築くため、また、様々な仕事を進めて行くために、新人スタッフがどのレベルに達しているか、どんな不安を抱えているのかを知る事はとても大切なので、今後も時間を見つけて話を聞いていきたいと思う。

その他、行ったこと、体験したこと、学んだこと　等々
・受付では、患者様に何かを説明する事が多いので、「説明力」を高める必要がある事を学んだ。木村さんが言うように「伝えようとする気持ち」が1番大切で、次に、しっかりと話す事が出来るよう言葉が豊かでなければと感じている。 ・忙しい花粉症のシーズンを乗り切るために、チームワークがとても重要であると再確認した。また、木村さんの病院では、花粉症の患者様に送るハガキの内容がとても興味深い物であったので、是非取り入れて行きたいと思った。 ・何事に対しても「分析」し、その結果を次に活かしていくようにする必要があると学んだ。 ・仕事には、「準備」と「根回し」が重要であると学んだ。

©Port FM INC

写真⑱■当クリニックで使用しているリフレクションシート（スタッフ記入例）

とリーダーたち側の「私たち（リーダー）はこういう成果を院長に求められていると思っている」ということ、すなわち私とリーダーたちの間にリーダーとしての役割の考えや意見の違いが出てしまうと、彼女たちは一生懸命やっていても院長など経営トップから評価されないと感じてしまいます。そうなると最後はモチベーションの低下や離職につながりかねません。

そういった悲劇を防ぐために、「今、あなたたちは何を求められているのか？」ということをレポートで書いてもらったり、メールで送ってもらうようにしています。要するに経営者側とリーダーとの間でのミスマッチを防ぐツールとなります。

ちなみに、当院は優秀な新人には入社時にiPadやiPhoneを無料で渡しています。通信料も病院が負担しています。これからのクリニック経営においては、やはりITが重要ですので、パソコンは苦手という方は今後はちょっともう難しいかなと考えています。また幹部以上は皆、iPhone等スマートフォンかiPadを持参して仕事を行ってもらっています。そしてそれらの電子機器の中で良きアプリがあればクリニックで負担して購入してもらい、活用しています。そういった電子機器を用いてメールのやりとりを行ったり、ビジネス用のソフト（Good ReaderやDropbox、SugerSyncなど）を使って、新しい取り組みの共有化を行ったり、すべてのクリニックの書類の

JCOPY 498-04818

電子化、パートを含めたクリニックみんなの意見交換などを行っています。

———ちなみに歯科の診察の予約や耳鼻咽喉科での予防接種の予約などは iPad で、iCal（カレンダー機能）と iCloud（クラウド）を活用しています。情報は同期されるので、受付で予約を取れば歯科診察室内や耳鼻科診察室内で予約が確認できます。市販化されている高額の医科・歯科用ソフトを購入しなくとも、これなら無料です———

そして入社後のスタッフがある一定のレベル以上になりましたら、なるべく挑戦できるような仕事を毎回テーマを決めて与えています。そして上の役職者が部下のスタッフに仕事を与えられるように、なるべく権限委譲も行うように指導しています。場合によっては１つのテーマを徹底的に考え抜いていって話し合うという機会もつくるようにしています。よく幹部スタッフに行うのが、「われわれの使命は何か？」「われわれの顧客は誰か？」「顧客にとっての価値は何か？」「われわれの成果は何か？」「われわれの計画は何か？」、ドラッカーの５つの質問に沿ったものを質問として与え、それに対する答えを用紙に書いてもらうことです。ドラッカー塾で学んだことを幹部たちに話して、クリニックの使命や理念を伝えていく、院長などトップ自らの考えを浸透させるミニドラッカー塾を開催しています。

新人たちには、「自分は何をもって人に憶えられたいのか？」「われわれ（当院）は何をもって人に憶えられたいのか？」というテーマでも行うようにしています。このような取り組みを数多く行って、スタッフになるべく考えてもらうきっかけを積極的につくるのです。究極は「支配によるマネジメント」を、「自己統制によるマネジメント」に変えることです。スタッフ自らが考えることによってクリニック経営に対する真摯な基本姿勢をつくり上げ、仕事に対する責任感を持たせ、「目標による管理」の最大の利点を引き出すことができます。

『目標による管理』とは「これが組織全体としての目標である。この目標を実現するには、君としては何をしなければならないと思うか」と質問するたぐいのものではありません。こういったトップダウンは経営において危険です。具体的には、

　この組織の果たすべき役割を考え、組織としての目標、優先順位、戦略を考えよ
　それらの目標、優先順位、戦略から、組織は今後１年もしくは２年という期間において、君と君の部門に対して、いかなる責任を与えるべきと思うか
　その上で、君と君の部門が目標とすべきものは何か
　それらの目標を達成するために、君は何をしなければならないか
　組織全体として、また君の部門として、新たに成果をあげられるものは何か———

と問わなければならないものです。
　（ドラッカー塾参考資料より）

「部下と上司では何をなすべきか、何をしうるかという点について考えが違うことを互いに認識し合わない限り、いかなる意思の疎通も不可能だと言うことである。また、部下の側に仕事や成果や組織に対する責任感がない限り、目標管理の導入も不可能だということである」
　（「日本成功の代償」より———ダイヤモンド社刊）

　さらにドラッカー塾で学んだことを参考に優秀な人材をごく少数抜擢し、トップ・マネジメントチームをつくっています。トップ・マネジメントチームは、クリニックの経営方針や今後の経営において重要な取り決めを主に話し合います。当院ではトップ・マネジメントチームをタスクフォースと呼んでいます。タスクフォースは1カ月に2、3度土曜日午後に開催します。現在タスクフォースでは私と幹部候補生の新人も含めて4人で会議を行っています。
　タスクフォースで良い意見が出れば、それを元に今度はリーダー、サブリーダー、コンシェルジュが参加する幹部会議で話し合い、さらに念入りにクリニックの取り組みを決めています。ちなみにドラッカーの言うトップ・マネジメントの役割としては「われわれの事業は何であり、またどうあるべきか」、「事業全体の目標を設定し、戦略計画を作成し、明日のための意思決定を行う」、「基準の設定、良心としての機能を果たす」、「目標と意思決定の内容を幹部マネジメント全体に理解させる」、「経営管理者に対し、事業全体として見るよう教え、事業全体の目標から自分の目標を導き出すことを助ける」、「そして、それらの目標に照らして、彼らの仕事ぶりと成果を評価測定する」、「さらに必要に応じて事業の目標を点検し、修正していく」、「経営幹部の人事についての意思決定を行う」、「また、将来の経営管理者の育成が行われるようにする」、「社員のモチベーションを高める施策を考える」、「組織構造についての基本的な意思決定を行う」、「経営管理者に対し、何を問うべきかを考え、幹部らにその意味を理解させる」、「部門間の対立を仲裁し、関係を改善する」、「新規事業や新商品開発についての意思決定をする」、「投資計画や資金調達についての意思決定を行う」、新入社員や若手幹部との懇親を行う」、「大口客からのクレームに対処する」、「対外的な活動や、業界の集まりに出る」etcです。
　（ドラッカー塾資料より抜粋）

　当然クリニックなので、上記すべてを行うことは実際には不可能ですし、必要性も

2-5　当院の育成や評価、階級制度（看護師や歯科衛生士を安易にリーダーとせず、職人として管理する）

ありませんので、一部を実行しているだけです。いわゆる「身の丈にあった」活用法です。

トップ・マネジメントチームは役割として4つの性格が必要となります。考える人、行動する人、人間的な人、表に立つ人。これらを重要視しながらタスクフォースの活動を行っています。「人材が不足していてそんなことできないよ」と言われるかもしれませんが、優秀な人材を積極的に登用して経営チームに参加させることで、自然と優秀な経営チームに育つと思います。やる前からできないというのではなく、まず実行することが大事かと思います。私の場合も小規模クリニックであり規模の大きい企業ではないため、当初は必要ないかな？　と迷いましたが、ドラッカーは小さな会社ほどトップ・マネジメントチームが必要と語っていますので、幹部候補生の新人2人と、従来からいる優秀な人材（サーバントリーダー）も入れて、そして自分自身も加わって経営チームをつくりあげました。

「**成長の意欲にあふれた小企業がワンマンでマネジメントできる規模を超えたときにトップが行うべきことが、トップマネジメントチームの編成である。彼自身がボスからマネジメントに脱皮するために行うべきことが、企業にとっての基幹活動と彼自身の強みを分析することである。**」

（「マネジメント―課題、責任、実践（下）」より―――ダイヤモンド社刊）

当院は歯科、耳鼻咽喉科、受付事務の3部門があります。歯科は歯科の中での仕事、耳鼻咽喉科は耳鼻咽喉科の中での仕事、そして、受付事務というのは受付プラス医療事務です。この3つの部門に分かれています。このため当院では役職制度においてちょっと他のクリニックとは違った取り組みを行っています。まずそれぞれの部門に一般スタッフがいて、その上にリーダーがいます。リーダーを手助けし、またリーダー不在時に代理を行うサブリーダーもいます。そして3つの部門を束ねるサーバントリーダーがいます。そして、それとは別に、先程述べたトップマネージメントチームがあります（図⑲）。

よくクリニックのリーダーというのはほとんどの場合、例えばクリニックの場合は看護師が、歯科の場合は歯科衛生士がその役職に就いているケースがほとんどです。しかもベテランの、だいたい50歳前後の方が多かったりしますが、年齢は別として、私はリーダーを歯科衛生士、看護師という資格だけ、ただその資格を保有しているという理由だけで選抜するのはちょっとどうかな？　と疑問に思います。クリニックではどうしても看護師のほうが他のスタッフより偉い、歯科医院の場合は歯科衛生士のほうが歯科助手より偉い、という感じになっています。看護師や歯科衛生士は医療従

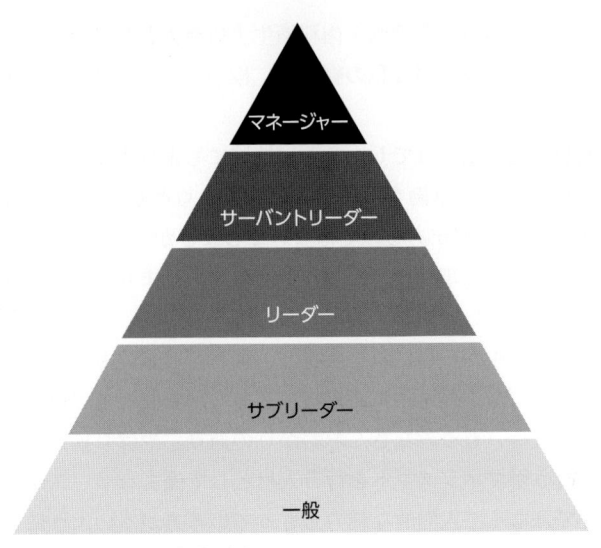

写真⑲ ■ 当院の役職制度

（ピラミッド図：下から「一般」「サブリーダー」「リーダー」「サーバントリーダー」「マネージャー」）

2-5 当院の育成や評価、階級制度（看護師や歯科衛生士を安易にリーダーとせず、職人として管理する）

事者で国家資格を持っているから、だからこそ医療のことに必ず精通していて医療施設のマネジメントに優れている———このような理由から伝統的に偉いと思われているのでしょうか？　そうであるならば、国家資格を所持さえすれば誰でもリーダーなのか？　ということになります。しかし私は10年以上クリニックを経営してきて、従来のその考え方は間違いではないのかと考えるようになりました。

　看護師、歯科衛生士、そういった資格をもった方というのは、現在非常に働ける方の数が少なく、クリニックや歯科医院同士で取り合いになっており、いわゆる売り手市場です。労働環境や待遇が気に入らなければすぐ離職したり、あちこちのクリニックを面接して気に入ったところを選んで入職するというようなスタイルをとっている方が非常に多いですね。
　もちろん医科や歯科の分野において、資格をもった方というのは、かなり医療についての勉強をされていたり、経験を積まれているので、職人としては優秀な方も非常に多いと思います。しかし人の上に立つべき人材としては果たしてどうなのでしょうか？
　クリニック側が有資格者を募集しても応募して来る方が非常に少なく、そのため採用選考となると「応募があっただけでもラッキー」とばかりによほど奇妙な方でもない限り、ろくな試験もなく短時間の面接のみで即採用されてしまうケースがほとんどだと思います。

よってクリニックの場合、看護師・歯科衛生士は職人としては優秀でも、マネジメントを行う者として優秀な人材は私の経験上、極めて少ないと言えます。

　逆に医療事務員の場合はどうでしょうか。地域にもよりますが、医療事務員は、最近は特に不景気のため1人常勤を募集すれば、少なくとも10〜20人、新規開業であれば100人ぐらいの応募があるのではないでしょうか？
　歯科助手スタッフも医療事務員ほど多くの応募はありませんが、歯科衛生士の方より応募者数ははるかに多いですね。
　そういった大人数の中から選ばれた人材と、ほとんど試験も受けず、他の方と比較されることもほとんどなく採用された人材、どちらが人間として優秀なのかということを単純に考えた場合、もうみなさんおわかりの通り、やはり狭き門をくぐりぬけた医療事務の方のほうがマネジメントを行う人材として優秀なケースが多いと思います。
　頭のよさだけではなくて人間的な魅力ももっている方が多いように思われます。
　ですので、当院の場合は看護師・歯科衛生士は、その資格を尊重しつつも、マネジメントは医療事務の方々が（歯科の場合は歯科助手の方が）行うというかたちをとっています。とりあえず資格を持っているから偉いということにはなっていません。むしろ彼女らを「職人（専門職）」として扱っています。これもドラッカー理論なのですが、看護師・歯科衛生士という資格をもった方は「職人」として職業を尊重し、尊敬しますが、マネジメントは医療事務部門で行うという方法をとっています。もちろん、歯科衛生士や看護師でもマネジメントができる非常に優秀な方がみえれば、そういった仕事についてもらうこともあるかもしれませんが、残念ながらそういった方は過去にほとんどいなかったものですから、当院の場合では選びぬかれて入職した医療事務員がトップに立って、歯科衛生士や看護師をマネジメントするという方法をとっています。この方法によってクリニック内では優秀な人材、人間的に優れた人材がマネジメントを行うので、結果的に看護師、歯科衛生士の離職も減るということにもつながります。
　なぜなら看護師・歯科衛生士というのは職人であり、それなりの非常にシビアな仕事がありますから、マネジメントをしなくてもよいとなると、人の管理や経営といった本来の業務とかけ離れた雑務に気を使うことがなくなり、クリニックとして一番大事な看護師や歯科衛生士の仕事に集中し、専念できます。結果、専門職としての仕事の成果があがることが多くなり、まさに一石二鳥です。

　当院のように看護師・歯科衛生士だからといって、安易にリーダー（婦長や主任と呼ばれているケースが多いと思いますが）にせず、各部門のトップは医療事務員や歯

科助手スタッフの中から選ばれた人が行うというかたちをとったほうがマネジメントとして優れていると私は思います。

> 「優れた専門職を経営管理者の地位に昇進させることは、きわめてしばしば、優れた経営管理者を得ることなく、優れた専門職を失う結果となる。」
> （「現代の経営（下）」より―――ダイヤモンド社刊）

　もちろん、クリニックによっては医療事務の方よりも看護師とか歯科衛生士の方がマネージャーとして非常に優れている場合があれば、マネージャーやリーダーを行ってもらっても良いと考えています。

　ただしその場合、看護師や歯科衛生士としての仕事は中途半端になり、またマネジメントも中途半端となる可能性があります。人は2つの優れた能力を同時にもつことはできませんし、たとえ2つ以上の能力があったとしても1つに集中しないと成果をあげることはできません。一時はできたとしてもそれは曲芸であり、長期間続けることは困難です（同時に複数の仕事を行って卓越した成果をあげることができたのはモーツァルトだけだとドラッカーは言っています）。

　クリニックが看護師や歯科衛生士を雇用しているのは医療事務員や歯科助手にはできない、彼女たち有資格者しかできない仕事を任せたいからです。人の管理や経営を期待して雇用しているわけではありません。彼女たちを余計な雑務から解放すべきです。ただし、彼女たちをマネジメントする人物が現れたとして、その人物が彼女たちの意見も聞かずにクリニックの都合を押し付けてはなりません。医療現場で働く彼女たちの意見も聞き、尊重すべきです。すなわち意思決定の権利を現場に持たせねばなりません。よって彼女たち専門職の代表となる看護師を束ねる方、また歯科衛生士を束ねる方が必要です。ですから、当院ではそういった資格をもった方々の中で、まとめ役を1人つくっています。当院の場合は隊長と呼んでいます（笑）。ただ隊長はあくまで、耳鼻咽喉科もしくは歯科部門のリーダーの部下になるわけです。リーダーは現時点では耳鼻咽喉部門は医療事務員の方、また歯科部門は歯科助手の方が行っています。

　ただ、看護師も歯科衛生士も職人とはいえ、まとめ役の隊長はクリニックの現状を知ってもらう必要があるため、経営会議には参加してもらっています。これもドラッカーの提唱通りです。

> 「専門家の目標は専門家としての目標である必要がある。しかし同時にそれらの目標は、つねに事業の目標を取り込んだものである必要がある。すなわち専門家の目

2-5 当院の育成や評価、階級制度（看護師や歯科衛生士を安易にリーダーとせず、職人として管理する）

標は、彼らに対し、マネジメント的な視点を与え、彼らの仕事と事業との関連を明らかにするものである必要がある。これを実現するための 1 つの方法が、彼ら専門職に対し、本来の専門的な仕事のほかに、事業全体のマネジメントへの参画を意味するような、特別の仕事を与えることである。」

（「現代の経営（下）」より―――ダイヤモンド社刊）

　普通の社員からリーダーへの昇格ですが、当院の場合はまずサブリーダーという役職があります。サブリーダーはリーダーへの登竜門です。リーダーの片腕となって、その部門を統括していくわけなのですが、サブリーダーの資格は入社して 1 年以上経った方にしています。1 年以上経てば、真摯さがある方、人間的に魅力のある方（スタッフの中での人気者というわけではありません。若い人たちがその仕事ぶりを真似するに値する人物のこと）、仕事などに対する能力が優れた方がわかってきますので、本人にやる気があるのであれば、サブリーダーに任命します。ただし実際には、当院で 3 年以上勤務し、当院の文化をしっかり理解し、クレドに基づいた働きをしている方で、先に述べたようなチームプロジェクト（チープロ）や、院長からの直轄プロジェクト（「シープロ」と当院では呼んでいます）を皆の中心となって行い、実績がある方が対象となります。そして、登竜門であるサブリーダーを少なくとも 2 年以上経験し、チープロやシープロで成果を上げた方が、その時点で優秀であれば初めてリーダーへ昇格していきます。
　もちろんリーダーへの昇格は院長、副院長、サーバントリーダーからの推薦だけでなく、部下からの支持なくしては昇格とはなりません。
　なお、最近は医療福祉大国デンマークの企業を参考に、リーダーなどの役職への公募制も取り入れています。役職者に自ら積極的に立候補するスタッフは、私や副院長が選ぶより役職者としての意欲もビジョンも本人にはあるはずです。この選抜法の方が、スタッフ本人が一番納得し、自らの仕事そのものや上司としての役割に対してモチベーションがはるかに高くなる傾向があるからです。

　リーダーはサブリーダーを統括し、所属部門の隊長を統括し、そして 3 部門をまとめるサーバントリーダーと呼ばれる上役へ自分の部門の様々なことを報告する役割を担っています。
　リーダーは後に記述するワン・オン・ワン・ミーティングで自分の部門に所属する部下達の仕事上の悩みを聞いたり、アドバイスするメンターの役目も果たしています。そしてリーダーを概ね 2 年から 3 年以上経験した方、入社してから 5 年以上経った方が今度はサーバントリーダーという役職になります。

サーバントリーダーに昇格すると、耳鼻咽喉科・歯科・受付事務の3部門を統括していき、マネージャーほどの権限はないのですが、クリニック全体のマネジメントも一部担い、次のマネージャーへの昇格に備えます。まあ、マネージャーの前段階だと思ってください。よくサーバントリーダーって何ですか？と聞かれるのですが、奉仕型のリーダーシップをもっている方のことです。よくリーダーシップというと、強いリーダーシップで皆の先頭に立って、どんどん事業全体を牽引したり、部下への指令・命令を徹底させるという強いリーダー像を思い浮かべると思いますが、そうではありません。
　リーダーが組織のメンバーを支援することで組織の潜在的な力を発揮させたりする、奉仕型のリーダーシップということになります。
　「サーバント」というのは「奉仕」という意味なのです。
　部下たちの力を伸ばして、使命や理念に基づいてクリニックスタッフの皆を1つの方向性に向かわせるというのがサーバントリーダーの大きな役目となります。
　どうしても、クリニックのスタッフは女性が中心となることがほとんどです。クリニックの場合、男性が数多く働いているケースというのはリハビリや介護主体でもない限りあまりないものです。
　女性スタッフが多い場合はスタッフ同士の「共感」が大事になってきます。
　クリニック経営者（院長）から、トップダウンで命令して恐れや義務感で動かせる、というよりは、奉仕型のリーダーからの指示のほうが女性スタッフの場合は特にリーダーと一緒に活動しているという共感が得られ、リーダーを信頼することができるために有効と思われます。
　私は女性スタッフの場合は「共感」という部分が非常に大事と考えていますので、サーバントリーダーという存在は女性が多い職場には必須かなと考えています。実際に女性社員が多い企業である資生堂ではサーバントリーダーシップの導入で実績をあげています。

　当院のサーバントリーダーはクリニック開院当初から在籍している超・ベテラン社員ではありますが、世間で言うところのいわゆるお局様ではありません。受付事務部門のみならず、歯科部門、耳鼻科診察部門の皆に尊敬され、慕われる立場です。後に述べるスタッフ間の投票で、常にトップの支持を集めます（いわゆるMVP）。
　でも特に付き合いが良いわけでもなく、明るく活発で皆をぐいぐい引っ張る人気者というわけでもありません。開業当初からから医療事務の仕事を一番遅くまで残って黙々と行い、人の2倍3倍も仕事をしていました。そのため医療事務の仕事ではずば

2-5 当院の育成や評価、階級制度（看護師や歯科衛生士を安易にリーダーとせず、職人として管理する）

抜けて知識が豊富で仕事は誰よりもできます。彼女より仕事ができたスタッフは未だ誰も存在しません。

離職が多くてなかなかスタッフが定着しなかった時期でも、誰かに不満を吐くわけでもなく、新しく入った新人に黙々と仕事の手順を教えていました。縁の下の力持ち的なスタンスで、まさにドラッカーの言う「真摯さ」を持つリーダーにふさわしい人物でした。

そのため、現在はリーダーから昇格し、サーバントリーダーとしてスタッフみんなに共感しつつ、部下の自主性を尊重し、部下の成功や成長に奉仕する行動を実践しながら、1つの目標（使命や理念）に向かわせるように仕事を行ってもらっています。これは責任が重いうえ、非常に難しい作業でもありますので、木村結花氏のアドバイスを受けながらこなしているようです。

サーバントリーダーの上がマネージャーとなります。当院ではまだ残念ながらマネージャーはいません。私がマネージャーを兼任しています。マネージャーは単に部門ごとの仕事の割り振り、部下の教育やメンター（P224参照）としての仕事だけではなく、新規スタッフの採用や、人の配置、給与の設定などの業務も必要とされますので、まだ私がメインで行っています。しかし、ノウハウを教えつつ業務はサーバントリーダーに少しずつ委譲していますので、いずれ近いうちに私が行っている業務はすべてサーバントリーダーが行います。その時がサーバントリーダーからマネージャーへの昇格となるでしょう。将来的には今のサーバントリーダーの方か、もしくはリーダーの方の中から、才能と情熱のある方をマネージャーにしたいと思っています。

> 「最近は、愛想を良くすること、人を助けること、人づきあいをよくすることが、マネジメントの資質として重視されている。だがそのようなことでは十分なはずはない。事実、うまくいっている組織には必ず1人は、手をとって助けもせず、人づきあいもよくない者がいる。この種の者は、気難しいくせにしばしば人を育てる。好かれている者よりも尊敬を集める。一流の仕事を要求し、自らにも要求する。基準を高く定め、それを守ることを期待する。何が正しいかだけを考え、誰が正しいかを考えない。自ら知的な能力をもちながら、真摯さよりも知的な能力を評価したりしない。」
> （「マネジメント―課題、責任、実践（中）」より―――ダイヤモンド社刊）

上記のように当院では即席ではなく、じっくりリーダーたちを育てあげる仕組みを

つくっています。また、何かの理由でリーダー、サブリーダーが退職となっても無理に下の者を昇格させずに、適任者が現れるまでは空席としています。ドラッカーも才能もない者を無理にポストに就かせず、その役職は空けておくべきだとと言っています（さらにそのポストが空いたままでも経営上問題なければ廃止しても構わないと説いています）。

　本人が弱みを克服し、強みを発揮できるように訓練し、その後才能が大幅に伸び、最後に本人がその役職をやる気になったときに初めて任命していくようにしています。無理な昇進はけっして行いません。無理な昇進はそのスタッフの成長を破壊し、結果組織も破壊することになるからです。ドラッカーは、人事は組織において最も重要な意思決定と言っています。これは慎重であるべきです。

　なお、昇給が目的で早期の出世を望む方はいつまでたっても出世はできないようになっています。

　当院のスタッフは若い方が多く、他のクリニックで事務長やマネージャーの経験がある方は皆無です。そのため、どのような仕事をし、部下を育て上げれば良いかわからないスタッフがほとんどです。そのための目標となる方が前章で述べた"木村結花氏"となります。現在、リーダーたちは仕事上の悩みや部下の育成で悩みがあれば女性にとってはクリニックでの究極のリーダー像となる木村氏にすべて相談しています。クリニック内の仕事で彼女たちの目標になるという役目は経営者である私にはできないことなので、木村氏には大変感謝しています。

　なお、それぞれの階級の手当てについてですが、具体的に述べますと、当院の場合はサブリーダーになると初年度は毎月1万円、2年目からは毎月2万円の手当てが別途支給となります。リーダーになると、毎月3万円の手当てが支給されます。サブリーダーに初年度と2年目以降の金額に差がある理由は、サブリーダー1年目というのはリーダーへの登竜門であり、見習い期間と私は考えています。ですので、サブリーダーという役職をうまくこなせないと、再び一般スタッフに戻ってもらうということもありえます。

　ドラッカーも昇進や異動で成果をあげることができなかった場合はうまくいっていた以前のポジションに早期に戻すことこそが最善の方法だと述べています。もとに戻してもまた昇格のチャンスも与えるべきです。しかし、再度のチャレンジが再び失敗した場合はもうチャンスは与えるべきではありません。2度失敗した者が3度目に成功することはほとんどないからです。

サブリーダーとしての職務を1年間うまく全うできれば、真のサブリーダーとして認められたということで、2万円に支給額をアップします。サブリーダーをしっかりとこなし、成果を上げた方は、その後リーダーに昇格しても、十分その能力を発揮できることはほぼ確実です。

そしてリーダーからサーバントリーダーになると5万円、マネージャーになると7～10万円（勤務年数による）の手当てが支給されるように給与制度が設定してあります。

小規模のクリニックの場合、なかなか出世しにくい、または昇給しにくいといった風潮がありますが、それですと新規スタッフは目標が無くなってモチベーションも下がり、定着しにくくなりますので、なるべく昇給できるような階級制度とその昇格条件を作成するほうが良いと思います。

また、階級制度があることで指示系統もはっきりしますので、サブリーダー・リーダー・サーバントリーダー・マネージャー、それぞれの役割のスタッフが部下とコミュニケーションをとりつつ、教育・指導し、仕事上の命令を発してオペレーションをうまく行えば、良きクリニック経営ができると考えています。

ここでやってはいけないことを1つ述べます。親族（奥さんや娘など）をリーダーやマネージャーにするのはやめましょう。奥さんが医療事務長や看護師長として現場を仕切っているケースをよく見かけますが、あまりお勧めできません。

仮にその者を「K子」とします。

「K子」の医療事務員や看護師としての能力が他のスタッフのだれよりも高いのであればもちろん問題ありませんが、能力が同じぐらいかそれ以下の場合、K子は成果をあげることはできませんし、むしろ「K子がいるからどうせどんなにがんばっても出世できないし、認められない」と他の有能で意欲のあるスタッフたちのモチベーションを下げます。

最悪のケースではK子は院長の嫁として絶対的権力を持つお局様と化し、結果、離職者を大量生産し、クリニックに害をなします。また「あいつはすぐ院長に密告する」とゲシュタポ扱いされ、スタッフたちに敬遠されるのは必至です。

「うちのクリニックのことを一番知っているのは、経営のことを一番考えてくれるのはうちの嫁」とか「専従者給与として経費にするから必要」と言う論理がまかり通っているのがクリニックの世界です。

より優れた能力の者をさしおいて、親族に上席のポストを与えてしまえば、有能なスタッフはやる気を失い辞めてどこかへ行ってしまうか、全力を尽くさず無難な仕事

しかしなくなります。経費化を目的として実力の無いK子を無理に勤務させマネジメントさせた場合、彼女は成果を出すことができないのみならず、クリニックがせっかく浮かせた経費を大幅に上回る損失を出す可能性すらあります。

> 「一族の者が、一族以外の者と同等の能力を持っているのならば優先して良い。しかし、より優れた一族以外の者をさしおいて、ポストを与えたり昇進させたりしてはならない。」
> （「現代の経営（下）」より―――ダイヤモンド社刊）

前述した通り、リーダーに任命するには頭が良いとか、計算が速いとかみんなの人気者であるとか、そんな理由で任命してはいけませんし、仕事において1つも失敗したことが無いような人物も不適です。

また幹部候補生としてろくに現場での経験も無いのに早期からリーダーにしてはいけません。たとえ経営学を学んでいたとしてもです。実際の仕事場での豊富な経験がなければしっかりとした意思決定を下すことはできないからです。よって、あくまで現場から叩き上げるべきです。

そして仕事に対して不器用でも真面目で熱心な人、いわゆる「真摯さ」がある方を抜擢してください。

リーダーにおいて一番大事な資質は「真摯さ」です。そして、部下の弱みのみを見て、強みを見ることができない方も不適です。そして何度も述べたようにカリスマ性や神秘性はまったく必要ありません。

> 「優れた組織の文化は、個人の卓越性を完全に発揮させる。卓越性を見いだしたならば、それを認め、助け、報いる。他の人間の仕事に貢献するように導く。したがって優れた文化は、人の強み、すなわち、できないことではなく、できることに焦点を合わせる。」
> （「現代の経営（上）」より―――ダイヤモンド社刊）

> 「カリスマ性でも資質でもないとすると、リーダーシップとは何か。第1に言うべきことは、それは仕事だということである。」
> （「未来企業」より―――ダイヤモンド社刊）

クリニックにおけるリーダーたちには重要な仕事があります。それは彼女たちが辞めた後に組織ががたがたにならないよう、しっかりと後進を育成し、組織を作り上げ

ておくことです。よく「リーダーの○○さんが辞めたせいでクリニックがたがたになってしまった！」といった話を聞きますが、それは彼女がリーダーとしての職務を全く果たしていなかった証となります。○○さんは単にクリニックから収奪していただけで、何も作り上げてこなかったことを意味します。管理人としての仕事はしたかもしれませんが、ビジョンは何も持っていなかったこととなります。

「効果的なリーダーシップの基礎とは、組織の使命を考え抜き、それを目に見える形で明確に定義し、確立することである。リーダーとは、目標を定め、優先順位を決め、基準を定め、それを維持する者である。もちろん妥協することもある。」

（「プロフェッショナルの条件」より―――ダイヤモンド社刊）

なお、当たり前ではありますが、院長のお気に入りであることを理由に出世させるのは最悪中の最悪です。他のスタッフのやる気を失わせ、また院長は他のスタッフたちから怒りを買うことになります。昇格させた人物が院長の愛人ではないかと勘ぐられ、最後は組織が崩壊します。

絶対にやめましょう。

お気に入りの子は疑似恋愛できる近場のキャバクラなどで作って、貢いでください（ただし、自腹で。笑）。

実践！ Dr. 梅岡の医院経営 pearls

梅岡流の"想いを伝えるテキスト"を基本とした正社員登用試験

パートとして採用した方を正職員に登用する際、当院では試験を行っています。具体的には当院の理念や、必要上最低限知っておいてほしいこと下記のような穴埋め形式で出題しています。

新人研修テキスト

Q1）医院の理念

　　（これを実現するために当院は存在しています。）
　　・（　　　　　）へ貢献する名誉ある役割を担い、責任を果たす
　　・（　　　　　）し（　　　　　）される心をもつ
　　・（　　　　　）で楽しみながら働く
　　・礼儀正しく、（　　　　　）に徹する

・職員個々が（　　　　　）を持ち、常に自己の改善に努める

Q2）医院の所在地・連絡先

（医院の基本情報です。しっかり覚えていてください。）

医院名　　　医療法人（　　　　　）梅岡耳鼻咽喉科クリニック

本　院（苦楽園）
住　所　　〒662-0973（　　　　　　　　　　　　　）
電　話　　（　　　　　）　　FAX　　0798-70-3341
開院日　　平成20年9月1日

分　院（阪神西宮）
住　所　　〒662-0973（　　　　　　　　　　　　　）
電　話　　（　　　　　）　　FAX　　0798-22-3341
開院日　　平成23年11月1日

Q3）医師について

（医師の基本情報です。しっかり覚えていてください。）

理事長
名前　　梅岡（　　　）　　出身大学（　　　　）医科大学
開業年月日　　平成20年9月1日

パートナー院長
名前　　南野（　　　）　　出身大学（　　　　）医科大学

医師
名前　　江本（　　　）　　出身大学（　　　　）医科大学

Q4）うめじびメソッド

（診療上のウリになります。強みを磨きましょう。）
1．院内動画で病気を解説中です。
2．（　　　　　）で"よく見える耳鼻科"にします。
3．病気別にリーフレットをお渡ししております。
4．病気の解説を（　　　　　）で提供しております。

5．随時HPを更新し、最新の医療情報を提供します。

Q5）私たちの強み（選ばれる7つの理由）
1．病気に共感する心
　耳鼻咽喉科の病気の中には、めまいや、耳鳴りなど、なかなかご家族に理解を得られないような病気が少なくありません。そんな（　　　　　）するのがプロフェッショナルとしての仕事と考えます。患者さんの背景をわかることでより症状の改善につながることもあろうかと思っております。
2．ホスピタリティあふれる、（　　　　）をわすれない接遇
　当院は昨季より外部研修を積極的に開始し、サービスを提供する立場として患者志向の行いを常に忘れずに行動しております。また定期的なアンケート調査、接遇研修の持続により、常にポジティブフィードバックを通して医療界のみならず、他業種からも学びつづけることを目標としております。
3．押し付けの治療ではなく、（　　　　　）での治療方針の決定
　同じかぜでものどの痛いかぜ、鼻水のでるかぜ、せきがつづくかぜ、いろいろあります。我々はその病状に対してこういったお薬で治療をしますということを明確にして、治療方針をたてております。お薬について、あるいは治療内容についてご不明な点がありましたらなんでもご質問いただけるような環境を提供し続けていきたいと思っております。
4．病気を理解いただくためのツールを多数準備
　患者さんに提供する情報は時期によってさまざまです。インフルエンザ、花粉症、中耳炎など、季節に応じて、最新のトピックを（　　　　　）として常に提供しております。また病気に関するリーフレットも順次更新しており、（　　）種類を越えました。また生活指導に関しても当院看護師が中心になって充実してご説明をしております。病気をご理解いただくことが、1日も早い回復に繋がると信じております。
5．スタッフメンバーが常に（　　　　）仕事をしていること
　クリニックに来られる方は様々なつらい思いをして来院されます。時にはからだがしんどくて、話すのも、立つのもつらい……そんな病状の方に元気を与えられるためには、スタッフメンバーが（　　　　）していることが大切であると考えております。そんなクリニックも小さな組織ではありますが、（　　　　）を目指して各人が楽しく働ける環境を提供しております。

6．耳鼻咽喉科専門医として矜持を保ち続けるコツ

　耳鼻咽喉科領域のプロとして、日々最新の治療や知見を得ていくことは非常に重要と考えております。当院に勤務する医師は全員が（　　　　）を取得し、定期的に全国の学会に参加研鑽しております。そのためにはお互いが切磋琢磨して、討論できる環境にあるかと考えております。

7．なによりも1人1人が（　　　　）し、精進し続けていること

　昨日よりも今日、常に（　　　　）する姿勢が梅岡耳鼻科グループスタッフ一同の根源です。新たなことに挑戦することによって常に意識を前に向けて視野を広げて、個としての成長ができる環境が地域の皆様から信頼される要因ととらえております。昨季はニュースレターの刊行、ハロウィンイベントの開催、院内MVPの表彰など、さまざまなプロジェクトを立ち上げました。引き続き昨日とは違う梅岡耳鼻科グループを見守っていただきますよう、よろしくお願いします。

Q）これからの働き方

　（梅華会の一員として期待しています！）

成長の3条件

　成長する人には共通の条件があります。いつまでも決して忘れない様にしてください。

- （　　　　）〔人のアドバイス（特に自分と違う価値観の意見）をどんどん取り入れる〕
- （　　　　）（物事の解釈はできるだけ前向きに変えられない過去や他人にフォーカスせず、全ては自分次第と考える）
- （　　　　）（時間とお金をできる限り自己の成長に投資する）

仕事観

　私たちはお金のためだけに働くのではなく、患者様と仲間の（　　　　）のために働きます。

　患者様と仲間のために成長しましょう！

　試験内容はこうした具合です。

　試験前に穴埋め前のデータをお渡しして、期限内に覚えてもらうようにしています。

　今後は入職後1カ月・3カ月・6カ月テストを作成して、院内の教育体制の充実を目指していきたいと思っています。

2-6 ワン・オン・ワン・ミーティング＆バディ・システムでスタッフの離職を阻む

DRUCKER'S METHOD IN MANAGING A GREAT CLINIC

> 「何よりもまして必要となるのは、若者たちの相談相手である。心理的な重荷から解放してやるためだけでもよい。組織の中で相談に乗れるだれかが必要である。彼らの能力が発揮され認められる場所としての組織の中に、彼らの悩みについて関心をもつだれかがいなければならない。」
>
> (「変貌する経営者の世界」より———ダイヤモンド社刊)

　カルチャーフィットした良き人材を採用したり、しっかりとしたクリニックの方向性をつけるための使命（ミッション）や理念（クレド）の作成、教育・評価制度、階級制度などを作っても、実際には、スタッフすべてが居心地良く働けるわけではありません。

　残念ながら新人の育成が失敗したり、職場環境の変化に対して既存スタッフの不満が出現し、離職する場合もあります。

　前述の取り組みだけで早期の離職を100％防ぐことは不可能です。

　3〜5年経つとスタッフはほぼ入れ替わるといわれているクリニックの世界でどのようすれば早期の離職を防ぐことができるか、今までにも様々な取り組みがなされています。給与を高めに設定したり、院内旅行を行ったり、わくわく楽しいイベントを行ったり etc……様々な手法を説いた経営書や医療雑誌がありますが、当院ではワン・オン・ワン・ミーティングとバディ・システムを実践することで早期の離職を阻んでいます。

　これらの取り組みを行ってから、不可解な自己都合理由による早期の離職はまったく無くなりました。

　当院も開院してから5、6年の間は離職が非常に多い時期でした。言い訳かもしれませんが、当時の当地区は非常に好景気でして、募集をかけても応募してくる人自体

がきわめて少ない状態でした。また、あまり医療への使命感がなく「他で就職できないからやってきた」という意欲も才能も乏しい人材が多かった、またそういった人物を採用するしかなかった、当院にきちんとした人物を選別する方法が無かった、といったこともあり、結局、入職後早期の離職は日常茶飯事でした。

3人採用しても3カ月後に残っているのは良くて1、2人。6カ月以降残存しているのは1人いるかどうか、1、2年後には全滅というような、悲惨な状況でした。

最もひどい時はすでに経験上、雇用しても何人かは早期に離職することがわかっていたので、実際には採用が1人で良いところ、念には念を入れて、3人雇用したのですが3カ月経たずに全滅ということもありました……。

しかし前述した採用試験や教育・育成システムをつくりあげてからは、離職するスタッフは徐々に少なくなり、現在、離職はきわめてまれです。離職があったとしてもその理由は妊娠・出産のみです。むしろ最近は転勤がないかぎり、出産後も当院に復帰し、働く方が増えてきています。

以前は時々見られた、入職したその日のうちに無断で消える、何月何日から働けると言ったのにいざ当日になってみるとやって来ない、などという事例は今は全くありません。入社試験や面接で人材をしっかり選んで入職させ、事前にしっかり当院のメリット・デメリットの説明を含んだガイダンスをしっかり行うようにしたことがまず、大きな理由です。

しかし、いかに良い人材を採用しても、こちらの教育・評価制度がダメでは意味がありません。それに対する対処法は前章で述べました。しかし、それだけではまだまだ不十分ということで導入した取り組みの1つが「ワン・オン・ワン・ミーティング」です。

「ワン・オン・ワン・ミーティング」はIntel社（アメリカの半導体メーカー）が創業時から行っている取り組みで、監督者と部下の間の1対1のミーティングのことです。

「特定の問題や状況について話すことによって、監督者はスキルやノウハウを部下に教え、物事のアプローチの仕方を提案する。同時に、部下のほうは自分が何をやっているのか、何に関心があるのか、監督者に情報を詳しく伝える。寡聞にして、規則正しく予定したワン・オン・ワンというのは、インテル社以外ではほとんど見ることができない。」

（「ハイ・アウトプット・マネジメント "インテル経営の秘密"」アンドリュー・S・グロー

2-6 ワン・オン・ワン・ミーティング＆バディ・システムでスタッフの離職を阻む

ヴ／小林薫・上田敏晶＝訳より―――早川書房刊）

Intel 本社を企業視察したとき、Intel 社のマネージャーに「ワン・オン・ワン・ミーティング」について質問したところ、「『ワン・オン・ワン・ミーティング』は当社の企業文化そのものであり、創業時から『ワン・オン・ワン・ミーティング』を行ってきたことで、会社は成長を続けることができた」と発言されました。当初、当院では上司と部下の1対1の話し合いを「メンター制度（メンタリング）」と呼んでいました。

「メンター制度」はもうどこの会社でもあたりまえのように行っていますし、大手病院でも実施しているところは非常に多く、特に目新しいものではありません。ご存知の方も多いと思います。

最近はたとえ大手の企業でも、新入社員の3割は3年以内に離職するケースが多いとのことで、専門のメンターが指導・支援し、新入社員の心のケアを行っています。

また、「コーチング」と称してリーダーが部下の成長を手助けするための対話を実施している企業・病院もあるようです。

要するに、どちらも新入社員や部下たちと対話し、励まし、助言して働き手を育て、一人前にする仕組みです。

※メンター制度（メンタリング）……メンター（賢明な人、信頼のおける助言者、師匠などを意味し、一般には「成熟した年長者」をさす言葉として使われている）が若年者や未熟練者（メンティーまたはプロテジェと呼ばれる）と、基本的には1対1で、継続的、定期的に交流し、信頼関係をつくりながら、メンティーの仕事や諸活動の支援と、精神的、人間的な成長を支援することをいいます（日本メンター協会ホームページより）。

※コーチング……対話を通じて本人の個性的な感情や思考のはたらきを、自己実現や目標達成などの原動力に変える専門的なコミュニケーション技術です（日本コーチ連盟ホームページより）。

当院がなぜ「メンター制度」から「ワン・オン・ワン・ミーティング」へ名称を変更したのかと言いますと、「メンター制度」がどちらかというと最近は、新入社員の顔色や行動を見て問題があると思われたときに心のケアを主として行うケースが多いように思われたからです。

現在「メンター制度」はメンタルヘルスケアに対する比重が大きくなっており、まあ簡単に言えば最近増えてきた「うつ病」への企業対策とも言えます。メンターには評価者である直属の上司よりも、ラインの異なる上司や同部署でも役職にない先輩社員を優先して充てるのが、「メンター制度」の通例です。

「ワン・オン・ワン・ミーティング」は直属の上司が部下から単に個人的な相談を受けたり、メンタルケアを行うのみならず、部下から直属の上司へまた直属の上司から部下へ1対1のミーティングをリクエストして、相互に仕事を教えたり、情報を交換するものです。

当院では、四大卒の幹部候補生などを中心にキャリアアップを希望するスタッフが増えてきたため、単にメンタルケアを行うだけでなく仕事に対して上司と話し合いをもつことが多くなったこと、直属の上司がこの方法を行うことが本来のメンター制度とは異なることなどから Intel 社を参考に呼称を変更しました。

上記のようにスタッフの技術向上や心のサポートのみならず、これらを行うリーダー自身の人間的成長をも目的として部下と上司の定期的な対話を取り入れています（Google では毎週必ずカフェテリアで経営陣と従業員が対話を行っています）。

当院の場合は、メンターとして部下の話を聞く役割の上司が各部門に1人ずついます。

メンターはサブリーダー以上の役職で、クリニックに入職して5年以上経過した経験豊富なスタッフがその任を担っています。

一般的にメンターというのは、特定の領域で知識やスキル、経験、人脈、成功体験が豊富で、いろいろと新人などに指導や助言を行う人のことを言っているようです。コーチングは知識や経験をもたない分野でも支援ができますが、メンターというのは特定領域の知識や経験をもっていることが必要という違いがあるようです。でもまあ、一般クリニックにおいてはそんなに厳密に区別しなくてもいいのではないかと思います。

当院の場合は各部門の直属のリーダーがメンターとしてその部門の部下たちのメンタリングを行っています。耳鼻咽喉科部門なら耳鼻咽喉科のことについて詳しいリーダーが、その部門のスタッフ皆の悩みや仕事上の疑問点がないかどうか、最低月に1回、ひとり平均15分程度の面談を定期的に行っています。時に家庭の問題など、かなりプライベートな事柄まで突っ込んで話をすることもあります。昨今はプライバシーの問題もあり、部下のプライベートなことにはなるべく踏み込まない方が良いといった風潮がありますが、それでは仕事におけるより良い人間関係の構築にはつながりません。ドラッカーもそのことを指摘しています。Intel 社ではプライベートなことも含めて、上司と部下があっけらかんとして話し合っています。

「他の人との関係について責任を持つことの重要性をかなり認識している人たちでさえ、実際には、話しかけたり問いかけたりしていないことが多い。押しつけがましい、詮索好き、何も知らないなどと思われたくないからだろう。完全な間違いである。」

(「明日を支配するもの」より―――ダイヤモンド社刊)

　Intel社のように部下と上司の対話は2、3週間の間に1度、1人あたり1時間くらいは時間をかけて行うことができると理想的なのですが、メンター役のリーダーたちにも現場での多くの仕事があるので、それを強要すると、今度はメンター自身がつぶれてしまう可能性があります。

　当院はスタッフ数が多く、1つの部門にだいたい10人前後いますので、全員に1人1時間ずつ対話を行えば、月にそれだけで10時間以上その仕事に時間を割くことになります。いくらなんでもそれはちょっとメンター役のスタッフにとって大変な負担となりますので（逆に勤務時間に制限のあるパートさんにとっても、業務以外に1時間もの対話時間を毎月作ることは現実として難しい）、メンターはパートの方には最低1人につき5分以上、常勤の方には10分以上の時間を仕事の合間で月に最低1回は話をしてください、しかし、十分な対話ができない時や部下からの要請があれば、適宜話し合いの回数を増やしたり時間を延長してくださいね、ということにしています。

　ただ、入職後間もない新人に対しては1カ月に1度ではなく、可能な限り頻回（まずは週に1回程度）に行うことを指示しています。

　女性（特に若い方）の場合は目上の男性の私には相談しにくい話も、メンターが直属の上司で女性の場合だと会話もしやすいようです。

　メンターに仕事やプライベートの悩みなどを聞いてもらい、何か非常にシビアな問題点が判明した場合は、メンターから私に報告があがるようになっています。特に差し障りのないものであれば、メンターが自分の経験をもとに助言し、問題の解決にあたっています。

　なお、メンター役のリーダーの相談相手は私や副院長です。ただ、希望があれば一般スタッフでも私や副院長との対話ができるようになっています。逆に私や副院長から顔色や勤務態度を見て気になった一般スタッフに対してこちらから声をかけて短時間の対話を行うこともあります。

　クリニック内にはオフィスグリコや無料のキューリグ・エフイーなどのコーヒーや

紅茶、お菓子（女性はこれが必須！）がありますので、それらを食べながら、会議以外でも気軽に話し合います。

───オフィスグリコは100円でお菓子やアイスクリーム、ジュースなどが簡単にいつでも買えるシステムで手間もかからず大変便利です。女性スタッフの多いクリニックでは彼女たちの満足度を高めるために必須とも言えます。1、2週間に1度、定期的にグリコさんがお金の回収とお菓子の補充に来てくれます。クリニックの負担も冷蔵庫の電気代のみでほぼ無しといってもよいです。繁忙期などで勤務時間が長くなった時、何かの本能でしょうか、スタッフはよく休憩の合間にプリッツなどをがつがつ食べています。私が買おうと思ったときには、引き出しはすでに空ということも珍しくありません───

　なるべく話しにくい雰囲気ではなく、いつでも気軽にオープンに対話が行いやすいようにクリニックの雰囲気を作り上げています。
　スタッフ同士が対話しやすい環境は当院の企業文化（医院文化）といえます。
　これらはGoogleやFacebook、Appleのオフィスを参考にしています。シリコンバレーにある先進IT企業の本社はとても会社とは思えない、まるでキャンパスのようなフレンドリーで明るい造りです。Google本社では勤務時間中でも社内に数多くあるカフェテリアやマイクロキッチンのみならず、オフィスの外の明るい庭園やベンチで社員同士が気楽に話している光景をよく見かけました。カリフォルニアの抜けるような青空の下で社員さんたちが楽しそうに仕事の話をしている光景は、Googleがいかに居心地がよく、働きやすい環境であるかがわかり、こんな環境が当院でも作れたら良いなと思いましたので、可能な範囲で実践しています。

　以前は私が1人でほぼすべてのスタッフに対してメンタリングを行っていました。離職が多かった時代にスタッフと会話を重ねることでそれを防ぐことが可能だと気づいたからです。歯科部門のスタッフも合わせてほぼ全員の聞き取りを行っていました。これが非常に大変で、ここぞとばかりに賃金や労働条件の不平不満をぶちまけるスタッフがいたり、前述のように、2時間以上オチのない日常会話を喋る方（主婦のパートさんに多い。旦那さんとの会話が不足していてしゃべり足りないのでしょうか？）もいて、これはやってられないなあ、というのが本音だったのですが（特に男である私にとってオチのない会話は非常に苦痛です。笑）、それでもスタッフとの1対1の対話を積極的に行うようになってからは、離職はぐんと減りました。
　入職後間もない新人にとって対話は特に有効です。頻回に対話を行えば行うほど離職率は下がります。私の経験上、新人にはまず入職した初日の仕事の終了後に、そし

て2日目、3日目も10分で良いから「今日はどうだった？ やっていけそうか？」とたずね、ミスマッチが無いか確認しつつ対話をします。勤務が初日から3日続けば、1週間は勤務が可能です。3日間連続で対話した後は、入職後の1週間後に再び対話します。ここで問題なければさらに1週間後（入職後2週間目）に対話します。次は入職後1カ月目に対話します。1カ月勤務ができる方であれば、少なくとも3カ月以上は勤務可能です。入職後3カ月目までは1カ月おきに対話します。3カ月勤務が継続できる方はおよそ1年以上勤務が可能です。ここまで来るとほぼ大丈夫です。その後は他のスタッフと同様に定期的に6カ月おきに対話をしていました。話を聞くというのは非常に大事です。対話の時には私からはあまりしゃべらず、とにかく話を聞きます。何か意見を求められた時のみ話す、というかたちにしていました。これが離職を防ぐための対話方法です。

「まず耳を傾けよ。口を開くのは最後である。」
（**"Listen first, speak last."**）
（「P.F. ドラッカー経営論」より―――ダイヤモンド社刊）

ただ、やはり私は男ですし、女性とはずいぶん考え方が違います。
疲れているときに「仕事がきつい」などと言われると、「何言ってんの！ 俺のほうがもっときついよ、甘ったれるな！」というニュアンスで（さすがにストレートには言いませんが）、ついつい発言してしまったりして、そうなると女性スタッフは一気に冷めて、「何を言っても聞いてくれない、私のこと理解してもらえない……」とすごくさびしい思いをして、結局辞めたくなってしまいます。同じ失敗を繰り返し、私もずいぶん反省しました。このままではいけないと思い、今は各部門のリーダー・サブリーダーにメンターの仕事を委譲しました。私の今までの経験をもとにした部下との対話のノウハウをいくつか教え、現在はリーダーたちが、直属の部下のスタッフたちと対話を行っています。ちなみに私が1人で行っていた時よりも評判がいいようです（それはそれで私としてはちょっと微妙な気持ちですが……）。

やはり女性の仕事上の悩みに対しては同じ職場の先輩女性が相談を受けるのが最適です。
では女医さんなら最適なのかというと、意外とそうでもありません。当院副院長は女性で歯科部門のトップですが、今までにオペレーションに関して歯科部門スタッフとの行き違いが数多くあり、残念ながら離職が多い時期もありました。このように、院長が女性だから絶対大丈夫というわけでもありません。

医師と医療スタッフという職業の違い、経営者と従業員という立場の違いもあるため、男性医師よりは女性医師のほうがまだ良いのかもしれませんが、やはりメンターは同じ従業員である上役の女性スタッフ、特に仕事のできる優秀なスタッフが最適だと思います。

　なお、院長の奥さんが行うのもスタッフとの立ち位置が違うためお勧めできません。その場合、スタッフはなかなか本音を言いにくくなります。

　さらに現在は木村結花氏にもリーダーを含めたスタッフ全員のメンター役を担ってもらっていますので、私はメンターとしての仕事が激減し、その分他の仕事に時間を使うことができ、院長（経営者）として行わなければならない仕事に集中することができるようになりました。

　私が執筆するのはこの本で2冊目となります。「よく本なんか書く暇がありますね」と他のドクターから言われることがありますが、それもスタッフに仕事の一部を委譲したことで空いた時間ができたからこそだと言えます。

　離職を阻み、スタッフを満足させるには15分程度の対話時間ではまだ不十分だと私は思っていました。特に女性は話をしながら価値観を共有し、信頼を高めていく傾向が強いため、もう少しスタッフ同士が会話できる時間が必要では？　と思いました。

　そこでちょうど当院にぴったりな仕組みと思われたのがアメリカ企業の視察で知った「バディ・システム」です。

　「バディ・システム」を行っていたのは、先に述べたKimpton Hotelsです。ホテル業界は医療業界と同様、仕事はきつく、賃金は安い、労働時間が不規則などの理由で離職率が高い業界です。

　しかし、Kimpton Hotelsでは「バディ・システム」を行うことで他のホテル会社より離職率を非常に低く抑えています（もちろん「バディ・システム」の他にメンター制度など様々な取り組みがあります）。

　Kimpton Hotelsの「バディ・システム」とは、同じ仕事をしている別エリアの仲間と2人で1組となって頻繁にコミュニケーションを取るという仕組みのことです。

　この「バディ・システム」は、ダイビングでの「バディ・システム」とよく似ています。ダイビングを行っている方ならご存知だと思いますが、ダイビングの場合、バディは一緒に潜るパートナーのことを指します。仲間とか相棒という意味なのですが、ダイビングでは2人1組を原則としていて、グループで潜ってもそれぞれ2人で1組ずつに分けられます。常に2人が組になって、互いに助け合いながら行動し、事故を防ぐシステムです。

Kimpton Hotelsの「バディ・システム」はお互いが悩み疲れたときなど、バディ（相棒）と話がしたいと思えば、いつでも気軽に2人で会話をし、悩みを共有し、時に不満を言い合ったりして、仕事上のストレス解消にもなるというユニークなシステムです。上司へ会話内容の報告義務はありません。上司は2人が普段どんな会話をしているのか把握していないそうです。

　企業視察で知ったKimpton Hotelsの「バディ・システム」は医療業界でも有効と考え、当院でも応用し、導入してみました。最近、コーチングやメンター制度というのは多くのクリニック（特に規模の大きい歯科）でも行うようになってきていますが、私の知る限り「バディ・システム」はまだみかけません。

　当院ではスタッフ数が奇数の場合は3人で組んでもらうこともありますが、基本2人1組を原則としています。だいたいは入社年度や年齢が違う人同士を組み合わせるようにしています。

　同じ時期の採用で年齢が近いと、すでに普段からつるんでいて、このシステムは必要ないからです。ただ、あまりにも歳が離れすぎていると、なかなかうまくいかないケースもあるので、比較的年齢が近くて（ただし、入社年度は異なる）、なおかつ普段はあまり会話しないような方同士をバディにするようにしています。なるべく中堅以上と新人の2人といった組み合わせになるよう心がけています。

　部門は違うほうが理想ですが、全く接触しない人同士でバディを組んでも逆に会話にならないので、Kimpton Hotelsとは違い、部門は同じでも良しとしています。たとえば歯科部門なら、歯科部門の衛生士と歯科助手で、歳が離れすぎていない2人（ないしは3人）を組み合わせます。ただ、違う部門同士、たとえば耳鼻科部門の看護師と医療事務部門のスタッフの2人で組んでいる場合もありますし、年齢が10歳以上はなれている場合もあります。

　当院においてバディを組む意味は何か？　ということなのですが、「お互いに仕事上の悩みを打ち明ける仲」を作り上げてほしいと考えています。そしてバディを組んだ2人には、月に1回ないしは2カ月に1回程度、クリニックの外のカフェで、2人で仕事上の悩みを打ち明けあったり、さらにそれと関連したお互いのプライベートの話を聞いてもらったりするという仕組みにしています。会話内容に関してはKimpton Hotelsと同様にクリニックへの報告義務はなしとしています。とにかく2人で話し合ってもらうことが大事。楽しく話してもらってもいいし、深刻な話をしてもらってもいい、とにかくお互いに話を聞いてもらう、お互いにしゃべる、ということを時間制限も回数制限も無しで行ってもらっています。

　なお、注意点として、単にクリニックの悪口を言い合うのだけはやめてください、

仕事に対して前向きになるための会話でお願いしますと事前にお願いしてあります（まあ、強制力はないのですが）。

　このシステムの利点として、お互いが胸の内を明かすことで仕事上の不満がまったく出なくなります。人間というのは、他人に話を聞いてもらったり、しゃべるだけでもかなり不満が解消されますので、こういった仕組みをつくることによって、仕事上の不満が無くなり離職も阻むことができると考えています。

　当院では、1組のバディにつき3カ月に1度、3,000円を支給しています。つまり月に1,000円くらいのお金を支給して、3カ月に3,000円は必ず使って話し合いをしてくださいね、というかたちにしています。

　私は彼女たちがどんなこと話しているかは未だにまったく把握していません。まあ、知ってしまうと気が変になるかもしれませんので、知らぬが仏ですが。

　バディ2人に会話方法や会話する場所を自由に任せていますが、領収書だけこちらにきますので、上記のようにその費用はクリニックが支払っています。当然ではありますが、足が出た分はスタッフの自腹です（笑）。

　この「バディ・システム」を導入してもう2年近くなりますが、成果があったのか30名程いるスタッフの中でいまだ離職した方はゼロです。メンター制度（現、ワン・オン・ワン・ミーティング）だけでもずいぶん機能しましたが、この「バディ・システム」に対して私はかなりの手応えを感じています。これから退職する方というのは、基本的には定年退職やスタッフご本人さんの健康や家庭の問題等でどうしても辞めざるをえないといった方以外、よくある労働条件や職場環境、人間関係等による離職は基本的にはもうないだろうと現時点では考えています。

　離職が多いクリニック業界の中、ご多分に漏れず貴院が離職問題に悩まされているのであれば、こういった取り組みをされるとスタッフも満足しますし、院長や人事担当者もスタッフの確保、育成、定着といった悩みからある程度解放され、その分他の重要な仕事に力を注ぐことができると言えます。

　いずれは違うかたちの離職問題が起こり、今後別の対策が必要になることも考えられますが、その時はまた時代や状況に合わせて新たな制度を考えていきたいと思います。クリニック業界だけを見ていると視野が狭くなり、解決策も乏しくなります。私は今まで他業種を参考にしてきました。そしてそれらは経営に大変役立ちました。

　医院経営においては違う業種も積極的に見ることをお勧めいたします。

「専門性の深化と、異分野との接触のバランスを実現しなければならない。」
「異分野との接触という概念は、あらゆる専門家集団の管理に有効だ。」
(「未来への決断」より―――ダイヤモンド社刊)

実践！ Dr. 梅岡の医院経営 pearls

うめじび pearls 梅岡の「人に任せ、業務を預け、チーム医療を実践する」方法

ドクター1人で患者さんを診療するのではなく、チームで診療するという発想。これが可能になれば、患者さん1人にドクターがかける診療時間を短くしても、満足度を下げず（むしろ上げることが可能）に診療が可能になります。

そのためには、普段の日常業務での棚卸が必要になります。

クリニックにおいて、一番単価が高い存在はなんといってもドクター。そのドクターが行う仕事は厳選すべきです。

「この業務は本当に医師しかできないことなのだろうか？ 看護師に任せることもできるのではないか」と、常に意識しておくことが大切です。

日々のカルテ入力、レセプト入力・送付作業、患者さんへの説明について。

何らかの形で汎用化すれば、ドクターの手から離れていく業務もあるのでは？

ドクターはドクターにしかできないこと、経営者にしかできないことに専念する時間を確保することが非常に重要です。

その点を常に意識して日常の行動を洗い出して、再度自問されるのがよいかと思います。

例えば私は、初診の患者さん全員に、一言のメッセージを添えてハガキを送付しています。スタッフに任せることもできるのですが"最初に来られた患者さんへ院長自らが感謝の意を表したい"という気持ちからあえて乱筆をご容赦いただき、私が書いています。

「行動に目的を伴わせる」

私が強く推したい考えです。

定期勉強会とその動画の活用

　当院では月1回の全体ミーティングにおいてパワーポイントでのプレゼンテーションによる定期勉強会を開催しています。ここではスタッフが耳鼻咽喉科疾患について自ら調べて発表する場となっており、学習すること、そして各スタッフにそれを教えることでより高い学習効果を目指しています。

　約5分間のプレゼンテーションと質疑応答があり、その模様を家庭用ビデオカメラにて撮影します。

　新しく入職されるスタッフにはすべて観ていただき、耳鼻科疾患に対する問題意識を高めてより早く習得できる教育体制を整えています。

　同様に私自身も、これから取り入れる治療などを最新トピックを踏まえプレゼンしています。人前で話すことも立派な訓練の1つと考え業務の中に取り組んでいます。

ネットインフラを用いた院内コミュニケーションの活用
－チャットワーク－

　私が大学時代の先輩や同僚開業医と食事やゴルフをすると必然的に仕事が中心の話になります。そこで俎上に上る話はだいたい医院経営にまつわるお話になります。悲しいかな少なくとも私の周りでは医学の話で盛り上がることはあまりありません（先輩方、同級生のみんな、暴露してしまい申し訳ありません）。だいたい学生時代にマネジメントやマーケティングなど露ほども学んでいない医師は開業時に経営ノウハウゼロで始めているといってよいと思います。そんな授業あったとしてもまともに聞いていたとは思えませんが（苦笑）。

　そうした医院運営上ポイントの1つは組織作りに欠かせないスタッフとのコミュニケーションであったり、人間関係であったりが多いのではないでしょうか。

　どんな職場でも離職率が高くなる理由は人間関係の不備からといわれています。

　クリニックは女性が中心で働いている場所。そこでのマネジメントはホント神経が磨り減るコトだと思います。

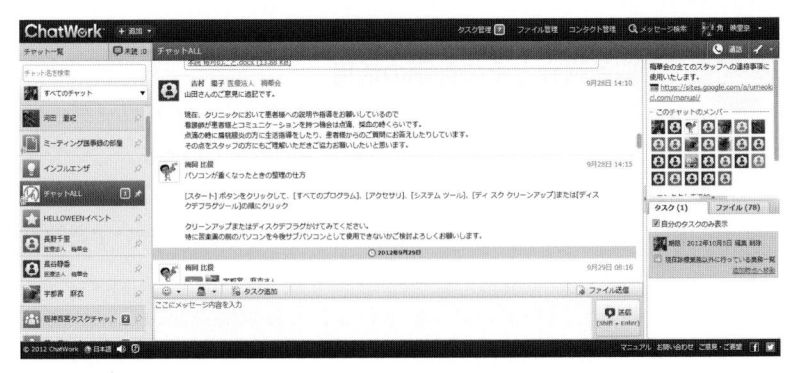

写真L ■チャットワーク

　そんなとき男性院長の身の置き所に困ってしまうこともあるのですが、そうした中で活用をおすすめするのがチャットワークです。
　チャットと聞くとあのチャット？
　と思われるかもしれませんが、ハイそうです、あのチャットを院内スタッフ間のコミュニケーションツールとして活用します。

　チャットとはインターネット上でのコミュニケーションのことで英語では"雑談"という意味だそうです。そうしたチャットルームの部屋を簡単に作成してメンバーを決定することができます。
　チャットはメールに比べて
・相手をいちいち同定しなくても返信可能
・型式ばった対応でなく文字通り雑談スタイル、いわゆる普段着でのやりとりが可能
・タスク管理が秀逸。プロジェクト管理に非常に有効
といった利点があります。
　私のクリニックでは
　今日の一言チャット
　の部屋を設定し、全メンバーを参加者として指定し、とりとめのないような内容をアップしてお互いを知るというところから始めました。何気ないちょっとした発信内容が他の相手との理解度を高めることにつながる良いツールだと思います。
　ある日の一言チャットです。

先日だいすきなUSJに行ってきました

　いまUSJはワンピースと色々とコラボしており、今回わたしはワンピースの中でコックをしているサンジというキャラのレストランへ行ってきました。

　サンジプロデュースのレストランですが、私が行った時間はブルックという音楽家のライブでした。

　USJのワンピースコラボは完成度が高く、ファンとしてはもう最高に楽しい場所です。

　9月には現在CMで流れているショーにも特等席で見に行く予定です。
　そんなUSJでかわいい子供たちを見つけました。
　撮影OKだったんで載せますねー♪＾＾
　みんななりきってて可愛かったです。
　昨日、映画館のレディースデーだったので独り映画しました。
　「テルマエ・ロマエ」結構笑えました。
　コミックを読んでいたので、どんなふうに映画化されるのか楽しみにしてました。

　中学生の娘は学校から歴史の勉強になるから観てきたら～と言われGWに観に行ってました。

　古代ローマに興味がありましたらご覧ください（番宣ではありませんが）。

　こうしたチャットがでるとAさんはUSJ好きなんだな。私はディズニーの方が好きだけどワンピースは私も好きだから今度どのキャラクターが好きか聞いてみよう、とか話が進展することもあると思います。

　業務と関係のないところからも人間関係の醸成を期し、またより楽しい職場環境が提供できる一助になるのではないでしょうか。

　最初は無料から始められますので試しに使用されてみてもいいと思います。ただしもちろんチャットですので相手がいないとできませんが……
　まずはご夫婦で始めてみるのも面白いかと思います。
　前述のようにいろんな意味で日頃言えないことが言いあえますが、後は自己責任にてのご使用をお願いいたします（笑）。

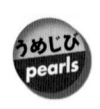

忘年会で"想い"を伝える意義

　当院では院内での歓送迎会のほか年に1度、スタッフを慰労する気持ちで感謝祭（俗にいう忘年会）を実施しています。

　せっかく多数お集まりいただくわけですから、そこでクリニックとしての次年度の目標を公示するとともにスタッフそれぞれの長所を開示する表彰式を行っています。

　私のクリニックの基本方針は短所を補うことではなく長所を伸ばすことを旨としています。長所は自分の好きなことであることが多く、そしてたくさんの成功体験を得たもの。より一層利点を伸ばす方が本人にとっても楽しいと思いますし、皆が気づくことで、ある分野におけるリーダー的なポジションとなってもらい、スタッフ間で教え合うことができると考えています。

　例えば、子供と接することが非常に上手なAさんからは、その応対を見て学べばよいわけですし、会計のお金の受け渡しなどの所作が優れている方に関しても同じようなことが言えます。

　院内にメンター（良き指導者）をたくさん作ってしまえばよいわけです。

　メンターに関しては分野分野で異なっても構いませんので、互いが教え合う院内教育システムとして機能してくれればと考えています。

　皆の前での表彰というハレの舞台ですし、もらうスタッフにとっても成功体験になり、思い出に残る大きな喜びになると思っています。

　そして毎年ホスピタリティーの高い企業に勤務されている方から勤務先のクレド体験を直接お話しいただくことで、接遇における競合相手（？）から学びを多く得ることができればと思っています。

　またこの感謝祭には当院に関わる多くの業者さんのご賛同をいただき、クリニックに関わる全ての皆様に感謝の気持ちを伝えていく場にもなっています。

　家族同様、真剣に一生のお付き合いをしたいと思って採用している大好きな人たちなので、その想いが伝わればそれが伝染していくと思っています。

2-7 患者さんの投票で決まる1番人気の従業員！クリニック版AKB総選挙

～ホーソン効果の実施～

ホーソン効果（Hawthorne Effect）とは？

　働きぶりを注目されていると作業員のパフォーマンスが上昇する現象のこと。1924～1933年にかけて、シカゴ郊外のHawthorneにあるウエスタン・エレクトリック社の工場で行われた作業速度計測実験で発見されたことが名前の由来。
（参考文献「ホーソン実験の研究」大橋昭一、竹林浩志著───同文舘出版）

　当院では以前からスタッフ同士で投票を行ってもらい、年に1度3月に「MVP」を決定し、表彰を行っていました。これはスタッフのモチベーションを高めるのに有効なイベントです。「MVP」以外にも仕事大賞や接遇大賞、笑顔大賞など様々な賞があり、結局すべてのスタッフに何らかの賞が与えられます。ただ「MVP」がクリニック最高の栄誉となり、最も価値ある賞なので、投票で選ばれたスタッフはクリニックから賞金と賞状が授与されます。なお、当院は耳鼻咽喉科部門と歯科部門があるため、それぞれ各1名ずつ「MVP」を選んでいました。
　この取り組みは医科系クリニックの世界ではまだまだ異端ではありますが、歯科の世界ではスタッフの離職を防ぐ目的で楽しい働き場所を具現化するためによく行われています。
　クリニックを活性化させるために大変良い取り組みと思いますが、欠点もあります。3年ほど行うとMVPなど各賞に選ばれるスタッフが毎年同じ方になってしまいがちです。離職率が高く、スタッフの入れ替わりが激しいクリニックであれば、対象者も毎年くるくる変わり、何も問題ないのかもしれませんが、当院ではその頃はすでに定着率が高くなってきていたので、投票者が毎年ほぼ同じのメンバーのため、それぞれの賞に選ばれるスタッフは毎年同じ顔ぶれです。毎年同じ方が「MVP」では「MVP

は結局また〇〇さん」と投票を行うスタッフたちのモチベーションが下がりますし、イベント自体もマンネリ化します。

　これではいけないと思った私は、どうすればこの取り組みを再活性化させることができるかを考えました。そこで思いついたことが、ドラッカーの「企業とは何か」で少し触れられていた「ホーソン実験」を参考にすることです。

　「ホーソン実験」とはシカゴにあるウエスタン・エレクトリック社のホーソン工場にてハーバード大学のレスリスバーガー、メイヨーらが行った実験で、当初、作業場の明るさに注目し、照度を変えることがどの程度作業効率に影響を与えるかを実験しました。しかし、作業場の照度を下げても作業の効率は下がるどころか、上がっていくという「矛盾」が生じてしまいます。実験チームはその後、報酬や休憩時間など他のインセンティブ要因も定期的に変えてみますが、どんな実験を行っても生産高は上昇してしまいます。結局その不可思議な現象の原因は、大学の実験チームや工場の幹部、同僚の注目を集める中でこの実験を行ったことが、作業員にとって「自分たちは偉大な実験に参加している」とやる気をもたせることとなり、結果として生産率を上げることになったと結論づけられました。この研究の成果は後の人間関係論につながります。

　この「ホーソン実験」で発見された結果が「ホーソン効果」と呼ばれています。

　このように「ホーソン効果」とは、人は一般に注目されることを好み、特別な扱いを受けるとさらに効果を上げようとする傾向が出る心理状態のことです。

　当院はこの「ホーソン効果」を逆手に取った取り組みを行うことにしました。それが見出しにある「クリニック版AKB総選挙」です。正式名称は「柊アンバサダー選挙」です。

　スターバックスコーヒージャパンが年に一度、コーヒーの抽出や接客を行う「バリスタ」の日本一を決めるために行っている「アンバサダーカップ」をリスペクトしてこの名称をつけました。

　取り組み方法はきわめて簡単です。まず、各スタッフの上半身の写真を撮ります。カメラはデジカメでも良いのですが、手作り感を出すためにあえてポラロイドカメラの「チェキ」（富士フイルム社製）を使用しています（あまり知られていませんが実は「チェキ」は女子学生や20代前半の女性の間では最近ふたたびブームなのです。とくに韓国や中国では大変な人気です）。

　撮った写真にスタッフの名前を書くだけでなく、さらに女子高校生のように写真記入用の専用ペンを使用して、その写真に装飾（ハート等を軽く落書き）をします。こ

2-7 患者さんの投票で決まる1番人気の従業員！ クリニック版AKB総選挙 ～ホーソン効果の実施～

れも手作り感と遊び心の演出です。それをポスターに貼って、「接客などで感じが良かったスタッフを評価するために投票をお願いします！」とコメントを書いて、投票箱をその下に設置します。投票用紙もペンと共に投票箱の横に用意します。

ただ、これだけではコアな常連患者さん以外には投票が少ないと思い、投票していただいた患者さんの中から抽選で10名程「インフルエンザ予防接種割引券」や「販売用歯科グッズ」をプレゼントすることにしました（写真⑳）。

さてこのユニークで変な取り組みの結果はどうだったと思いますか？

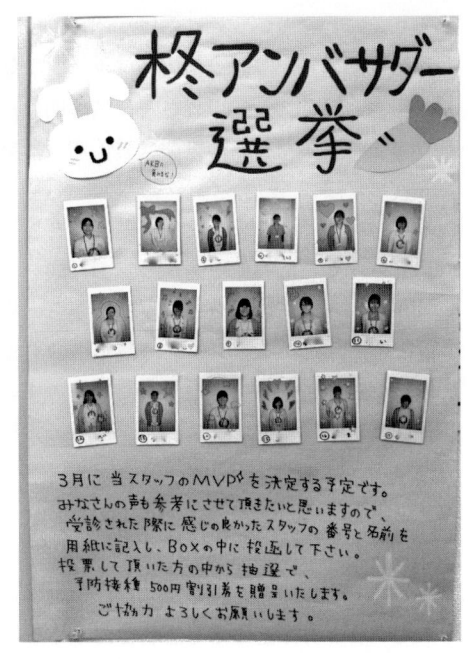

写真⑳ ■「柊アンバサダー選挙」ポスター

実は大成功でした！

私はこの方法を考えたとき、まだどこのクリニックでも行っていない変な取り組みでノウハウが全く無いため、「患者さんにひんしゅくでは？」「スタッフ、特にベテランに相当嫌がられるのでは？」「ひょっとすると、再び従業員崩壊（拙著『ぼくが一番電子カルテをうまく使えるんだ！』参照）になるのでは？」と実行に移すことを少々迷いましたが、「その時はその時。まあ、いいや」と結局実行に移しました。

投票は予想よりもずいぶん多く、軽く100票を超えました。

スタッフたちは自分が患者さんからどう思われているのか大変気になるようで、数名が毎日投票箱をのぞいて一喜一憂していました。

なぜか投票が始まった頃から、いつもよりメイクがしっかりしたり、普段メガネだったのに急にコンタクトに変わったスタッフもいました（笑）。

投票された用紙の中には子供が書いたためか、判別不能な文字のものもいくつかありました。時々「まゆゆ」など本当のAKBのメンバー名が書いてあり、私とスタッフ一同でひっくり返ることもありました。

239

私の予想通りクリニック内に「ホーソン効果」が出て、投票期間中スタッフたちは生き生きと輝きだし、患者さんに積極的に声がけをし、きめ細かい対応が出るようになりました。また、この投票は繁忙期（耳鼻咽喉科にとっての繁忙期は花粉症の患者さんが多い2〜4月）に行うため、ついついスタッフが多忙で接遇等がおろそかになることを防ぐという副次的な効果もあります。

患者さんからの投票とスタッフの投票を合わせた結果で「MVP」を決めていますが、実は患者さんからの支持はスタッフからの支持よりもモチベーションが高くなります。1番に選ばれたあるスタッフは嬉しさのあまり泣いていました。スタッフだけの投票の時には見ることができなかった光景です。

他のスタッフたちも「スタッフからの投票よりも患者さんからの投票が多いことの方がはるかに嬉しい」と言っています。

投票の結果は意外にも、スタッフ間の投票では「MVP」に選ばれそうになかったスタッフでも患者さん投票では上位に食い込むことがあり、院長やスタッフから支持されるスタッフが必ずしも患者さんから支持されているわけではないとわかり、見る目がなかったと私自身ずいぶん反省させられました。

患者さんから支持される、人気があるということは大変すばらしいことです。ドラッカー曰く「顧客の欲求を満たし、満足させている」スタッフとも言えます。患者さんに支持されているスタッフをクリニックは大事にしなければなりません。

この「柊アンバサダー選挙」実施以降、患者さんから支持が高いスタッフの評価を高めることとしました。この取り組みを行わなければどのスタッフが患者さんに大きく貢献しているのか？　という定量的指標がわかりませんでした。

現在、当院ではこの患者さんからの投票で上位になることを、リーダー等への昇格のときの重要な項目の1つに付け加えています。

> 「人を見分ける力に自信のある人ほど、間違った人事を行う。人を見分けるなどは限りある身の人間に与えられた力ではない。」
> （「非営利組織の経営」より———ダイヤモンド社刊）

まだこのような取り組みを行っていないクリニックのみならず、スタッフ投票の「MVP」選出を毎年行っていて、ほぼ惰性となっているクリニックにもこのちょっと風変わりな取り組みを行うことをお勧めします。

ただ、年配のスタッフが多いクリニックはスタッフから反発が多いかもしれません。

その時は無理に行わず、波風立てない方が無難です（笑）。
スタッフの賛同が得られぬ場合は、機会を見てから行いましょう。

当院は開業当初から他のクリニックにはないちょっと変わった取り組みを行う文化があるので、すでにスタッフたちはなれています。またそういったユニークな取り組みを楽しむスタッフが入職してきますので、「柊アンバサダー選挙」実施を反対するスタッフはいませんでした。

「新しい試みというものはむずかしいものであってはならない。いろいろセンセーショナルに騒ぎ立てるがすぐ忘れ去られるようなものであってはならない。もちろん新しいことを避けよというのではなく新しい試みには抵抗がつきものだということを知った上 十分バランスを考慮しながら育成していくことが大切なのである。」
（「ドラッカー経営哲学」より―――日本事務能率協会刊）

実践！ Dr. 梅岡の医院経営 pearls

梅岡の取り組み「毎月の給与明細書と一緒に一言」

私は給与の振込用紙とともに、毎月簡単な一言メッセージを添えて手渡ししています。

筆まめではない私ですが、手紙を書くという行為によってスタッフの変化や仕事ぶりなどに気付くことができ、成長したところを認め、感謝する気持ちが生まれます。スタッフも院長に見てもらえていると感じることでお互いの絆を強めることにつながります。

オープンブックマネジメント

当院では前年同月とのレセプト枚数の比較、新患患者数、口コミ来院比率を掲示しています。特に新患患者数はクリニックにとっては重要で、基本となる上積みがあるとないとではクリニックの成長スピードが大きく変わります。スタッフ全員にそれらの経営データを共有してもらい、次なるビジョンへの理解を深めてもらうことが自立型スタッフ育成への近道になります。月のレセプト枚数は単純に患者さんの数ということになりますので、大きな指標の1つとなるかと思います。

ちなみに月のレセプト枚数は半期ごとの賞与にも連動するようにして、業績に応じた人事評価を構築し、頑張ったスタッフにはしっかり評価するシステムにしています。

接遇の重要性

医療機関はサービスという面では洗練されておらず、満足度は高くありません。

そもそも慣習的に、患者さんの医療機関への事前期待値もまた高くありません。期待が高くないので受付のレベルもそこそこで問題なく、そのため特に対策を施さないでここまで来た感がありますが、いつまでも放っておいてはいけません。今や歯科において接遇は最重要課題とされ、日々トレーニングを行い、マニュアルを策定して研鑽されていると聞きます。長い眼で見ると消費者である患者さんはより高いサービスを求めることは必定だと考えます。

梅岡耳鼻咽喉科クリニックでは開院時、看護師を除いて医療経験者が皆無の状態でした。受付でのスタッフ対応から、保険証の取り扱い、レセプトの説明、電子カルテ導入などやることは山ほどありました。

その後患者数は順調に推移して運営が軌道にのってきて、1つの課題として見えてきたのが患者さんへの対応でした。

患者さんは医師の技量がわかりません。

また医師の診察室の説明内容は自宅に帰宅すると3割くらいのことしか覚えていないというデータも聞いたことがあります。むべなるかな。

我々サービス業としては患者さんの肉体を治療するとともに心を癒す必要があり両者は分離できるものではありません。我々の技量で肉体を治療する方向に導くことができても、その場での医師やクリニックスタッフの対応が悪ければ治療効果にも影響しかねません。

ましてや体調が悪いときこそ相手の言動が気になるもの。そうしたときの誠意ある対応こそが医療人として必要な"ビジネスマナー"ではないでしょうか。

よりよい接遇とはなにか？
顧客（患者さん）はなにを求めているのか？

何度も反芻してしっかりと原点を見つめて、おざなりな接遇にならないよう、常に外部講習の機会をとらえてスタッフとともに参加することが必要です。

　地域の保険医協会で定期的に接遇講座が開かれていたり、製薬メーカーが専属の接遇講師を養成されていたりするので、検討対象としてお考えいただければと思います。

　相手の一生懸命の姿には誰もが反応してその一途な姿に答えたくなります。逆に適当な対応では患者さんも同じような対応をするということです。心理学でいう「返報性の法則」は人間の心理的機微にふれた法則ですので、常にスタッフも笑顔、患者さんも笑顔でありつづける win-win のクリニックであり続けてください。

　ただ、導入時には新しいことに反発するスタッフがいることも考え、
　なぜ接遇を強化するのか？（患者さんとの win-win の関係を構築する）
　どのようにして行うのか？（経験者からの知恵をいただく）
　実際何をするのか？（マニュアル）
　こういったことを事前にしっかりとスタッフに説明する必要があります。ここを飛ばしてしまうと無用な軋轢を生む可能性もありますのでご留意ください。

　毎日毎日、朝から晩まで接遇の手をぬかない。当たりまえのように見えて、"想い" を持っていないとなかなか持続できないと思いますし、そうした感情を常に忘れないよう、時には指導を受ける、あるいはスタッフ同士からの提案によってコツコツ積み上げていくものが接遇だと思います。

　接遇の原点は相手を思いやる気持ちですので、接遇を学ぶことによって職場だけではなく、家族や仲間に対する意識も変わっていきます。

　仕事を通して家庭に笑顔があふれる。仕事を通して友達と仲良くしていける。

　そんな垣根を越えたクリニックであり続けたいと思っています。

うめじび pearls 毎月の強化月間項目を1点だけ注意する

　梅岡耳鼻咽喉科クリニックでは毎月1つ注意すべきテーマを決めてその課題を実践しています。たとえば先日のテーマは、
　目を見て話す、保険証は両手でお預かりする・お返しする
　としました。

日々の診療においては、多種多様な問題が毎日明らかになります。古くからの懸念材料が炙り出されてくるケースもあれば、予想だにしなかったトラブルまで……。

勤務医時代には経験しえなかった問題に毎日対処していくのも、開業医の醍醐味です。

1つ1つの壁を乗り越えていく。

目の前に現れた課題は乗り越えることができるから目の前に現れてくる。

高ければ高い壁の方が　登った時気持ちいいもんな（Mr.Children「終わりなき旅」より）

日々の実践の中で、疲れたり、面倒くさくなったりすることがあるやもしれません。ただ、この試練を乗り越えずしてなにを得ることができるのか。

こうした細々とした改善の積み重ねがステップアップへの道です。

新しい治療範囲を広げる

梅岡耳鼻咽喉科クリニックでは耳鼻咽喉科疾患の専門性を損なわず、かつ患者さんに様々な治療内容を提供していきたい、また価値を深めることにはどんどん挑戦していきたい。

と考えています。

開業以来特に熱心に取り組んできたものの1つに漢方治療があります。

私の学生時代は授業で体系的に学ぶ機会がなかったのですが、最近ではほとんどの医学部で単位として認められてきているほど、医学的根拠に基づいた授業が行われているようです。遅ればせながら私も、製薬メーカーさんのお誘いを受けて漢方勉強会に参加するようになりました。

腹診、脈診、舌診のお話なども出てきて、最初は私もとまどったものですが、【習うより慣れろ】いろいろ試行錯誤していくうちに身についていくものです。運動をされていた方にはおわかりかと思いますが成長曲線は時間と成果が比例するわけではなく、我慢に我慢を重ねてしっかり練習して、急に伸びるということはよくあることです。最初にめげてしまわなければ、いつかは伸びる！　と自分を信頼してしまいましょう。

漢方医学は人体の組織の一部分を治療ターゲットと考えるのではなく、

病をおこしている身体全体にアプローチする学問であり、西洋医学とは全く異なります。治療方法の多様化に貢献してくれますし、西洋医学の限界から解放されることもしばしばあります（しょっちゅうではありませんが）。

いずれにせよ、患者さんにあらゆる手段でもって、なんとかお役に立ちたいという気持ちが今の私を駆り立てている状況となっています。

また現在の治療アプローチに呪縛されているモノの考え方に一石を投じることで、固くなってきたアタマを柔らかい発想にしてくれるのではないかと考えています。今日ではエキス製剤ほぼすべてが保険適応となっており、少しずつ臨床の場面での使用を検討されてはいかがでしょうか。

また、当院では禁煙外来を始めました。耳鼻咽喉科領域では喫煙の有無がそのまま罹患率に直結し（喉頭がんなど）、私自身も副流煙を好みませんので、ある種使命感をもって禁煙外来に取り組みはじめました。

スタッフにとっても常に同じことよりも、臨床経験がステップアップするよい機会ととらえ、共に勉強する時間を作り、マニュアルの策定など行っています。

うめじび pearls 講演の受諾

私は年に10回ほどの講演依頼を受けています。

当初は製薬メーカーさんから、薬の処方例の実際を、お話しさせていただく依頼をいただきました。最初にお話しをいただいたときは、正直「面倒くさいなあ」というのが本音でした。実際日々の診療業務の合間にスライドを準備したりすると、とても実際の労力に見合わないというのが当時の私の考えでした。

しかし、実際に講演をさせていただいて
・自分を振り返り、今までの知識が整理できる
・人前で話すことの経験値を蓄積し、なにを伝えたいのかの意識がつく
・これからどうしたいのかをゆっくり考えて次の目標設定を見据えることができる
・パワーポイントのスキルが向上して、プレゼン準備の時短を計れる

ということを感じました。それらを考慮するとその効果は計り知れないものになると考えられます。ですので、時間のある限り、講演の機会をいただければ引き受けていこうと決意しました。ただ、同じ内容を惰性で講

演するのは避けたいので、常に新しいネタやデザインを意識しながら、自分自身を少しでも高みに持っていけるよう心がけています。

人前でプレゼンすることのすすめ

これからますます情報量が氾濫してくるであろうこの時代、自分自身の思いを伝える場を持つことの重要性はこれまで以上に問われてくるかと思います。

自分は何者であるのか

何を目指しているのか

他者に対してどういうことをして欲しいと考えているのか

他者にとってどういった価値を提供できる存在なのか

何を伝えることで相手の反応を自分の求める方向に意識することができるのか

モノがあふれている時代、待ちの姿勢で仕事が得られるという時代ではなくなってきたように思います。自分を表現する場は、自院のクリニックにおけるミーティングであったり、医師会等での会合などが考えられますが、その時により短時間で効果的に伝えるため、パワーポイントやキーノートといったプレゼンテーションソフトの活用に習熟していることが重要といえます。

自分のこれまでの行ってきたことの棚卸としても、プレゼン意識をつけて挑戦してみるとより自分の軌跡と、これから行っていきたいことが鮮明に見えてくるかもしれません。

私に関して言いますと、製薬メーカーさんからの依頼講演や、難聴に関する講演会で、病気の解説を打診されたら快諾させていただいています。かくいう私も当初は人前で話すのが大の苦手でして、現在も決してほめられたものではありません。しかし講演前の適度な緊張感が私を奮い立たせ、せっかくお集まりいただいている皆様に有益な講演だったと心底感じていただけるよう日々工夫する姿勢がうまれてきたことは大いなる二次的効果です。

テクニカルな部分についてはいろいろ良書があると思いますが、イメージがうまく湧かないとき、そんなケースこそモデリングが一番だと思っています。そういう意味でも元アップルCEOのスティーブ・ジョブズ氏の

プレゼンは洗練され、よりイメージに喚起するようにシンプライズされていて参考になると思います。
　私もこの本を読んで、プレゼン資料に文章をやたらめったら入れなくなりましたし、以前よりも少しはデザインを意識するようになりました。
推薦図書
　スティーブジョブズ　驚異のプレゼン（カーマイン・ガロ）
　ビジネスはデザインだ（神田　昌典著）

うめじびpearls 定期アンケート実施によるフィードバック活用

　当院においては開業当初より様々な手段でのアンケートを実施してきました。
　自前でアンケート用紙を作成し、投書箱に入れていただく方法。
　第三者機関に依頼してネットで書き込みをしていただく方法。
　同じく卸業者さんの子会社で主宰しているアンケート管理会社にお願いしてレポートを頂く方法。
　いろいろ試してみました。そこで私がたどりついたおすすめのアンケート取得方法を紹介します。

写真M ■ アンケート

定点観測ができること

すなわち毎年定期的に同じ内容のアンケートを作成して、いただいた評価をきっちり前年度と比較できることで、スタッフの意識も高まっていくのではないでしょうか。

様々な年代からアンケート結果をいただくためにはデジタルではなく紙媒体

以前にネットでのアンケート集計を実施したこともあるのですが、投稿者は40代くらいまでの方が圧倒的多数でした。ご年配の方の声を聞けないというのは正確な母集団が形成されず結果に歪みが生じます。

集計した結果を数値化し、結果をスタッフに見せる

アンケート結果に様々なご意見があるのはよいのですが、すこし見比べるのが難しいことも考えられます。

そこで、例えば5段階評価として出た結果を数値化すると、前年度との比較が容易になります。

同じ質問をしていけばよいので、最初が肝心。最初に聞きたい質問項目をしっかりと煮詰めて、準備期間を踏んでから開始するのがよいでしょう。

当院においては、ご指摘いただいた点を真摯に受け止め、改善できるところは行い、ハード面の問題など、現在においては難しい問題にも応えるべく、院内動画にて放映しています。

また患者さんからの激励の声はネブライザーコーナーに設置させていただきます。患者さんおよびスタッフが日々目を通すことでポジティブフィードバックを得て活力の源となることを期待しています。

アンケート集計は

我々の気づかない問題点を指摘してくれ、しかも患者さんからのご意見なので導入しやすい（院長からの一方通行の指示ではない）

お褒めのお言葉自体も我々の行ってきたことを評価してもらえるためエネルギー源となる

といったように一石二鳥の効果があり、定期的な実施をおすすめいたします。

頻度は年に1回がよいのではないでしょうか。あまり頻回だと回収率が低下します。

うめじび pearls | **モニター会の実施**

お菓子の試行品はモニターに評価してもらい、その結果を商品に反映し

ていると聞いたことがあります。

　過日ふと女子高生のモニターからメイクに関する意見を募っているテレビ番組を見ていました。良いものは"カミッテル（神がかって素晴らしい）"と素直にほめてくれるし、逆に受け止められないものははっきり"ダメぽよ（様々な言葉に「ぽよ」をつけるのが流行中）"と忌憚のない意見を言ってくれていました。

　同じように当院では頻回にお越しいただいている患者さんに座談形式でお話しいただき、従来のアンケートより突っ込んだ意見を頂いています。

　当院では過去2回のモニター会を開催してきましたが、違ったアプローチからの意見収集は、クリニック活性化の一手段として非常に有用だと思いました。

　開催にあたっての注意点は

　全員に意見が交換できるよう、取りまとめ役の司会を置く（司会はスタッフ受付にお願するパターンと、第三者機関に完全委託する方法があります）

　聞きたいポイントを事前にまとめておく

　ともすれば1人の意見に他者が流されて同調する雰囲気になることがあり、できれば多様な意見が出るようフランクな関係を構築する（結構難しいですが）

　人数は、全員が意見交換できるくらいがよいので、10人までとする

　普段からよくクリニックに通院している患者さん（およびその家族）を選別する

　といったとこでしょうか。

　母集団の抽出が偏っている場合、偏った意見が噴出する可能性があります。たとえば、モニター会を実施したのが平日の昼で、小さなお子さんを持った主婦ばかりが集まった場合、「キッズルームのスペースを大きくしてほしい」「子供の待ち時間をリラックスしてもらうために、おもちゃをいろいろ準備してもらいたい」などといったご意見があるかもしれません。

　もちろんこうした意見も尊重すべきですが、他のご年齢層の方にとってはキッズスペースよりも待合室を拡充してほしいと思っているかもしれませんし、子供のおもちゃの増加は新たな騒音の発信源となり、勘弁してほしいと思われるかもしれません。

　モニター会はより尖ったご意見を頂けるよい機会なのですが、決して全

員のご意見を伺っているわけではない点、ご留意いただければ活用方法はあるかと思います。

🔵 うめじび pearls 患者さんにお伝えしたいことは優先順位をつけて考える

　クリニックにおける待ち時間。特に繁忙期は患者さんにとっても、受付スタッフにとってもストレスになりうる厄介な問題です。院内に雑誌や写真集といったアメニティを充実させるのももちろん重要ですが、待ち時間にお伝えしたいことを説明するツールも有効です。そうした空間である"第一級"の場所になにをお見せしてなにを伝えたいのか、徹底的に考える必要があります。

　医院の理念・治療方針
　病気に対する理解
　診療時間
　ドクター・スタッフの顔ぶれ
　院長の出身大学・趣味

　いろいろあると思いますが、先生方が一番伝えたいものをクリニックの一等地に設置することで、それを詳しく説明することが可能となります。
　例えば、耳鼻咽喉科領域における花粉症のレーザー治療は保険適応となりかれこれ十数年経過していますが、いまだご存じない患者さんが大半です。その点を強調したいとき、院内にレーザー治療に関するパンフレットを設置するとか、あるいはスライドで院内動画として、レーザー治療に関する手術時間、予約方法、留意点など情報提供するという手もあります。
　クリニックによって伝えたいことも違えば、患者さんがしっかりと見てくれる場所も違うでしょう（もっとも見てくれない方は全然見れくれませんが……）。
　まずは
・患者さんにもっとも伝えたいことはなにか
・どこでじっくり患者さんが見てくれるだろうか
　上記2点を精査・吟味されてみてはいかがでしょうか。
　目的を設定したうえで、自身でなにを説明することが効果的なのかを考えてみられるとよいかと思います。

読書習慣を手に入れるために

　私にとって非常に大切な財産の1つに読書習慣があります。

　幼稚園のころから、マンガ以外の本であれば領収書を母親に見せれば、無条件で買いたい放題買えたのです。

　私は世界の偉人の本や、科学の本を特に好んで読んでいましたが、それこそたくさんの本を読むことで様々な知識を吸収し、経験しがたいことも本の中で疑似体験として得ることができました。

　そのこと自体がどの家庭でも一般的であると信じて疑わず、高校生くらいまでの読書量は相当なものであったと思います。

　古くは赤川次郎の三毛猫シリーズ、西村京太郎の鉄道ミステリー、司馬遼太郎や吉川英司の歴史小説などたくさん読んだおかげで、今でも習慣が根付いています。

　そしてその経験は大学生・社会人になっても継続されました。医大卒業後の収入は手取りで月17万円前後でしたが、医学書を含めても収入の2割くらいまでは自己投資と割り切っても全く支障がないくらいに感じています。

　読書は1冊数百〜数千円くらいの投資で、著者が多大なる時間をかけて準備した膨大な資料を読み込むことができる格安の勉強法です。

　読書をする経験は、これから経営を学んでいかれる先生方にとっては必須のスキルではないかと考えています。

　多忙な開業の合間を縫って読書ペースを上げていけるかが1つの鍵になるかと思います。

　私は勝間和代さんのおすすめするフォトリーディングセミナーを受講し、読書スピードを5倍近く速めることができました。一時より失速したものの月に最低10冊は読めると思います。

　そしてその読書への想いは我々スタッフにもわかちあうべき大切な習慣だと思っています。

　スタッフの中には読書習慣が全くないという方もいます。そうしたスタッフにも簡単なものから勧めてみてはいかがでしょうか（以前に「7つの習慣」にいたく感激した私は10冊をクリニック内に置いて、みんなに読むようお伝えしましたが、なかなか浸透せず……初めのハードルを高くしてはいけませんね）。

　当院では2011年サッカー女子ワールドカップキャプテンの沢穂希さんの自叙伝からスタートして、3カ月に1冊の読書および400字の感想文

を義務付けています．ご参考にしていただきますと幸いです．

フォトリーディング（ALMACREATIONS）
　http://www.almacreations.jp/seminar/pr/index.html

常勤ミーティング・他院見学・患者アンケート

　ミーティングには私は苦い記憶しかありません．今まで出席したミーティングは自分自身本当につまらなく感じました．これは多分に私の能力のなさからくるものでしたが，経営者になって180°考えかたが変わりました．

　今ではミーティングが大好きです（笑）．

　どうして変わったのかなって思うと，自分で発言できるようになったからです．

　自分の言いたいことが言える（言えない院長先生はトホホ…ですが）立場であれば，積極的に会に参加できるようになります．

　また他院見学・他社見学を通じ業界の常識を超えたイノベイティブな力の発揮を期待し，それをクリニック内に導入しています．

　思えば"学ぶ"は"真似る"を語源とするとはよく言ったものでして，我々も開業当初は先輩ドクターのクリニックにお邪魔したものです．しかし，しばらくしてある程度軌道に乗ると変な自信がついてしまうのか，他から学ぶという行動を忘れてしまうことが多いのではないでしょうか．かくいう私がそうで，開業1年後，ある程度めどがたつと医院経営のすべてがわかったような顔をして飲み歩いていたりしました（反省）．実際のところ，隣に同じようなクリニックができたとしたら，患者さんはそれでも当院に足を運んでくれるでしょうか？　患者さんにもわかる強み，差別化はあるでしょうか．

　自院が持つ独特の強みをマーケティングにおいてはUSP（Unique Selling Proposition）といいますが，自分では結構気づいていなかったりします．

　私のクリニックに関しては，「医師が患者の目をみて話す」

　ということがひとつのUSPでした．これは当たりまえのようでなかなかできていないことだったんですね．これを知る良いツールの1つは患

者アンケートです。アンケートでは自分でも気づかないポイントを患者さんから指摘され、気づくことができます。

アンケートではその他多くの励ましをいただくことができますし、逆におしかりのお言葉からも次への課題が見つけることができ、どんなことが書いてあったとしてもクリニックにとっては有益な、まるで捨てるところのない鯨みたいなものです。なんでも活用して院内の活性化を期待したいですね。

うめじび pearls　関わった全ての人に感謝の気持ち

我々院長は様々なサポートを受けながら日常業務をこなしています。受付でのご挨拶、保険証をお預かりしカルテ作成を行う。問診票の記入をお願いし、登録する。順番予約の交通整理を行い、順番が来たら患者さんを診察室まで誘導する。

診察室では大暴れ（？）するお子さんを押さえつけ、その間にもバックヤードでは次から次に発生する洗い物の滅菌洗浄を行う、または各種検査を行ってもらう。

このようにチームとしてクリニックが組織的に行動することで真に効率よく診察ができます。が、果たして我々はそうしたスタッフに対して日頃より感謝の念を持ち合わせているでしょうか？

また出入りの業者さん、たくさんの薬を卸していただく方、メーカーのMRさん、営業に来られるたくさんの方々……私も決して暇ではありませんのですべての人にきっちりお会いできるわけではありませんが、お会いするときには誠意を持って接し、日々のクリニック運営に感謝の気持ちを持っています。

また当院を選択して来院される患者さんに対してもそうです。すでに開業された先生方はご記憶があろうかと思いますが、開業初日初めて来られた患者さんへの、言いようのない感謝の気持ちを思い起こしてください。

私のクリニックを選んでくれてありがとう！

そう心の底から感じました。

うめじび pearls　最後に「初心忘るべからず」

何ごとも慣れてしまうと当たりまえに感じてしまいます。

現在の日本が平和であるのも先人たちの大変なご苦労があってこの礎が築かれています。
　何事にも感謝し、接する人をハッピーにしてあげようとするその精神こそ、周りから支持を受け、より多くの信頼を得られ、たくさんの経験ができる人物になる秘訣かと思っています。
　そして普段の仕事をサポートしてくれるわが家族。個人も、家族も、組織もすべて密接につながっており、連携していますので、それぞれの成功はみんなに関係していることを実感しています。

2-8 DRUCKER'S METHOD IN MANAGING A GREAT CLINIC

最後に〜常にクリニックの進化を続けましょう

〜あなたは何をもって憶えられたいか？〜

> 「私が13歳のとき、宗教のすばらしい先生がいた。教室の中を歩きながら、『何によって憶えられたいかね』と聞いた。誰も答えられなかった。先生は笑いながらこういった。『今答えられるとは思わない。でも、50歳になっても答えられなければ、人生を無駄にしたことになるよ』（略）今日でも私は、この『何によって憶えられたいか』を自らに問い続けている。これは自らの成長を促す問いである。」
> （「プロフェッショナルの条件」より———ダイヤモンド社刊）

皆さんは何をもって人々に憶えられたいと思っていますか？

ドラッカーは「人をすばらしい人に変えること」がこの問いへの大事な答えと述べています。

我が師であるドラッカー塾の国永秀男先生は「ドラッカーの教えを人々に伝え、経営者が経営する社会を創ることに貢献した人として憶えられたい」と言われていました。

以前私は「柊みみはなのどクリニックを地域一番のグレートクリニックにして、そのことで人々に憶えられたい」と思っていました。

でも、今は違います。

今、私は、私のクリニックのスタッフの中から1人でも木村結花氏のような、たとえ他のクリニックに移っても、そのクリニックやそこに通院する患者さんに貢献することでき、また後進のスタッフを指導できるような人物になって欲しい。究極的には、様々な施設から招聘され、講演を行い、経営に関する執筆を依頼されるようなグレートな医療人を育て上げることで憶えられたいと思っています。

それが実現できてこそ、真の「グレートクリニック」の実現だと思うようになりま

した。

　なぜなら以前抱いていた、「柊みみはなのどクリニックを地域一番のグレートクリニックにして、そのことで人々に憶えられたい」などという目標は「人をすばらしい人に変えること」といった崇高なものとは違い、中身のない薄っぺらなものだと思ったからです。

　そのため現在は、患者さんだけでなく医療業界など様々な人々に貢献できる立派な医療人を一人でも多く育て上げ、世に送り出すことでクリニック（組織）の外の社会に貢献できる―――それが現在の私の「使命」であり、「成果」だと考えています。

　旧藤原ENTクリニックの院長・藤原久郎先生は木村結花氏を育て上げ、クリニックの外に送り出したことで人々に憶えられました。木村結花氏を生み出したことが藤原ENTクリニックにおいて非常に大きな成果だったと私は思います。

　ドラッカーは組織の外で結果を出してこそ、真の成果、社会への貢献と述べています。

　よって、単に「地域医療に貢献する」というよくあるお題目は本書で何度も繰り返すように成果測定が不鮮明で真の「使命」とはなりえません。すべての医療機関が使用するスローガン止まりです。それでは意味ある行動に転化のしようがありません。そのような一般的なセリフはいかなる行動ももたらしてくれません。自院がいかなる成果を真に地域社会にもたらしたか測定することはできません。

　バングラディシュのグラミン銀行（2006年ノーベル平和賞受賞）はマイクロクレジットと呼ばれる低金利、無担保の融資を主に農村部の貧困者へ貸付し、融資を受けた借り手の子供が就学年齢に達したとき、その子供が学校に通うことができた件数を成果として測定していました。

　当院では子供たちの病気が治り、治療が終了した時点で今までがんばって通院したご褒美としてガチャガチャを回してもらいます。そしてガチャガチャカプセルが100個無くなれば、100人の子供たちの病気を治した、すなわち、100人の子供たちの未来に貢献できたこととなりますので、これを当院が社会に貢献できた成果の具体的な数値測定としています。すでに当院では延べ人数にして数千人もの子供たちの未来に貢献することができました。

　―――私が以前あるセミナーでキッズクラブのことを話した際に、医科系では異端な取り組みだったためでしょうか、ガチャガチャを行うことだけが目立ってしまい、その後急速に様々なクリニックに「集客目的の手段」として広まってしまいました。それでは単なるバラマキです。そもそも集客目的でガチャガチャを行うのであれば、歯

科業界ではずいぶん以前から行われていた取り組みで何ら目新しいものではありません。本来、当院使命の成果測定の指標としてお話ししたつもりだったのですが、まるで増患目的の小手先の手法として広まってしまった、セミナー参加の開業医のみなさまに私の真意が伝わらなかった……と無念な気持ちです──。

開業医同士の集まりでよく聞く会話があります。開業後しばらくして、ある程度経営がうまくいったり、借金がなくなったりすると「もう医院の経営はいい。患者さんに媚びへつらうのはもうゴメンだ」「今後は自分のやりたいようにやりたい」「ワークライフバランスを考えて、時間外の趣味のことをどんどんやりたい」etc こういったことを述べられる開業医の方は非常に多いですね（笑）。

「気に入らない患者なんか来なくていいよ」「俺はもう気に入った患者、自分のこと気に入ってくれた患者しかみないんだ」ということを声高に言われる方もいますし、「うるさい患者を診ると疲れるばかりだから、もう来なくていい」という方もいます。処方した薬の副作用を理由に脅迫する患者（今は別の脅迫事件を起こして、塀の中に落ちてしまったようですが）など、私も13年の間にいろいろな患者さんを診ましたので、気持ちは非常にわかります。ただ、モンスター的な患者さんの場合はその対応で良いのかもしれませんが、一般の患者さんに対する言葉としてはちょっと不誠実な対応かなと感じます。

これらの発言は大した経営努力をしなくとも、十二分に収益を上げることができる今の医療システムの弊害のあらわれかもしれません。
他の業種でこの発言はありえません。
たとえばトヨタやパナソニックが「今期は十分利益があがりましたので、当社の製品を気に入らないお客様は購入しなくて結構です。またサービスセンターに苦情を言うような方は当社にとってストレスなので、製品を購入しなくて結構ですから、電話しないでください」と発言することはありえませんよね？
ドラッカー塾に参加されていた企業のトップの方々で、顧客のことを悪く言う人は1人もいませんでした。

他に「借金は返した。今後は食べていければそれでいい」と言われる方もいます。経営において人それぞれ違う考え方があるので、たしかに院長はその考えで良いのかもしれません。でも、スタッフがいる場合にその考えで良いのでしょうか？　スタッフにも生活があります。もしスタッフが「食べていければそれでいい」と院長が言っ

2-8 最後に〜常にクリニックの進化を続けましょう　〜あなたは何をもって憶えられたいか？〜

ているのを聞いたらどう思うでしょうか？

院長自身の考え方なので、院長とその家族はそれで良いかもしれません。

でもスタッフは院長の家族ではありません。

昇給だってしてほしいし、昇格だってしたい、幸せな生活を手に入れたいと思っています。そのためにはクリニックは常に進化を続けて、ある程度は利益をあげなければいけません。

そう言うと「医者が金儲けなんて」と言われます。

でも「経営と金儲けは違います」と歯科業界最大の医療法人徳真会グループの理事長・松村博史先生が以前テレビではっきりそう述べられていました。私もその通りだと思います。医療は仁術だから算術となる「経営」なんて、との考えは経営者として根本的に間違っていると私は思います。

上記のような発言をしたり実行されていると、人々に憶えられることは無いですし、医院経営者として人生を無駄に過ごしている可能性があります。

院長もスタッフも霞を食べて生きているわけではありませんので、しっかり「経営」というものを大事に考えなくてはいけません。

でも、経営を真摯に考えている開業医って医科の世界ではあまりいませんよね。さすがに病院経営においては一昔前のような放漫経営では、もう経営し続けることができませんので、亀田総合病院のように真摯に経営を考え、実行されているところが増えてきました。信貴山病院 CEO の竹林和彦先生もドラッカー理論で赤字だった病院経営を再建されています（参考：「ドラッカー理論で改革する病院経営」竹林和彦著———悠飛社）。

ドラッカー塾でも、ある大手有名病院の院長先生と副院長先生はドラッカー塾に参加されていました。規模の大きい病院の経営者は厳しい医療情勢のため様々な経営努力をされています。

しかし非常に残念ではありますが、医科系クリニックの世界ではあまりそのような話を聞きません。開業医同士で集まったときに、「クリニックに資金がたまりすぎてしまい、なるべく税金で取られないように子供にどうやって渡せば良いかわからず困っている」と話す先生はいますが、「どうしたら良い経営ができるだろうか？」「どうしたら患者さんに喜んでもらえるだろうか？」などと話す先生はあまりいらっしゃいません。

今回共同執筆した梅岡先生は真摯に経営を考えられている数少ない先生のおひとりです。

普通の開業医の集まりでは、医療の話以外はだいたい海外旅行の話や高級グルメ情報、ゴルフの話とか（なんでスポーツはいつもゴルフなのかなと思いますが）、それから外車の話が多いですねえ……。世間様の開業医に対するイメージがあながち間違いではないことをこの世界に入って初めて知りました（笑）。比較的経営に近いのは税金対策の話。いかに税金を低くするか、いかに私物を経費にするかなど、それはそれでいいのですが、経営的な話が節税の話ばかりでは同業者として正直ちょっと情けないかなと思います。普段ストレスがたまる診療を行っているので診療や経営からはなれた話をしたい気持ちは大変よくわかるのですが、もう少し経営のことをしっかりと考えて話せる人が少しでも増えたらいいなと思っています。

　ドラッカー塾では塾生の皆さん、経営を真摯に考えてみえる方が多く、異業種とはいえ、ドラッカー理論を中心とした会話が本当に楽しかったです。厳しい競争にさらされている民間企業の方々は常に経営を考えています。

　以前ある総合経営コンサルトの方とお話しする機会がありました。その方は今まで一般企業のコンサルティングを主として行っていて、新たに医療業界にもコンサルティングを始めるとのことで、いろいろな開業医の方と面会を行っている最中とのことでした。
　しかし、
「お医者さんって経営を考えていない人が多いのでちょっと驚きました。経営を考えている方は全体の1割いないんじゃないでしょうか……。歯科の先生にはまだ3、4割はいると思いますが。経営の大切さをいくら説明してもあまり理解していただけなくて悩んでいます」
　と嘆かれていました。
　またドラッカー塾に参加した時も私は他の企業の幹部の方々に
「へー、こんなところにお医者さんって来るんだ。珍しいですね」
　と妙な感心をされてしまいました。一般企業向けの経営セミナーに参加する私は珍獣扱いです。世間様から開業医は「経営努力しなくとも食べていける。それどころか、お金も儲かるお気楽稼業」と認識されているようです。

　でもほんとうにそうなのでしょうか？

　ディズニーアカデミー（東京リゾートの接遇研修プログラム）への参加もドラッカー塾への参加も歯科や病院を除いた医科系クリニックとしては当クリニックが初めての参加でした。

この事実を知ったとき、私は大いに驚きました。

地元である千葉や東京の開業医の方、もしくは耳鼻咽喉科よりはるかに競争が激しい内科開業医の方が多数参加していると思っていたからです。

「なんだかんだ言っても、やっぱりクリニックは経営努力をしなくとも十分やっていけるのかな」と私自身、そう思わされてしまうことが他にも多々あります。

過去の日本医師会トップの先生方の尽力で、確かに今までは医科系開業医の世界では経営を考えなくとも、努力などしなくとも、お気楽に経営することができました。医療にさえ専念していれば良かった時代がありました。むしろ経営努力する方を「金の亡者」呼ばわりして後ろ指を指す方が多い、ちょっとおかしな業界でもありました。

でも、今後はわかりません。

医師は不足していると言われていますが、勤務医が減少しているだけで開業医は増え続けています。医師不足が叫ばれ始めた数年前からその対策として医学部の定員も1、2割増員されています。また医科大学の新設や医学部の増設もささやかれています（まあ、医師をどれだけ増やしても、労働条件が厳しい病院や過疎地の医師不足が解消されるとは思えませんが。医師を職業として選択する人間の資質が未だに厚労省や政府には理解されていないのでしょう）。

同じ医療系の歯科はもうすでに過当競争になっており、経営において歯科医師としての「使命」よりも「利益」を不本意ながら優先しなければならず、大変つらい思いをしている開業医も少なくありません。

弁護士も少し前までは数が足りないと言われていましたが、その対策として司法試験合格者を大幅に増やした結果、弁護士数はここ10年で倍増して競争が激化し、経営していくことができなくなった開業弁護士が犯罪に手を染めるといった信じられない事件が最近発生しています。顧客の争奪戦でもあるのか、テレビのCMでも大手弁護士事務所さんの派手な宣伝があたりまえのように流れる時代です。こんなことはちょっと前までは考えられませんでした。

以前は地方を中心に弁護士過疎があったため、その対策として弁護士を増やせばこれが解消されるだろうという単純な発想で弁護士を急激に増やした結果、この悲劇が起きました。

同様に公認会計士も就職先となる上場企業が減っているのに合格者を増やした結果、就職できない会計士が多数出ています。

弁護士も公認会計士も、ちょっと前まではなりたくともなかなかなることの叶わない、ステータスも収入も高いあこがれの業種でした。
　歯科だって私が学生の頃は「歯科、産婦人科、パチンコは三大脱税産業」なんて皮肉を言われるぐらい、十二分の利益を上げることができました。しかし、今や逆に浮き草稼業になりつつあります（パチンコ業界も10年前に比べて売り上げが3割減っていて、経営が相当大変なようですが）。

　医者はそんなことないよ、まだまだ大丈夫だよ、と言われる方もいますが、都心部ではどうでしょうか。もうすでに淘汰が始まっているような感じがしないでもありません。
　いくら高齢者社会になる、欧米に比べて人口1,000人あたりの医師数がきわめて少ない、資格をとっても働けない女性医師の比率が増えたとはいっても、日本の人口が減っているのに医師の数が増えればどうなるかなんてことは小学生でもわかります。
　しかも長引く景気の低迷で税収は減っていて、逆に社会保障費は増加しています。結局近い将来、今の歯科業界のようになるのではないかと私は考えています。国から医療費が大幅に削られ、開業医の急激な増加で過当競争となり、経営ができなくなって、なかには犯罪に手を染める開業医も今後は現れるかもしれません。
　TPPが導入された暁にはどうなるかなんて、もはや誰にもわかりません。
　アメリカで急増しつつあるコンビニエント・ケア・クリニック（薬局やスーパー、ショッピングモール内の中に開設され、医師ではなく上級看護師や準医師資格者によって診断・投薬・治療が行われる施設。休日のみならず夜間でも待ち時間を気にせず気軽に利用でき、風邪症状やインフルエンザ、アレルギー症状や皮膚炎などの治療や予防接種、採血検査、禁煙・減量指導などが一般診療所より低価格で行われる。リテールクリニック、インストアクリニックとも呼称されている）が導入された暁には「かかりつけ医」なるスローガンを標榜するなんの特徴も持たない一般クリニックの多くは一気に存亡の危機にさらされる可能性があります。例えるならば、朝10時～夜8時営業で日曜とお盆・年末年始お休みのよろず屋の隣に年中無休・24時間営業のセブンイレブンやローソンができるようなものだからです。もちろん我々がよろず屋の立場です。
　「我々は医師である。医療知識も医療レベルも低い施設や医療従事者と同じにすることは失礼である！　それらの者に崇高なる医療行為をさせて何かあったらどうする！」と声高に叫んでマスコミに訴えても、某党に医○会が一生懸命政治献金し、ロビー活動を行っても結局はダメだと思います。国民のみなさまからは「ああ、また開

2-8　最後に～常にクリニックの進化を続けましょう　～あなたは何をもって憶えられたいか？～

業医たちが自分の利権を守るために政府や厚労省に圧力をかけている」と冷ややかに見られるだけです。いじめ自殺問題で数々の問題を起こし、ひんしゅくを買う教○委員会と同じように一般人から「悪の抵抗団体」扱いをされるのがオチです。ドラッカーが言う通り世の中の流れを変えることはできません。また、世の中を変えようと行動することは経営においては危険です。自らの利権を守るために世の流れを押しとどめようとし、顧客の欲求に答えようとしない場合は市場から消え去るのみです。世の中の変化にいち早く気づいて、それに合わせて組織を変化させ、行動することが大切です。

現代は乱気流の時代です。今はまだ安定的な開業医も弁護士業界のように急激な変化が訪れる可能性がないとは言えません。今後も永続してクリニックを続けるためには常に時代の先に立って、経営努力をしなくてはなりません。

「明日は必ず来る。そして、明日は今日とは違う。」
（「創造する経営者」より───ダイヤモンド社刊）

周囲に競合する医院がないことを良しとして、経営努力をほとんどしないであぐらをかいていたのに、競合医院ができてからあわてて開業医向け商業誌を参考に、急に患者さんに媚びへつらうような小手先の経営をやったとしても、診療報酬改定や新たな規制によって従来の診療スタイルが危なくなってから急に経営方法を変えても、やはりそれではうまくはいきません。もはや手遅れです。自らの使命や理念から大きく外れた経営方針を急に打ち出しても成果は上がりません。大失敗します。

そもそも苦境に立つまで何もしなかったというのであれば、ロシアンルーレットに身をまかせるも同然です。経営者としてあまりに無責任です。

「今、○○を行うと保険点数もいいし、楽で儲かる」「この近辺で最新式の○○を導入している施設はまだ少ないから、導入すれば儲かる」といった使命も理念なく単に利益を追及しているだけ、ブームに便乗しているだけの経営姿勢のクリニックは今は良くとも何か急激な変化が起これますぐに立ち行かなくなります。

「今日の財やサービスで満たされていない欲求は何か」この問いを発し、正しく答える能力を持つことが、波に乗るだけのクリニックと成長するクリニックとの差になります。

「波に乗っているだけの企業は、波とともに衰退する。」
（「マネジメント─課題、責任、実践（上）」より───ダイヤモンド社刊）

開業して順調に成長しているときにこそ経営努力をしなくてはなりません。

最初からクリニックの使命を明確にし、真摯に患者さんのことを考え、スタッフを成長させつつ、しっかりとした経営を行っていれば、何もあわててクリニックの経営改善なんてしなくても良いのです。

開業後、幸いにも利益が出たのであれば、浪費するのではなく、さらなる投資をして成長をとげねばなりません。

「経営者は経営しなければならない。経営し続けなければならない。」
（"Management Must Manage"──「Harvard Business Review」より
──ダイヤモンド社刊）

これはドラッカー塾で学んだ言葉です。

この言葉は私の心に強く、深く、突き刺さりました。

いくら借金が無くなったから、子息が医師になったからといって、いきなりクリニック経営が手抜きになるというのもいかがなものでしょうか。

開業医は医師ではあると同時に、あらゆる仕事に責任を持つべき経営者（CEO）です。自らの組織と、社会、経済、技術、市場、顧客、メディア、世論とを結ぶべき存在です。それを忘れてはなりません。学会や医療講習会に出席して医師としての技術や知識のスキルだけをただあげていれば良いというわけではありません。

開業医である以上、経営者なので経営努力を続けなければなりません。

医師は聖職者だから──ということが経営努力をしなくとも良い理由にはなりません。

先日、ドラッカー塾講師の国永先生から院長としてクリニック経営における大事な役割を教わりました。それは

1. 自らの組織に特有の使命を果たす
2. 仕事を通じて働く人たちを生かす
3. 自らが社会に与える影響を処理するとともに、社会の問題について貢献する

上記の3つです（これらは「マネジメント─課題、責任、実践（上）」に書かれています）。

上記3つの言葉を胸に、これからの時代はマーケティングやイノベーションを行い、いつも前向きでスタッフやクリニックそのものが進歩していくようなマネジメント（使命を持って組織で成果を上げるための知識、方法）を考え、行ったほうが良いと

思います。

　たしかに、真摯な経営をしていても診療報酬改正の度に利益は減少傾向ですし、無理難題を言う患者さんが減少するわけでもありません。一生懸命教育・指導しても、気に入らなければ自己都合でさっさと辞めてしまうスタッフもいます。非常に嫌な思いをすることも少なくありません。そんなつらい思いはもうごめんだと、ワークライフバランスを考えて自分の趣味の世界に走ってしまう先生が多いのかなとも思います。私も数々の嫌な経験・失敗があるので、それは理解できます。

　しかしだからと言って、院長自らが患者さんやスタッフをないがしろにするようないい加減な経営を行ってはなりません。来院される患者さんや働いてくれるスタッフが1人でもいる限り、経営努力を惜しんではいけません。過去の日本医師会が作ってくれた恵まれた労働環境にあぐらをかいてはいけません。
　患者さんに医師としての責務を果たすだけでなく、スタッフたちにも少しでも楽しい仕事場を与え、幸せな生活を送れるように常に完全を求めて努力し、クリニックの成長を続ける取り組みを行うことが、経営者として大事ではないかと考えます。

　「『完全を求めて、いつも失敗してきた。だから、もう一度挑戦する必要があった』。私はこの言葉を忘れたことがない。心に消すことのできない刻印となった。（略）だが私は、そのときそこで、一生の仕事が何になろうとも、ヴェルディのその言葉を道しるべにしようと決心した。そのとき、いつまでも諦めずに、目標とビジョンをもって自分の道を歩み続けよう、失敗し続けるに違いなくとも完全を求めていこうと決心した。」
　　（「プロフェッショナルの条件」より―――ダイヤモンド社刊）
　※ヴェルディ＝イタリアの大作曲家。晩年の作品「ファルスタッフ」がドラッカーに強い影響を与えた。

　あまり経営を考えてないと言われている開業医の中にも、真摯に経営を考えている方がいると思います。本書を読んでいただき、「医者は経営をしない。経営努力をしなくとも経営できる」といった世間のイメージを払拭できるよう、少しでも「経営」というものを真摯に考えて欲しいと思います。

　ドラッカーは95歳で生涯を閉じるその時まで完全を求めて休むことなく仕事をしていました。木村結花氏は事務長としてマネジメントを行い、たとえ失敗をしてもいつも前向きに捉え、今でも完全を求めて努力されています。皆さんも医療技術や医療知識の習得だけではなく、失敗を恐れず、常に完全を求めて、医院の経営努力も続け

てください。

　そしていつまでもスタッフや患者さんに憶えてもらえるようなクリニックを創り上げましょう。

　医療業界が今後どのような状況になっても、あなただけではなく、患者さんやスタッフも楽しく幸せにできるような組織の使命と価値観が一致した経営を実行できるグレートなクリニックが増えることを願いつつ、ペンを置きます。

　最後までお読みいただき、ありがとうございました。

「未来を知る唯一の方法は、未来を創ることである。」
("To understand the future you have to invent it")
(「Civilization and Management 2009」より―――ドラッカー学会編)

医療法人る・ぷてぃ・らぱん
柊みみはなのどクリニック
理事長兼CEO

内藤孝司

実践！ Dr. 梅岡の医院経営 pearls

最後に

　僕たちは混迷の時代に生きています。
　2011年に起きた東日本大震災に端を発した原子力発電の存続について。
　竹島や尖閣諸島における領土問題からの近隣諸国との軋轢。
　経済は深刻なデフレに陥り、失われた20年と呼ばれて久しい、株価低迷からの脱却の糸口もまだ見えておりません。また国債残高は1000兆円を超えようとして、まさに政治的には待ったなしの状況が続いています。昨今の報道を見るに社会保障制度が根幹から揺らぎ、現状の保険医療制度がどのようになるのか、というところもあります。
　ただ1つ言えることは
　医療は人間の人生において好むと好まざる関係なく必須のものであり、かつ尊厳されるべき領域である

と考えています。

　これからどう時勢が変化しようともその変化の潮目を察知し、事前にあらゆる手段を講じる準備をすべきであると考えています。

　そうすればたとえTPP（環太平洋戦略的経済連携協定）に関与する、医療の自由化の黒船に対しても僕たちにできることはたくさんあるはずですし、愛する祖国日本に貢献する手段はきっとあると思います（TPPに賛成か反対かはもちろん別として）。

　そのためにはなんとしても現況の医院経営を正し、医療法人として適正な利益を確保し、社会へ貢献する公器となってほしい。

　そのためにはドクターであり、かつ経営者である開業医の先生方になんらかの体験談をお話しさせていただきたい。

　そんな想いから執筆させていただきました。

　医業はまだまだブルーオーシャンです。その現況に甘んじることなく、先手を共に打って次世代型クリニックの構築に向けて共に切磋琢磨できる先生を求めています。

　ここまでご精読いただきありがとうございました。

医療法人梅華会
梅岡耳鼻咽喉科グループ
理事長兼 CEO

　　　　　　　　　　　　　　　　　　　　　　　　　　梅岡比俊

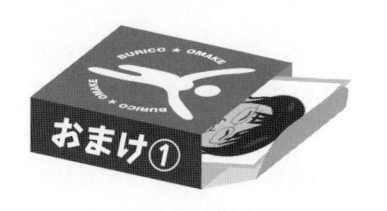

マネジメント・ケーススタディ
『四谷唯安の新規医療事業』

　四谷唯安の記憶に残っていることといえば、いつもクリニックで働いていたことばかりである。働いていたというよりは生活していたといったほうがよい。唯安の父親はＡ県で小さな内科クリニックの院長をしていた。唯安はよちよち歩きのころからこの自宅兼クリニックで遊び、ほうきを持てる年頃になるとすぐクリニックの掃除や洗濯などの手伝いをはじめた。高校や大学に通うかたわら、週末には父親のクリニックで働いた。医学部に進学したとき唯安は、入学とほぼ同時に大手居酒屋チェーンでアルバイトもした。唯安はこの大手居酒屋チェーンでさまざまなノウハウを手に入れた。唯安はこの居酒屋チェーンでの記憶を何から何まで愛した。

　唯安はものごころがつく頃から、いつの日か自分は、クリニックチェーンをもつことになろうと確信していた。そして199X年に認定内科医試験に合格したその日から、唯安はそのための第1歩を踏み出したのである。しかし同時に唯安は、自分のクリニックチェーンを他とはまったく性格の異なるクリニックにしようと考えていた。唯安には、クリニックを成功させるものが何であるか、かたく確信するものがあった。

　唯安はこう言っていた。「クリニックというものは、どう努力してみても、大規模病院より高度な医療設備や腕の良い医師、看護師をそろえるということはできない。やれることといえば、まず第1に、クリニックを、他の病院より楽しく、親しみやすく、かつ面白くすること、第2に、そのクリニックを従業員がよろこんで働きたいと思う場所にし、大切な職場と考えるようにすることである」

　唯安によれば、このことはとりもなおさず、つぎの3つのことを意味していた。

　第1にどのようなクリニックであれ、クリニックの数を多くしてはならない。クリニックの数は、理事長が範を示しながら医院経営でき、しかもたびたび訪問して点検し、直接管理できる程度でなければならない。

　第2に、クリニックには中心がなければならない。すなわち特徴がなければならない。

　第3に、クリニックの中核的な人たち、すなわち院長や事務長については、クリニックの利益があがれば収入もふえるというようにクリニックの利害を直接結びつけなければならないのであった。

唯安が経営した最初のクリニックは、内科で郊外にあった。それまでの病院所有者が破産したので、ただ同様の賃料で借りたのである。そのクリニックは3カ月で繁昌するようになった。

唯安が語ったところによると、「自分がやったことといえば、クリニックが売りものとすべき分野は何かを徹底的に考えることであった。その結果出た結論が、徹底した患者サービスだった。そこで私自身が患者サービスを担当し、定評を得るまでこれを続けた。このあと、この小さなクリニックに特色をもたせるにはどうしたらよいかを考えた。そこでアロマ・マッサージサロンのような接骨院を併設することにした。この結果、クリニックの外観と魅力は一変したし、接骨院自体の売上げもかなりのものになった。最後に私は、患者さんが同じクリニックに何度も通院するのはなぜか、その理由を考えた。大事なのは接客態度だったのである。そこで私は、一にも二にも親切ということを強調し、従業員1人1人にこのことが浸透するよう繰り返して言った」

第1クリニックをオープンしてから3年後に医療法人化し、その直後に唯安は第2の分院を持った。彼はこの新しいクリニックに自ら理事長兼院長として移っていった。それと同時に第1クリニックについては利益分配方式をとり、自分の後任の院長に第1クリニックの利益の相当部分を与え、第1クリニックの事務長にもそれなりの利益を与えることにした。こうして利益分配方式を受付事務の若い新入社員にいたるまで拡げたのである。こうして10年もすると彼はその地方に10もの分院を構えるまでになった。

その後は、新たにクリニックを開設する代りに、新しい種類のクリニックを手がけることにした。その1つが眼科クリニックチェーンである。唯安は、ここでも同じパターンを繰り返した。それからコンタクトやメガネを中心にしたサービス・センターも併設した。そのつぎに手がけた事業は、耳鼻咽喉科クリニックであった。これは、クリニック規模は小さいが収益は意外と高く、補聴器センターも併設し、すぐに黒字化が達成できた。ついに彼は第1クリニックをオープンしてから20年後に、全国で総数40のクリニックからなる大規模医療チェーンのオーナーとなった。総売上げ高50億円で、4つのクリニックチェーンに分かれていた。それぞれのチェーンには理事兼ジェネラル・マネージャーが置かれた。彼らはみな分院長からスタートし、順次昇進していった者たちであった。

唯安のほかに財務責任者と人事責任者、そして各チェーンの理事兼ジェネラル・マネージャーの計7名がこの医療法人の理事会を構成した。財務責任者も人事責任者もともに、かつて事務長を勤めたことがあり、この医療法人では平からスタートした

者たちであった。各チェーンの理事兼ジェネラル・マネージャーは、医療法人全体からその利益の分配にあずかり、さらに自分のチェーンについては、その利益の相当部分を分配された。こうして唯安の法人では、勤続18カ月以上の従業員は、すべてなんらかの形で利益分配制度の恩恵に浴していた。

四谷唯安はまた、クリニックというものは従業員に昇進の機会を与えねばならないと考えた。また、いかなるチェーン組織であれ、その規模は1人の人間が管理し、クリニックの隅々まで把握できる程度でなければならないと信じていた。ということは、4年ないし5年ごとに意識的に新しい医療事業をはじめなければならないということにほかならなかった。そこで唯安は201X年の秋、つまり第1クリニックをオープンしてからほぼ20年後に、またつぎに手をつけるべき医療事業を探しはじめた。

そして唯安は、最も有望な分野として2つの候補をあげた。1つは小児を対象とし、予防歯科に力を入れた歯科クリニック。小児は近年自己負担が無料となっている自治体が多く、また歯科医師も過剰で、将来の分院長を約束すれば確保が容易だからである。もう1つは診療報酬が倍増した在宅医療であった。

しかし彼は、一度に取りかかるのは、このうちの1つだけでなければならないということも承知していた。彼は新規事業に手をつけることがいかにむずかしいか十分承知しており、最初の2、3年は、新事業のために自分自身の時間をかなり投入せねばならないと覚悟していた。

唯安の医療法人の方針として、重要問題はすべて、理事会の満場一致で決めることにしていた。しかしそれはほぼ単なる形式にすぎず、唯安の言うとおりになっていた。ところが今回は、唯安が新しい計画を提案すると、思いがけなくきびしい反対にあってしまった。もとより新規事業をはじめるべき時期にきていることには、みな異論がなかった。さらに、1つの事業に集中すべきであるということにも反対はなかった。また唯安のあげた2つの分野が、ともに大きな収益の機会を与えるものだという点でも一致しているように思われた。

ところが理事会の半分は、歯科分野に手を出すことに激しく反対した。他の半分は在宅のような病院外での医療を始めることに同じように反対した。

予防歯科反対派の主張はこうであった。「われわれは、医科系の医療事業についてはかなりの知識を有している。われわれの患者は主に高齢者である。しかるに予防歯科はまず第1に小児が相手である。第2に歯科事業を行うということは、自費の診療報酬の比率を高める経営センスが求められる。したがってこれはわれわれの得意と

するところではないし、競合も多い」

これに対し在宅医療反対派はこう反対した。「在宅医療などというのはわれわれ向きではない。われわれは高齢者の診療については知っている。しかし、在宅は1つの事業所に複数の医師の確保が必要となる。しかも24時間応対である。これはわれわれの得意とするところではない」

双方の意見はまったくかみ合わず、議論は平行線をたどったまま時間ばかりが過ぎていった。

さて、どうすればこの問題に答を出せるか？
（※文章中に出てくる人物や法人は架空のものです。実際に存在する個人や団体ではありませんし、そもそもこんな簡単にクリニックはチェーン展開できません）

*　　　　　　　　*

みなさんどうでしょう、この質問事項へのはっきりした答えは出ましたでしょうか？

これはドラッカー塾の講義で使われた教材「キャラハン・アソシエーツの新規事業」を筆者が医家向けに改編し、作成したものです。

医家向けに強引に改編したため、現実世界とは大幅に世界が異なり、設定上かなり無理がありますが、あえて突っ込まず、お許しください。

私がドラッカー塾で一番面白かった教材を皆さんにも是非知って頂きたいのでこの場で紹介させて頂きます。

答えとしては、この医療法人はほぼ営利目的であり、そのために法人としての方向性がズレていっています。そのためにまずこの法人は、組織としての「使命」をはっきりさせることが重要です。また、この法人の「顧客（患者）」が誰か？　の定義も曖昧です。この法人を選ぶ「顧客（患者）」をはっきりさせ、組織の「使命」と組織の「価値観」を一体化し、「患者（顧客）」に対して自らの組織がどのような貢献ができるのか？　を考える必要性があります。

そうすればどちらの事業が新規事業として良いか等といった利益目的の不毛な議論にはならなかったでしょう。

このように経営において組織の「使命」「価値観」「顧客」をしっかりと定義し、3つをつねに一致させることは極めて重要です。

※「キャラハン・アソシエーツの新規事業」は最近ダイヤモンド社から発売されたドラッカー著「決断の条件―マネジメント力を鍛える実践ケース50」に収録されています。

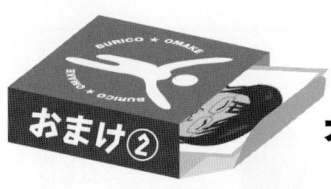

当院で使用している オリジナル接遇マニュアル大公開!

今までどんな医院経営本にもなかった、チョーわかりやすい接遇マニュアル

　いくらスタッフに接遇教育を行っても実際には、なかなか理解していただけないものです（特に新人には）。
　そのためわかりやすい具体的なマニュアルが必要です。
　これを見れば入社したての新人でも、即戦力！
　是非ご参考にしてください。

柊みみはなのどクリニック
クレーム対応マニュアル

Please see next page ➡

付録

Q. 当院でよくある クレーム&トラブル対処法
～こんなシーンあなたなら？～

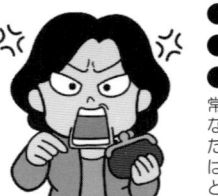

対応（接遇の不備）・ミス
- お金・保険証
- 言葉づかいへの不満
- 対応が悪い

常連の患者さんから「前回おつりが足りなかったんだけど」と言われ、確認をしたが事実の有無が無くわからない。「当院では確認できなかったのですが」と答えると、「じゃあ私が嘘を言ってると言いたいの？失礼ね！」と怒りが爆発

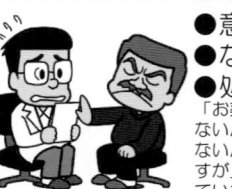

治療・処方への不満
- 意図した治療と違う
- なかなか良くならない
- 処方ミス関連

「お薬を飲んでるけどなかなか良くならないんだけど、私は系のお薬は飲めないんです。問診にも書いてあるんですが、目の前のドクターにはニコニコしていたが、診察が終わって遠端にそこにいたスタッフに不満をぶつけるわけ。

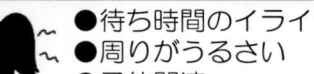

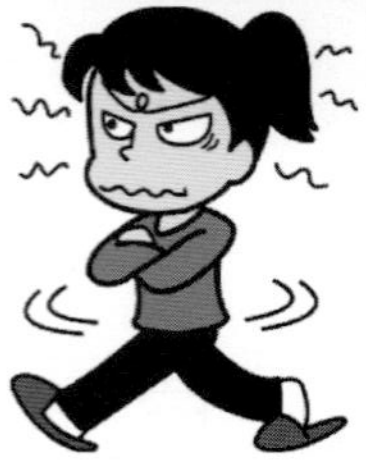

待ち時間・騒音
- 待ち時間のイライラ
- 周りがうるさい
- 予約関連

「いつまで待たせるの？あと何番待ち？」「3番前なのにここから全然進まないんですけど」受付での患者さんからの様々な問い合わせ。「患者さんによって診察スピードが異なりますので……」と答えても全く納得する様子はない。

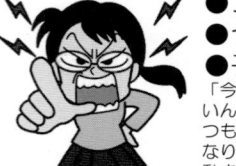

無茶を言う患者さん
- ゴネ得の患者
- セクハラ発言
- 子供を怒らない（威嚇）

「今日は18時までに帰らないといけないんです！それまでに何とかしてよ！」いつも待たされていると患者さんが大声でなりだして、こちらが首を縦に振るまで動きそうにない。予約番号には遅延を要求しているのに、無茶を要求。

272

JCOPY 498-04818

おまけ② 当院で使用しているオリジナル接遇マニュアル大公開！

A こんな時の対処法 〜タイプ毎の対応〜

対応（接遇の不備）ミス

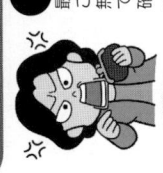

誠実

こう解決する

最初に接遇の面で不快な思いをさせてしまったことをお詫びし、当日の金銭の収受には誤差が無かった旨の事実を不安にならぬよう伝えた上でこちらの手違いの可能性にも触れ、不足額を確認し、状況に応じて返金対応を行う。

- 患者さんの立場を尊重
- 非は素直に詫びる

対応ミスは患者さんの自尊心を傷つけてしまうことにより発生します。患者さんの立場に立ってご自分の発言はどう思うか？を意識した対応を行いましょう。

治療・処方への不満

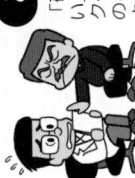

責任

こう解決する

「確認致しますのでしばらくお待ちください」と患者さんにご了解を得た上で、確実にドクターや関連部署に伝えるようにし、療養上のことは勝手に同意したり、指摘を行わないようにすること。

- 安易な同意は危険
- 迅速な対応が必要

ドクターには相談しづらいという患者心理を理解してあげた上で、療養上の内容についてはまずはドクターに確認するようにしましょう。

待ち時間・騒音

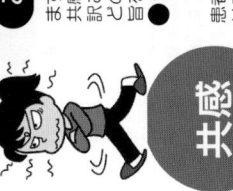

共感

こう解決する

まずはお待たせしてしまっていることについての共感を示すことが大事。「お待たせしてすみません。」の言葉を忘れずに、お待たせしている事実を不安にならないようにお伝えし、どの情報を伝えた上で今後改善番号を続けていく旨を伝える

- 置かれている現状を当たり前として捉えない

患者さんを常時お待たせしている状況を、クリニックの「問題」として真剣に受け止めることが必要です。当たり前として捉えてしまうと、自分の前でお待たせしてしまうと、その気持ちが患者さんに伝わります。

無茶を言う患者さん

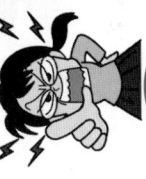

連携

こう解決する

患者さんへの理解は示しながらも、平等性を逸脱し、いわゆる「言ったもの勝ち」になるような取扱いは出来ない旨をきっぱりとお伝えしましょう。治まらないようであれば、同じく連携し、複数名で対応。

- 理不尽には毅然とした態度を
- 他のスタッフの協力を仰ぐ

時には毅然とした態度で、他の患者さんの迷惑になることはやめてもらう、断る必要があります。他のスタッフの迅速な連携が必要です。

付録

クレームが起こる4つの原因

医院でよくあるクレーム

受付周り
- お金・保険証
- 言葉づかいへの不満
- 患者さんへの扱いが悪い

スタッフの接遇
- あいさつがない
- 従業員同士の私語
- 無愛想、機械的な対応

知識面
- 聞いてもらえない、分からないで済まされる
- 患者氏名の書き間違い

情報伝達
- 受付と医師・検査室の連携ミス
- 薬局、診察室との連携ミス
- 行政からの確認ミス

クリンリネス
- 消毒の不徹底、院内感染
- 待合、診察室の汚れ
- 整理整頓ができていない

1 医療の質

投薬ミス/伝達漏れ/治らない/薬が効かない/負担額/医療事故

医療面におけるクレームはいずれもスタッフ単独で解決し、患者さんが納得して頂けるケースは少ない。基本的にはいかに医師への伝達を迅速に行えるか、医師からの指示を迅速に伝えるかがポイントとなります。また、内容によっては、患者さんの怒りが静まったあとでも容態の確認などその後の細やかなフォローがその後の信頼の回復につながります。

2 接遇態度

無愛想な応対/横柄な態度/要望を無視/そんざいな扱いなど

接遇面における、それが表われる言葉づかいに患者さんは敏感に反応します。無愛想な応対でスタッフ同士の私語や軽い振る舞いなど、わかっちゃいるけどやめられない、勤務態度に対してクレームを寄せる場合もあります。また、ルールを除々に都合のいい、あるいは楽な方向に解釈する従業員などの中でのモラルダウンもクレームにつながります。

3 院内のルールの理解不足

予約システム/検査予約/院外処方/会計方法

それぞれの医院によって独自に定められたルールが存在します。予約システムだけのルールがある時は、予約するファンや次回検査者の時間予約などそういった医院独自のルールをですが、そういった医院独自のルールを理解していない、あるいは患者さんからちゃんと伝えられていないケースがあります。また、何の説明もなく「当院ではそれが決まりになっておりますので」というだけでは患者さんの都合を無視したことに言い方は大きいです。

4 患者さんの勘違い・不注意

お金の出し間違い/保険証や診察券の勘違い/順番違れ

患者さんの勘違いやや不注意によるクレームもあるから要注意。しかし、そういう時こそ患者さんをファンにするチャンスです。誠実な対応で患者さんの目線のベルで単にすることなく収まることで単にすることなく永久患者に変わります。一見些細で悪いようは患者さんにした患者さんから、そのような患者さんに二度と起こさせない為にどうすればいいかを考えましょう。

274

JCOPY 498-04818

おまけ②　当院で使用しているオリジナル接遇マニュアル大公開！

クレーム解決のプロセス

基本編

おわびの3ステップを確実にマスターしよう

クレーム対応のプロセスを時間で分けると①好感度を上げる初期対応②患者さんの話を聞き、質問する中盤対応③解決策を提案・交渉する終盤対応と、3つの重要なステップがあります。

ステップ1　初期対応　患者さんと良好な関係をつくる

「このたびはお忙しいところ、ご迷惑をおかけいたしました。私どもの不手際で申し訳ございませんでした」

クレーム対応のスタート時点ではまず患者さんに良い印象を持ってもらうことが求められます。私が対応しますというような誠実さや真剣さを表現する態度、再度使って表現することが大切です。患者さんとスムーズな関係を築くためには、患者さんの発言を懸命に受け止める姿勢が必要です。

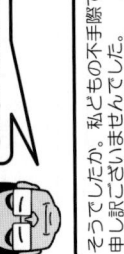

> 昨日、ここを受診してお釣りをもらえなかったんだけど

> そうでしたか。私どもの不手際でございませんでした。

ステップ2　中盤対応　起きている問題を明確にする

「お釣りをお預かりになられてお申し訳ございません。迷惑をおかけしまして申し訳ございません」

クレーム対応の中盤では患者さんが抱える問題を明確にすることが、一番重要な部分です。何をして欲しいのかという患者さんの気持ちや状況を把握し、怒りの感情を謝罪の言葉で受け止めながら解決策へつなげていきます。

> 領収書だけもらってお釣りのお金はもらってないんだよ。

> 領収書しかお渡しせずお釣りのお金を返していないのですね。大変失礼いたしました。

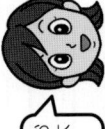

ステップ3　終盤対応　こちらから解決策を提示する

「この度は何度もご足労をおかけしてしまい申し訳ございません。すぐにお支払いの手配をさせて頂きます」

クレーム対応の最終段階です。適切なお詫び・共感で自分の気持ちを表現できたら、そこでピリオドを打ち、次に「●●様」と言って患者さんに呼びかけ行い、こちらから良い提案を提示しますこの時点でお互いの気持ちが出来上がればベストです。

> おかげでまだ今日もここに立ち寄らないといけなくなったよ。

> 何度もご足労をおかけしてしまい、申し訳ございませんでした。すぐにお釣りの準備をさせて頂きます。

クレーム解決のプロセス 応用編

おことわりの5段階を活用しよう

お断りをするときもお詫びは必要です。できないことをただ「できません」と答えるのは不親切です。次に掲げる五段階で患者さんを誘導しましょう。患者さんに期待に応えられないことに対してお詫びをしましょう。次に掲げる五段階活用で患者さんを誘導します。

1段階 まず謝罪
「大変申し訳ございません」

2段階 断る理由を述べる
「●●だからできないのです」
申し訳ありませんの繰り返しではなく患者さんは怒ってしまう場合もあります。なぜ応じられないかを丁寧にはっきりと誠実に説明します。

3段階 代案を出す
「▲▲でしたら可能です」
患者さんから要望に応じられないのは理解できたというサインが出たらすみやかに「代案入りますか」と感じましょう。患者さんが多少なりとも「クールダウン」している段階で代案の提案へと会話をつなげられます。

4段階 了承と確認を頂く
「●●●●でいかがでしょうか」
患者さんはこちらの提案にすぐ納得しないかもしれません。多分なこと、否定的な反応を示すこともあるでしょう。しかし、そこでくじけてからず、言い方はきつくても聞き入れてくれているかどうかを受け止め前向きに誠実な態度で接しましょう。

5段階 提案を受けいたことくの感謝
「ありがとうございます」
「恐れ入ります」

吹き出しの内容：

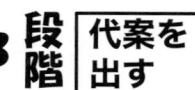

今日はこの後18時から予定があるので、それまでに診察室に入れてもらえませんか？

申し訳ございません。●●さんの番号と現在の混雑状況からして、そのお約束は致しかねます。個別の患者様のご要望をお聞きすると他の方にご迷惑がかかってしまいます。診察順序については緊急の症状を除いては取られた順番で診察をさせて頂いております。

それじゃあ今日間に合わないんですけど・・・。

もし明日でしたら午前中はドクターが2名おりますので比較的お待ちいただかずに診察をお受け頂けるかと思いますがいかがでしょうか？金曜日もドクターが2名で診察をしていますので、よろしければご検討下さい。

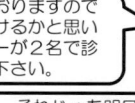

それじゃあ今日は無理ですが・・・、それじゃあ明日の夕方にもう一度改めます。

明日の午前中は無理ですか？にもう一度改めます。

恐れ入ります。それでは明日、お待ちしております。

それでは明日。お待ちしております。

語尾を依頼形にすると、患者さんの気持ちの変化を促しやすくなります、患者さんは自分のご都合ないし話は進まないことは承知しています。「聞いてあげよう」という気持ちにさせるきっかけがつくり依頼形です。「お願いされている」という状態で患者さんのプライドを守り、こちらの提案を受け入れやすくて誘導します。

276

おまけ② 当院で使用しているオリジナル接遇マニュアル大公開！

患者様タイプ別対応法

① 主義主張訴えタイプ

このタイプは社会のルールや道徳を大切にします。また、自分の信念や価値観をしっかりと持っていて、強くお待ちしています。「料金や名前を間違っているから対応しろ」と主張しているから対応しろと当然だと強くご主張します。相手の立場や状況、主張を尊重し丁寧に謝罪を行うことが大切です。

- 相手を立て、丁寧に対応する
- 深く謝罪、共感して適切な相槌を打つ

例：「○○様のおっしゃるように■■であれば非常にお困りだったでしょうね。○○様の状況であれば不信感を抱かれるお気持ちはよくわかります」

② 常識欠如タイプ

こちらとしては常識と思っていても、周りの人にそう思ってもらえるかは別です。組織の常識は社会の非常識とも言われ、知っていて当然というご見解は危険です。「お金を払っているから解決しろ」と素直に受け取らず、言い分をくみ取り、謝罪と共に丁寧な説明を行いましょう。

- 相手の話をしっかりと聞く
- クッション言葉で丁寧に説明する
- 感謝や謝罪の言葉をしっかりと

例：「まことに申し上げにくいのですが…。説明が行き届かずご迷惑をおかけしました」

③ 知識豊富の理屈タイプ

このタイプは状況を冷静に判断し、物事を合理的に処理します。こちらも同じ口調で話すことはほとんど問題ありません。サービス内容の規則に矛盾ありません。対する納得の説明に関しては、結果的に対する納得の説明に関しては、納得する点で説得しできます。結論を明らかにし、冷静に対処することが重要です。

- 真摯な姿勢で聞く
- できること、できないことをはっきりと伝える

例：「○○のご要望とともにできることは2点ございます。1点目は▲▲で2点目は■■です」

④ 知識披露タイプ

知識対決をするのは時間の無駄。同じ土俵に上がってはいけません。従業員も患者さんも立場が違います。素直に知識があることをうかがうことで悪ぶれていることが高まります。患者さんに勉強させて頂いていると謙虚に考える姿勢が大切。知識を逆に吸収しましょう。

- 知識があっても特別扱いしない
- 謙虚に扱う
- 教えて頂いたことに感謝する

例：「ご指摘ありがとうございます。上に報告して出来る限りの改善をしたいと思います。診療中ですのでご配慮のほどお願い致します。大変勉強になりました。ありがとうございます」

⑤ お説教タイプ

アドバイザー的に時々現れ、医院のためにとことんしていると思います。医院の内情を指導的な対応、医院の内情を示すことは重要ですが、繰り返し感謝言葉を伝えます。話を聞いて感謝を示すことは重要ですが、繰り返しが必要、気分を害さないようにやんわりと配慮を促します。

- 気分を害さないように
- 感謝を伝える
- 過度な指導には配慮を促す

例：「貴重なご意見有難うございます。診療中ですのでご配慮のほどお願い致します」

⑥ 激情タイプ

顔を真っ赤にしてすごい勢いで怒鳴ったりします。感情のはけ口を求めていると思い、落ち着いた環境で一定時間話を聞くことができる様な別の口に導きましょう。医院の対応を示すことで環境を変え、話を聞くように、気持ちが落ち着きます。患者さんが話しやすい状況・環境を作ります。

- 気持ちを静める
- 三変処理（対応する人・時間・場所を変える）

例：「お気持ちお察しいたします。ご確認を致しまして、こちらから3分後にご連絡致しましょうか？」

付録

患者様タイプ別対応法

⑦ 優柔不断タイプ

しっかりとした事実があっても、なかなか納得することができず、応対が長くなることがあります。また、「あなたならどうしますか」など意見を求めてくることもあります。相手のマイナスの気持ちをプラスに変えることが大切なのです。

- 不安な顔をしない
- あいまいな表現は避け、迅速に応対する

例：「○○様の場合ですと、■■といった方法が一番です。」
「○○か▲▲ということなので▲▲になります。」

⑧ 時間のある暇つぶしタイプ

定年退職した人や高齢者の方々が主です。改善や保証を求めるのではなく、ただ延々と話し続ける相手をしてほしいらしい。時間が許すなら話を聞くのも仕事なのです。過度な負担がある場合には、こうした患者さんには組織としての対応とするのかを決めておきましょう

- 組織としての方針を決める
- 相手の番号を聞いて折り返しする
- 時間があれば聞くのもサービスの一つ

例：「○○様、ただ今院内が大変混雑していますが、ほかの方もお待ちですので後程こちらから折り返しお電話させて頂けないでしょうか？」

⑨ 神経質タイプ

ちょっとしたことでも過剰反応し、病的で神経質なクレームを言います。においやちょっとしたドアの取っ手などへたべたしているドアの取っ手など、この落ち度以外にはお断りはずいらしい。こちら度以外にはお断りしたら、応対は公平・公正を貫きます。

- こちらの立場や考えを押し付けない
- 患者さんの困っていることに共感する
- 相手の立場で話す

例：「私どものちの落ち度です。ご不快な思いをおかけして申し訳ございません。」

⑩ 大げさ妄想タイプ

針小棒大、笑顔でお迎えしたら「病気なのに不謹慎」など勝手に誤解するタイプ。人のせいにする傾向が強いし、妄想タイプはささいなことに落ち着きがなく会社のせい、世の中のせい、周りが悪いと責任を押し付けます。そもそも世の中では主張時代で、あきらかに泣き寝入りせず、自己主張する人が増えています。

- 謝罪し、話を聞いてもらえる状況に
- 細心の注意を払いながら説明し、誤解を解いてもらう

例：「笑顔で気持ち良くお迎えしたつもりでしたが、ご不快な思いをおかけして申し訳ございませんでした。」

⑪ 粘着ねちねちタイプ

とにかくしつこく、同じことを何度も繰り返すタイプ。同じことを引っ張りすぎ、「あの時はこうしてもらった」「もしかしたら…」といい仮定に基づいて要求される必要はありません。

- 他の患者さんや医院に不利益なことにはきっぱりと断ることも必要
- 患者さんに助長かせることのないように配慮しながら断る

例：「この件に関しては時間をかけてご説明させて頂きましたが、ご納得頂けないということであれば、当方もこれ以上お話できることがなく、残念ですが、これ以上のお手立てはございません。」

278

JCOPY 498-04818

参考図書・文献

1. マネジメント［エッセンシャル版］―基本と原則
   ピーター・F・ドラッカー (著), 上田 惇生 (翻訳)　ダイヤモンド社刊
2. ドラッカー名著集 1　経営者の条件
   ピーター・F・ドラッカー (著), 上田 惇生 (翻訳)　ダイヤモンド社刊
3. ドラッカー名著集 2　現代の経営［上］
   ピーター・F・ドラッカー (著), 上田 惇生 (翻訳)　ダイヤモンド社刊
4. ドラッカー名著集 3　現代の経営［下］
   ピーター・F・ドラッカー (著), 上田 惇生 (翻訳)　ダイヤモンド社刊
5. ドラッカー名著集 4　非営利組織の経営
   ピーター・F・ドラッカー (著), 上田 惇生 (翻訳)　ダイヤモンド社刊
6. ドラッカー名著集 5　イノベーションと企業家精神
   ピーター・F・ドラッカー (著), 上田 惇生 (翻訳)　ダイヤモンド社刊
7. ドラッカー名著集 6　創造する経営者
   ピーター・F・ドラッカー (著), 上田 惇生 (翻訳)　ダイヤモンド社刊
8. ドラッカー名著集 7　断絶の時代
   ピーター・F・ドラッカー (著), 上田 惇生 (翻訳)　ダイヤモンド社刊
9. ドラッカー名著集 8　ポスト資本主義社会
   ピーター・F・ドラッカー (著), 上田 惇生 (翻訳)　ダイヤモンド社刊
10. ドラッカー名著集 9　「経済人」の終わり
    ピーター・F・ドラッカー (著), 上田 惇生 (翻訳)　ダイヤモンド社刊
11. ドラッカー名著集 10　産業人の未来
    ピーター・F・ドラッカー (著), 上田 惇生 (翻訳)　ダイヤモンド社刊
12. ドラッカー名著集 11　企業とは何か
    ピーター・F・ドラッカー (著), 上田 惇生 (翻訳)　ダイヤモンド社刊
13. ドラッカー名著集 12　傍観者の時代
    ピーター・F・ドラッカー (著), 上田 惇生 (翻訳)　ダイヤモンド社刊
14. ドラッカー名著集 13　マネジメント［上］
    ピーター・F・ドラッカー (著), 上田 惇生 (翻訳)　ダイヤモンド社刊
15. ドラッカー名著集 14　マネジメント［中］
    ピーター・F・ドラッカー (著), 上田 惇生 (翻訳)　ダイヤモンド社刊

16. ドラッカー名著集15　マネジメント［下］
　　　ピーター・F・ドラッカー（著），上田 惇生（翻訳）　ダイヤモンド社刊

17. マネジメント〈上〉―課題・責任・実践（1974年）
　　　ピーター・F・ドラッカー（著），野田 一夫，村上 恒夫（翻訳）　ダイヤモンド社刊

18. マネジメント〈下〉―課題・責任・実践（1974年）
　　　ピーター・F・ドラッカー（著），野田 一夫，村上 恒夫（翻訳）　ダイヤモンド社刊

19. 傍観者の時代―わが20世紀の光と影（1979年）
　　　ピーター・F・ドラッカー（著），風間 禎三郎（翻訳）　ダイヤモンド社刊

20. 明日を支配するもの―21世紀のマネジメント革命
　　　ピーター・F・ドラッカー（著），上田 惇生（翻訳）　ダイヤモンド社刊

21. ネクスト・ソサエティ―歴史が見たことのない未来が始まる
　　　ピーター・F・ドラッカー（著），上田 惇生（翻訳）　ダイヤモンド社刊

22. テクノロジストの条件―ものづくりが文明をつくる
　　　初めて読むドラッカー技術編
　　　ピーター・F・ドラッカー（著），上田 惇生（翻訳）　ダイヤモンド社刊

23. イノベーターの条件―社会の絆をいかに創造するか
　　　初めて読むドラッカー社会編
　　　ピーター・F・ドラッカー（著），上田 惇生（翻訳）　ダイヤモンド社刊

24. チェンジ・リーダーの条件―みずから変化をつくりだせ！
　　　初めて読むドラッカーマネジメント編
　　　ピーター・F・ドラッカー（著），上田 惇生（翻訳）　ダイヤモンド社刊

25. プロフェッショナルの条件―いかに成果をあげ，成長するか
　　　初めて読むドラッカー自己実現編
　　　ピーター・F・ドラッカー（著），上田 惇生（翻訳）　ダイヤモンド社刊

26. 実践する経営者―成果を上げる知恵と行動
　　　ピーター・F・ドラッカー（著），上田 惇生（翻訳）　ダイヤモンド社刊

27. 仕事の哲学（ドラッカー名言集）
　　　ピーター・F・ドラッカー（著），上田 惇生（翻訳）　ダイヤモンド社刊

28. 経営の哲学（ドラッカー名言集）
　　　ピーター・F・ドラッカー（著），上田 惇生（翻訳）　ダイヤモンド社刊

29. 歴史の哲学（ドラッカー名言集）
　　　ピーター・F・ドラッカー（著），上田 惇生（翻訳）　ダイヤモンド社刊

30. 変革の哲学（ドラッカー名言集）
　　　ピーター・F・ドラッカー（著），上田 惇生（翻訳）　ダイヤモンド社刊

31. ドラッカー　365の金言
    ピーター・F・ドラッカー（著），上田 惇生（翻訳）　ダイヤモンド社刊
32. 未来への決断―大転換期のサバイバル・マニュアル
    ピーター・F・ドラッカー（著），上田 惇生（翻訳）　ダイヤモンド社刊
33. 未来企業―生き残る組織の条件
    ピーター・F・ドラッカー（著），上田 惇生，佐々木 実智男，田代 正美（翻訳）
    ダイヤモンド社刊
34. すでに起こった未来―変化を読む眼
    ピーター・F・ドラッカー（著），上田 惇生，林 正，佐々木 実智男，田代 正美（翻訳）
    ダイヤモンド社刊
35. 変貌する経営者の世界
    ピーター・F・ドラッカー（著），久野 桂，佐々木 実智男，上田 惇生（翻訳）
    ダイヤモンド社刊
36. P.Fドラッカー経営論
    ピーター・F・ドラッカー（著），上田 惇生（翻訳）　ダイヤモンド社刊
37. 日本成功の代償
    ピーター・F・ドラッカー（著），久野 桂，佐々木 実智男，上田 惇生（翻訳）
    ダイヤモンド社刊
38. 経営者に贈る5つの質問
    ピーター・F・ドラッカー（著），上田 惇生（翻訳）　ダイヤモンド社刊
39. 経営の真髄（上）
    ピーター・F・ドラッカー（著），ジョゼフ・A・マチャレロ（編），上田 惇生（翻訳）
    ダイヤモンド社刊
40. 経営の真髄（下）
    ピーター・F・ドラッカー（著），ジョゼフ・A・マチャレロ（編），上田 惇生（翻訳）
    ダイヤモンド社刊
41. 決断の条件―マネジメント力を鍛える実践ケース50
    ピーター・F・ドラッカー（著），ジョゼフ・A・マチャレロ（編），上田 惇生（翻訳）
    ダイヤモンド社刊
42. 新しい現実―政治，経済，ビジネス，社会，世界観はどう変わるか
    ピーター・F・ドラッカー（著），上田 惇生（翻訳）　ダイヤモンド社刊
43. 乱気流時代の経営（1980年）
    ピーター・F・ドラッカー（著），堤 清二（翻訳）　ダイヤモンド社刊

参考図書・文献

44. Harvard Business Review 2010年06月号
    ダイヤモンド社刊
45. ドラッカー 20世紀を生きて―私の履歴書
    ピーター・F.ドラッカー（著），牧野 洋（翻訳）　日本経済新聞社刊
46. 明日を経営するもの（1960年）
    ピーター・F・ドラッカー（著）　日本経営出版会刊
47. ドラッカー経営哲学（1959年）
    ピーター・F・ドラッカー（著）　日本事務能率協会刊
48. 図解で極めるドラッカー式マネジメント
    松浦 正東（編著）　イースト・プレス刊
49. 知識ゼロからのドラッカー流仕事術
    中野 明（著）　幻冬舎刊
50. 今日から即使えるドラッカーのマネジメント思考
    中野 明（著）　朝日新聞出版刊
51. ドラッカー理論で改革する病院経営
    竹林 和彦（著）　悠飛社刊
52. 最短で一流のビジネスマンになる！ドラッカー思考
    一流の思考を身につける！47の実践テクニック
    一条 正也（著）　フォレスト出版刊
53. まんがと図解でわかるドラッカー
    藤屋 伸二（監修）　宝島社刊
54. まんがと図解でわかるドラッカー　使えるマネジメント論
    藤屋 伸二（監修）　宝島社刊
55. まんがと図解でわかるドラッカー　リーダーシップ論
    藤屋 伸二（監修）　宝島社刊
56. ダイヤモンド社主催ドラッカー塾　講義資料
    （株）ポートエム代表　国永 秀男氏提供
57. ダイヤモンド社主催 P.F.ドラッカー　マネジメント講座
    ―チェンジ・リーダーのための経営戦略―
    eラーニング講座資料
58. 年報『文明とマネジメント』Vol.9
    ドラッカー学会刊
59. 看護現場に活かすコーチング―相手の内なる力を強める話し方
    多羅尾 美智代（著）　経営書院刊

60. 女性を味方にする言葉，敵にする言葉
    伊藤 明（著）　PHP文庫刊

61. 顧客ロイヤルティを知る「究極の質問」
    フレッド・ライクヘルド（著），堀 新太郎，鈴木 泰雄（翻訳）
    武田ランダムハウスジャパン刊

62. ハイ・アウトプット・マネジメント"インテル経営"の秘密
    アンドリュー・S・グローヴ（著），小林 薫，上田 敏晶（翻訳）　早川書房刊

63. フェイスブック若き天才の野望
    デビット・カークパトリック（著），滑川 海彦，高橋 信夫（翻訳）　日経BP刊

64. facebook　世界最大のSNSでビル・ゲイツに迫る男
    ベン・メズリック（著），夏目 大（翻訳）　青志社刊

65. グーグル　ネット覇者の真実追われる立場から追う立場へ
    スティーブン・レヴィ（著），仲 達志，池村 千秋（翻訳）　阪急コミュニケーションズ刊

66. Google誕生　ガレージで生まれたサーチ・モンスター
    デビッド・ヴァイス，マーク・マルシード（著），田村 理香（翻訳）
    イースト・プレス刊

67. ホーソン実験の研究
    大橋 昭一，竹林 浩志（著）　同文舘出版刊

68. 入門から応用へ 行動科学の展開―人的資源の活用
    ポール・ハーシィ，デューイ・E・ジョンソン，ケネス・H・ブランチャード（著），
    山本 成二，山本 あづさ（翻訳）　生産性出版刊

69. 私，社長ではなくなりました。　―ワイキューブとの7435日
    安田 佳生（著）　プレジデント社刊

70. 一勝九敗
    柳井 正（著）　新潮社刊

71. 柳井 正　わがドラッカー流経営論
    柳井 正（著），NHK「仕事のすすめ」制作班（編）　日本放送出版協会刊

72. なぜみんなスターバックスに行きたがるのか？
    スコット・ベドベリー（著），土屋 京子（翻訳）　講談社刊

73. お客も社員もどんどん幸せになるすごい会社　グレートカンパニーの作り方
    五十棲 剛史（著），徳間書店刊

74. Q&A　院長先生の労務管理
    吉田 卓生（著），社会保険労務士法人デライトコンサルティング（監修），
    税理士法人ブレインパートナー（編集）　中央経済社刊

75. アイデアを生かした患者サービス事例集
　　木村 結花（著），藤原 久郎（監修）　経営書院刊

76. 眼科と経営　No.100, 105, 117, 119, 120
　　参天製薬株式会社　眼科経営研究室発行

77. 大金持の世界　世界のトップ富豪その行動的生活（1967年）
　　田口 憲一（著）　コダマプレス刊

78. 顧客が熱狂するネット靴店　ザッポス伝説
　　―アマゾンを震撼させたサービスはいかに生まれたか
　　トニー・シェイ（著），本荘 修二，豊田 早苗（翻訳）　ダイヤモンド社刊

79. ザッポスの奇跡 The Zappos Miracles
　　―アマゾンが屈したザッポスの新流通戦略とは
　　石塚 しのぶ（著）　東京図書出版会刊

その他

謝辞

　本書の執筆にあたり、様々な方にお世話になりました。

　身にあまるお言葉をお寄せいただいた上田惇生先生、執筆中に貴重なご指導やご助言を賜りました、株式会社ポートエム代表でドラッカー塾講師 国永秀男先生、当クリニックスタッフに懇切丁寧なご指導下さった上、素晴らしい推薦文をお寄せいただいた、医療法人寿人会 木村病院・鯖江リハビリテーション病院 事務長の木村結花様、数多くの資料を提供して下さった株式会社クレドメディカル代表 志賀嘉典様、税理士法人ブレインパートナー代表 公認会計士・税理士 矢野厚登先生、本書の作成にご尽力いただいた、中外医学社 企画部 岩松宏典様、編集部 藤原一義様、高橋洋一様、そしてドラッカーに関する情報を提供して下さった今給黎健一様、その他出版に携わった全ての方に厚くお礼申し上げます。

　また、ご多忙中にもかかわらず、コラム執筆を担当された梅華会耳鼻咽喉科グループ理事長兼CEO 梅岡比俊先生、本当にお疲れ様でした。

　最後に、経営に対し自信を無くしかけていた私に大きな希望と勇気を与えて下さった天国にいるドラッカー教授に深く感謝いたします。

　　　ドラッカーの出世の地、ドイツ・フランクフルトにて

　　　　　　　　　　　　　　　　　　　　　　　　　内藤孝司

	グレートクリニックを創ろう！
	ドラッカー理論を経営に活用する本　　　　Ⓒ
発　行	2013年11月25日　　1版1刷
	2014年 6 月15日　　1版2刷
著　者	内　藤　孝　司
	梅　岡　比　俊
発行者	株式会社　中外医学社
	代表取締役　青　木　　滋

〒 162-0805　東京都新宿区矢来町 62
電　話　　(03)3268-2701(代)
振替口座　　00190-1-98814番

印刷・製本/三和印刷（株）　　＜HI・YT＞
ISBN978-4-498-04818-8　　Printed in Japan

JCOPY ＜(社)出版者著作権管理機構 委託出版物＞

本書の無断複写は著作権法上での例外を除き禁じられています．
複写される場合は，そのつど事前に，(社)出版者著作権管理機構
(電話 03-3513-6969, FAX 03-3513-6979, e-mail: info@jcopy.
or. jp) の許諾を得てください．

こちらも必読！内藤孝司医師のデビュー作！

ぼくが一番 電子カルテをうまく使えるんだ！
～開業医のための導入ノウハウ～

電子カルテで1日250人をスムーズに診療するノウハウをお伝えします！

医院を襲った水害を契機に電子カルテを導入した著者を襲うトラブルの数々！ システム構築の失敗，診療スピードの低下，スタッフの不平不満，従業員は崩壊寸前……．電子カルテにとことん打ちのめされた著者が，逆転の発想で「1日に100人まで」と言われた電子カルテで，その3倍の患者を診察できるようになるまでの試行錯誤とノウハウをあまさず紹介します．

- A5判196頁
- 定価（本体2,800円＋税）
- ISBN978-4-498-06808-7

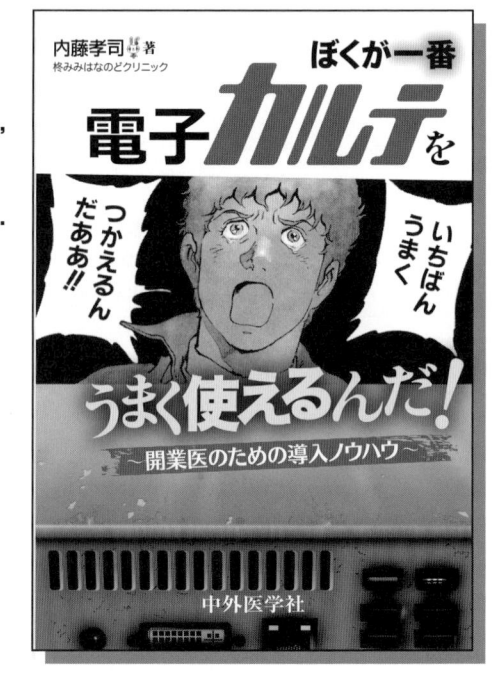